医院后勤管理与实践

顾　问　乔　杰　金昌晓　李树强
主　编　闫　石
副主编　王金良　倪学勇　邓　超　田思源

北京大学医学出版社

YIYUAN HOUQIN GUANLI YU SHIJIAN

图书在版编目（CIP）数据

医院后勤管理与实践 / 闫石主编. —北京：北京大学医学出版社，2020.10

ISBN 978-7-5659-2218-3

Ⅰ. ①医… Ⅱ. ①闫… Ⅲ. ①医院 - 后勤管理 - 研究 Ⅳ. ① R197.32

中国版本图书馆 CIP 数据核字（2020）第 101719 号

医院后勤管理与实践

主　　编： 闫　石

出版发行： 北京大学医学出版社

地　　址：（100083）北京市海淀区学院路 38 号　北京大学医学部院内

电　　话： 发行部 010-82802230；图书邮购 010-82802495

网　　址： http：//www.pumpress.com.cn

E-mail： booksale@bjmu.edu.cn

印　　刷： 北京信彩瑞禾印刷厂

经　　销： 新华书店

责任编辑： 靳　奕　　**责任校对：** 靳新强　　**责任印制：** 李　啸

开　　本： 787 mm × 1092 mm　1/16　　**印张：** 17.75　　**字数：** 446 千字

版　　次： 2020 年 10 月第 1 版　2020 年 10 月第 1 次印刷

书　　号： ISBN 978-7-5659-2218-3

定　　价： 100.00 元

编者名單

顾　问　乔　杰　金昌晓　李树强

主　编　闫　石

副主编　王金良　倪学勇　邓　超　田思源

编　者　（按姓名汉语拼音排序）

柴林林　陈文桢　崔皓辰　邓　超
高　勇　郭嘉羽　洪　伟　胡以仑
黄毅博　姜　硕　李　一　刘婷婷
倪学勇　齐　婷　任　朋　商燕语
隋永越　田思源　王金良　王志琦
吴洪亮　吴化平　闫　石　杨浩克
杨　楠　杨　旭　叶士文　袁　星
张恩浦　张　昊　张振涛　赵伊楠
朱立力

前　言

改革开放40余年来，随着我国经济的快速发展和整体国力的稳步提升、人民生活水平的不断提高，医疗卫生事业的发展也步入了快车道，以满足人们对高质量医疗服务的迫切需求。医院管理作为医疗卫生事业的核心工作内容，对其包含的各分支内容进行深入研究的重要性不言而喻。

医院后勤管理是医院管理的重要组成部分。在现代化医院建设发展的过程中，后勤管理是保障医疗、教学、科研活动正常运转的基本条件，也是构成医院医疗质量与安全工作的基本要素。首先，医院后勤管理是理论与实践相统一的学科。一方面，它囊括、渗透了包括自然科学与社会科学在内的多种不同学科理论；另一方面，对它的研究与应用又必须基于不同医院发展的现实情况。其次，医院后勤管理又是“内收”与“外放”相统一的学科。一方面，其承担着医院内部大量基础设施与系统设备的运行维护工作，专业性强；另一方面，如餐饮、物业等多种直接面向用户的窗口性服务业务正在成为医院整体软实力的重要组成部分，且商业化趋势日益明显。医院后勤管理的水平将对医院的整体综合实力产生显而易见的重要影响。

在医院现代化发展的进程中，医院后勤管理已逐渐从经验型、事务型的业务工作发展成为了具有一定理论性、科学性的专门化的职业。本书基于管理学、后勤管理学等相关学科的理论基础，系统地对医院设备运行的保障管理，餐饮、物业、物资供应的服务管理，以及医院能源、质控、应急、信息化的专项管理进行了研究和论述。

本书共分为十二章。第一章对医院后勤管理进行了概述。第二章阐述了国内外医院后勤管理发展历程、现状以及面临的问题。第三章针对医院后勤团队建设的相关问题进行了探讨和研究。接下来的9章分别从设备运行保障管理、服务管理以及专项管理3部分进行分析和论述，并结合北京大学第三医院多年的后勤管理经验进行案例分享，供同行借鉴参考。值得注意的是，不同医院对后勤工作的精确定义和分工略有不同。例如安保、信息等工作既可归类于医院“大后勤”的范畴，又可由保卫处、信息数据中心等独立专业部门负责，从而区别于传统意义的后勤。在本书中笔者对于医院后勤管理工作进行研究和阐述的基础，均来自于北京大学第三医院总务处。

因成书时间和作者学识经验所限，书中难免有疏漏之处，敬请广大读者批评指正。

闫石

2020年3月

目　录

第一章　医院后勤管理概述

医院后勤管理作为医院管理学的重要分支，是一门实践性很强的应用学科，具有不间断性、技术性、服务性、社会性、安全性和经济性等特点。医院后勤管理始终围绕医院核心工作，组织后勤部门的人员为保障医疗、教学、科研和预防保健等活动的有条不紊来开展工作。

医院后勤管理除了为临床科室和患者提供必要的生活服务之外，还为临床科室正常开展诊疗活动提供必需的保障性措施。在医学技术快速发展的情况下，医院后勤管理工作的质量、效率和管理水平将直接影响医院的正常运转、患者的就医体验、临床一线员工的工作状态和医院的成本运营控制，很多时候它甚至已经成为了影响医院建设发展、制约医疗质量提升的瓶颈。随着医院综合改革的深入，医院管理者们越来越意识到后勤管理是医院发展过程中必不可少的关键因素，是医院核心竞争力的重要保证，是医院服务水平、运行效率的重要体现。医院后勤工作对医院的正常运行起着基础保障作用，为了更好地提高医院的经济效益及社会效益、提高医院的核心竞争力，应做到尽可能地减少管理资源的浪费、降低管理成本。因此，如何有效利用科学管理手段来实现医院后勤高效、优质管理也是现代医院管理的重点研究内容。

一、后勤的起源和发展

《孙子兵法》是中国著名的军事典籍，也是最早的可考证的军事著作。在《孙子兵法·军争篇》中提到“军无辎重则亡，无粮食则亡，无委积则亡。”意思就是军队若没有衣物装备，没有粮草，没有军械物资肯定会失败。后勤重要之处由此可见一斑。

“后勤”一词最早出现在19世纪30年代，当时拿破仑的政史官在总结法俄战争失败经验时，首次提出了“军队后方勤务”的概念。而后百年的时间里，后勤特指军队勤务工作，主要涵盖物资调配、粮草运输、军械供应等方面。到了20世纪60—70年代间，逐渐有工业和商业部门引入军队后勤的管理方式，将其应用于工商业领域，后勤管理因此得以蓬勃发展。

后勤建立在服务保障的基础需求上。随着我国社会各行业的发展，后勤的应用领域逐渐扩大，特别是在党的第十届中央委员会第三次全体会议（十届三中全会）后，邓小平同志在许多重要会议上都重点强调做好新时期的后勤保障工作的重大意义。其中“医院后勤”作为医疗卫生事业的一个重要领域，为患者及医务工作者提供全方位、多元化的服务保障工作，也因此得到了更为广泛的关注。

二、医院后勤管理的概念

医院后勤管理是运用现代化管理理论和方法来研究医院后勤管理活动本质和规律的一门学科，是保证医院医疗、教学、科研、保健和预防等一系列活动，以及为医院工作人员提供服务的各部门和各项工作的统称。医院后勤管理既是医院管理学的重要组成部分，又从属于社会学的范畴，两者相互交叉、相互联系、相互渗透。研究方法既可以通过管理学的工具实现，又可以通过社会学的调研方式开展研究工作。

医院后勤为患者和医务人员提供多样化的服务，创造整洁、舒适、安全的医疗、休养环境，利于患者身心健康的恢复；也可以缓解医务人员工作压力，帮助他们将更多的精力投入到医疗、教学、科研等工作中去，提高医院整体的医疗技术水平。

三、医院后勤管理的职能

随着医院综合改革的深入，医院管理者们越来越意识到后勤管理是医院发展和医院竞争中不可替代的关键因素之一，是医院核心竞争力的重要保证，是医院服务水平、运行效率的重要体现。要想提高医院后勤管理的效益，应了解医院后勤管理的主要职能。它主要包括以下 6 方面内容：

1．负责维护医院基础设施和重要设备，以及“水电气暖”等专业系统的维护保养，维护医院基本建设等方面工作，为医院正常诊疗活动提供不可或缺的基础支持。

2．负责医院的基础工程建设的立项、审批、验收等工作，承担医院基础工程建设的招标、投标业务，监督建设单位工程项目等具体工作，保证医院基础建设工作保质保量地完成。

3．为医院提供稳定供应的物资，全方位保障医院各部门正常业务开展。通过对物资的精细化管理、提高使用效率，可以为医院的运转节省大量的成本支出。

4．通过物业化的管理手段，为医院提供优质的诊疗环境，包括环境卫生、保洁绿化、医疗废物管理、探视管理、布草洗涤等业务内容。

5．通过持续追踪医院能源资源相关数据，为医院运行成本核算提供准确的、科学的、必要的统计数据，以协助财务部门降低医院运行成本、提高医院运行效益。

6．借助信息化管理模式，提升医院各方面的运行效率，适应医院快速平稳发展的需求，促进医院标准化和精细化的管理，降低医院运行成本，提高工作效率，为医院正常的运转提供坚实有力的保障。

四、医院后勤管理的地位与作用

医院后勤管理是医院管理链中的重要环节，医院的后勤工作是全院正常运行的基础和保障。医院后勤涉及方面很广，包括物资供应和全院的“水电气暖”的供应、设备维修、房屋修建等工作。工种多、技术强、范围广是医院后勤管理的重要特点，在新形势下做好医院的后勤工作，需要不断深化以下几方面：

（一）加强与医疗科室间的沟通与联系

坚持与临床、医技科室建立畅通的沟通渠道，及时、有效地收集各科室的需求，将处理问题的意见及时反馈给相关科室。后勤工作人员要建立良好的职业道德规范。应当高度认识后勤工作在整个医院工作中“育人”的重要作用，在后勤职工特别是“窗口”职工中建立良好的职业道德规范。经常深入病房、门诊和科室，了解临床一线存在的问题和面临的困难，各班组主动查房巡视，在第一时间解决临床发生的问题，做到想临床之所想、做临床之所需，缩短与被服务者之间的心理距离，使医患人员对后勤人员产生信任感和亲切感。

（二）完善规章制度，明确岗位职责

后勤管理是对保证医疗一线的后勤支持系统的综合管理，其对象包括物资、后勤设备、基本建设和后勤服务本身，要根据各班组的工作特点，建立健全相应的工作制度和岗位职责，才能实现科学管理。因此只有修订、完善后勤各项工作与考核制度，才能不断提高管理水平。在落实医院后勤工作过程中要做到有据可依、有理可循，明确各自的岗位职责，树立一切从医疗工作的需要出发的理念，有主动服务于临床一线、服务于患者的意识和观念，增加自身的工作责任感和使命感。

五、医院后勤的经济效益

医院后勤部门是医院体系中的重要构成内容，也是医院开展各项活动的基础。医院后勤部门一般不直接产生经济效益，而是通过降低后勤运行成本和提高后勤工作效率的方式，产生可观的间接经济效益。但也因此特性，后勤的经济效益很难核算，后勤部门的价值也被严重低估。

医院实现增收节支的关键在于后勤成本控制。医院通过开展诊疗活动获得经济收益和社会收益后，需要尝试多方面、多角度合法的增收节支，降低成本投入，从而提高医院的经济活力。在医院运营期间，后勤部门在医院整体的运行成本中占有较大比例，后勤部门对医院管理资产、开源节流方面也负有重要责任。

因此，医院后勤管理者需要充分认识到后勤经济效益的价值，从管理过程中合理配置资源、完善基础设施建设、提高后勤工作效率，以避免优质的资源浪费和资源“沉睡”。

六、医院后勤的特点

医院后勤管理的根本目的就是依循“以患者为中心，服务临床”的宗旨，通过构建一个高效完善的医院后勤管理体系，运用专业、科学、现代化的管理方法为医院提供良好的后勤支持，提升医疗服务质量、提高医院经济效益。而了解新形势下医院后勤的特点则是进行医院后勤管理的前提条件。

（一）不间断性

医院作为特殊的公共建筑，承担着救死扶伤、治病救人的责任使命。相比于其他公共建筑，在医院内进行的各种医疗诊疗工作具有连续性、突发性以及不确定性等特点，需要医院24小时保持正常的工作运行状态。而医院后勤保障部门为医院提供“水电气暖”等运行保障服务，也决定了医院后勤管理应具有不间断性的特点。如果在手术室、监护室、抢救室、急诊科等特殊区域内出现电力或者气体的供应中断，哪怕只是很短时间，都有可能会对患者的健康乃至生命造成难以挽回的损失和风险。因此在医院后勤管理体系中应该纳入应急管理环节，加强对设备设施、规章制度、人员配备、工具方法等环节的管控，出现突发意外情况能及时处理，保障所有情况下工作的可靠性和安全性，确保医院后勤工作不间断，持续为医院的正常运转保驾护航。

（二）技术性

在大众的传统观念里，对于“后勤”还是会存在专业性不高、技术性不强等印象。随着当今社会科学技术飞速发展，社会分工越来越明确，职业类别越来越丰富，信息化、智能

化、自动化技术已随处可见。医院对于后勤技术的要求也愈发专业化和科学化，尤其是像大型综合医院，现代化程度较高、部门齐全，不同科室对于后勤工作都有其独特的技术要求，包括后勤工作人员对法律法规、行业标准的学习理解；对医用支持系统，如医用建筑、洁净空调、医用气体等专业领域的深度学习；对新兴技术、行业动态的了解等多个方面，这些都大大增加了后勤管理的技术含量。如今，医院后勤的人员构成已经从劳动密集型向技术和知识密集型方向转变，从事医院后勤相关工作的人员将运用掌握的技术能力、管理能力更好地为医院和患者服务，提升医院整体水平。

（三）服务性

“服务”和“管理”一样，被很多学者定义过。但由于它是看不到、摸不着的东西，而且应用的范围非常广泛，难以简单概括，所以直到今天，也没有一个权威的定义能为人们普遍接受。社会学意义上的服务，是指为别人、为集体的利益工作或为某种事业工作。从管理对象来看，医院后勤的服务对象是医院和患者，为医院基本职能活动顺利开展创造有利条件。对医院来讲，以患者为中心不仅是对临床医护工作者的基本要求，也是对医院后勤服务的基本要求。尤其是随着医院先进技术和管理方法的不断引进，患者对多样化服务的需求越来越高，从单纯的医疗服务上升至包括环境卫生、餐饮、安全、陪护等整体化的需求，这就要求医院后勤工作覆盖的层面越来越广、越来越细。医院后勤部门必须梳理全局观，牢固梳理“以病人为中心，服务为先”的核心思想，推行更加科学、专业、人性化的服务。

（四）社会性

医院后勤管理的社会性特点可以分为两个层面。第一个层面是医院作为进行医疗活动的社会公共场所，不论是能源传输、物资采购、设备引进还是人员、信息、技术的交流，医院后勤工作的展开和推进都离不开与社会上其他部门机构的紧密联系和它们的帮助支持。社会就是医院后勤的后勤，医院后勤的管理工作不能脱离社会的约束和影响。第二个层面就是随着社会的发展和市场环境的改变，医院在针对后勤工作的管理中需要转变管理理念，做出相应的调整，要从自我封闭体系向着社会服务体系转变，构建社会化的医院后勤管理体系。在实现医院后勤管理社会化的过程中，医院后勤保障部门可以通过与一些服务公司合作、将一些工作项目承包给服务公司、让公司为医院提供相关的后勤服务，增强医院与社会的联系和合作，使医院服务内容逐渐与社会接轨、让医院更符合市场需求，以此来提升医院的竞争力。

（五）安全性

医院后勤的安全性具体体现在 3 个方面：首先是人员的安全，医院是进行医疗活动的特殊公共场所，每日医护人员、患者、家属、后勤员工以及供应商等各类人员都需要反复进出医院，人流量极大，保证院区内人员的安全是确保医疗活动正常进行的前提；其次是设备安全，医院后勤设备、设施与医院安全关系密切，保证供电、手术室净化、医用气体、给排水等系统的安全运行是临床医疗安全正常的基础保障；最后是环境安全，为医护人员和患者提供安全、健康的工作和就诊环境是医院后勤保障部门的主要任务，而这些任务又与医院后勤管理密不可分。因此，医院后勤保障部门要建立健全医院后勤安全管理体系，树立“严格管理保障安全”的工作理念，规范制度、加强教育，确保医院环境安全。

（六）经济性

医院后勤服务所提供的劳动属于商品经济的范畴，通过生产劳务、交换、分配、消费这四个环节，进入到医院的经济成本运行中。医院后勤部门不直接为医院创造收益，但是在医院总体的管理成本中，后勤保障部门占了较大的比重。医院设备设施的更新引进、能源动力的供给、工程建设的实施、日常物资的采购、设备的维护保养以及其他后勤服务的费用、开支都关系着医院的运行成本，将直接影响医院的经济效益。对于目前大部分医院经营的现状而言，通过增加收入的手段以实现效益提升的难度往往远大于通过重视后勤管理提高后勤管理水平、实现精细化管理的手段来降低医院的运行成本。医院后勤管理体系应当包含对于医院后勤运行成本的控制和管理，尽力做到“花小钱办大事”——在保证医院正常运转和各项后勤工作质量的前提下，节约资源、降低成本，帮助医院节支增收。

（七）复杂性和多样性

医院后勤管理工作还有复杂性和多样性的特征。医院后勤可以看作医院的“管家”，负责物资配备、设备运维、餐饮供应、医疗废弃物（医废）处置、车辆服务、保洁绿化、应急保障等各种综合服务工作，这些日常工作又是在遵守国家法规、地方政策的基础上开展的，决不可任意而为，这就决定了其复杂、多样的特征。因此，在开展医院后勤管理工作的过程中，管理者必须定期组织医院后勤管理人员进行不同专业领域的学习和培训工作，及时了解和掌握国家最新的政策和法规信息，将新的信息不断补充和完善到后勤部门的规章制度中，做到合法、合规开展医院后勤服务工作。

（八）人才重要性

人才是医院后勤业务开展的重要支撑。随着医院现代化建设的发展、市场竞争的日益激烈，以及后勤改革的逐步深入，医院后勤的核心竞争力也越来越表现为对人才的引进、培育和驾驭能力。随着医院业务量的不断增多、规模的逐渐扩大以及现代化医疗设备的不断引进，医院后勤工作涉及的内容越来越广、难度越来越大、专业越来越多，医院后勤保障部门已经成为集管理型、知识型和技术型为一体的专业部门，对专业人才的需求愈发迫切，人才的重要性也开始逐渐体现。

七、医院后勤管理机构设置与职责

医院后勤管理工作任务繁多，为了提高后勤工作效率，合理设置后勤管理的分支机构就尤为重要。本节将以综合性三甲医院的后勤管理部门为例，对如何建立后勤管理部门下属分支机构展开论述。其他各级医疗机构和专科医院可以参照分支机构部门按情况调整。

（一）设立医院后勤组织机构

后勤主管院长统筹管理后勤部门的工作，定期召开后勤各部门例会，总结各部门的工作并促进各部门间的沟通，及时解决各部门的问题，并加强相互之间的协作，从而整体提升后勤保障各部门的凝聚力。

医院设立后勤管理部门，由 2 ～ 5 人构成处领导小组，分工负责下属分支机构。其中包含一位正处级领导，其余副处级领导分权而立。医院后勤业务内容品类繁多，按照业务门类分别负责能源供应、物资管理、环境卫生、布草洗涤、工程改造、机电维修、物业管理等，将医院后勤管理内容细化，提高运行管理效率。处领导小组协助后勤主管院长抓好医院后勤整体管理工作。后勤管理的分支机构设立 1 ~ 2 位责任人，协助处领导小组做好分支机构的管理工作（图 1-1）。

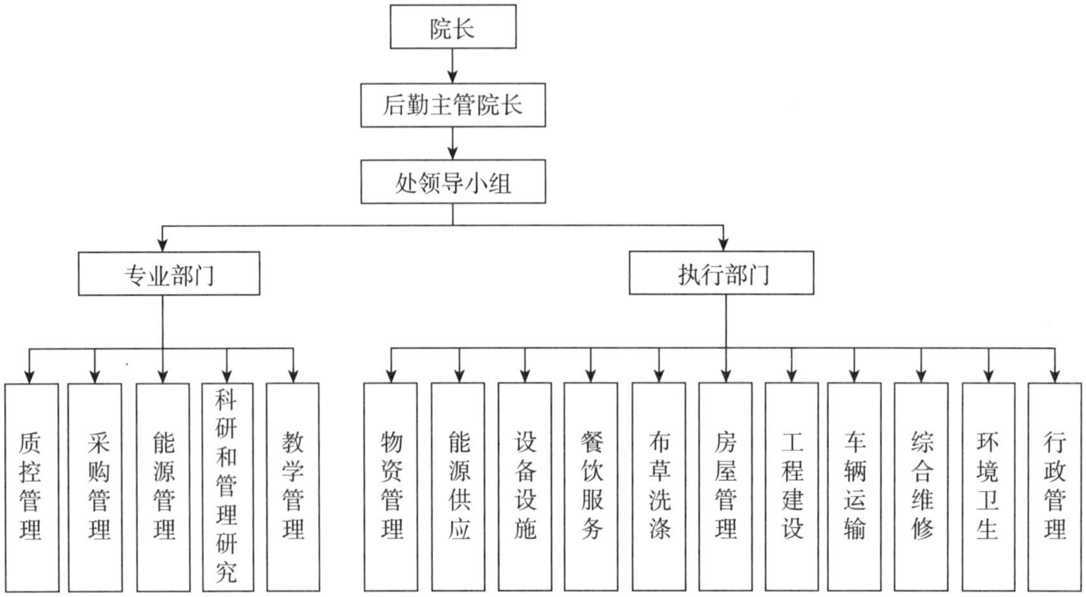

图 1-1　后勤组织机构设置图

（二）拓展后勤专业部门设置

随着后勤保障能力需求的提升，医院需要形成复合型后勤人才学科体系，在常规组织架构的基础上创新管理体系，设立后勤专业部门，与后勤业务部门形成业务和学科的交叉渗透，互相补充。通过逐步完善医院后勤安全质量管理、精细医院能源管理、加强医院后勤科研学术能力、引用项目管理的手段，提升医院后勤管理质量，从而推动医院后勤部门的发展。

1. 质控专业部门　医院后勤不同于其他行业的后勤，需要以保证患者健康为第一要务，这就决定了质控专业部门的必要性。质控专业部门通过定期对业务部门的服务质量实施全面检查评估和督导改进，不断完善医院后勤安全质量管理体系。

2. 能源管理专业部门　近年来，后勤行业日益重视能源管理，一方面是国家对节能减排要求不断提高，另一方面是医院管理者节能意识的提高和能源成本的综合作用。能源管理专业部门负责研究医院节能减排方案、拟定实施方案，通过实施切实可行的管理和督导，落实医院节能减排的管理目标。

3. 采购专业部门　为规范采购行为、降低采购成本、避免采购过程中的寻租行为，有必要在医院设立采购专业部门。以政府采购的法律、法规为指导标准，制定医院内部的采购规范和采购程序，指导和监督业务部门开展各项目采购工作。

4. 科研和管理专业部门　设立此部门可更好地挖掘适合医院建设和发展的先进后勤管理技术和设备仪器，提高医院后勤员工的课题、论文、专利、学术交流等科研能力水平，将科学高效管理思想植入后勤管理，培养员工严谨的逻辑思维，增强其综合素质，进一步推进医院后勤管理的学科建设，以便高效地促进后勤保障的正常运行。

5. 教学培训专业部门　医院后勤的业务内容繁多，员工业务能力也参差不齐。设立教学培训专业部门可以全面规划医院后勤培训体系，再通过多层次、多元化的培训和考核方案，提高后勤员工业务能力，全面提高医院后勤团队整体水平。

医院后勤设立业务部门和专业部门相互配合完成工作目标，是后勤管理的一大创新举措。通过多领域、多学科的相互碰撞和不断融合，打破专业壁垒、实现多方共赢，可以逐步实现医院后勤团队由劳动密集型向知识密集型的质变。

第二章　医院后勤管理的变革与发展

医院后勤作为医院重要部门，是保障医院各项业务顺利开展的基础，也是医院正常运作的必要条件。除了为医疗临床一线提供后勤支持外，医院后勤还为医务人员在内的所有工作人员的生活提供服务。因此，医院后勤管理涉及的范围非常广泛，内容非常多而且复杂，其工作质量的好坏直接影响着医院的正常运行和医疗服务质量，也影响着医院的声誉。后勤保障能力作为保障医院常规运行、支持医疗业务正常开展的基础、体系化能力，其建设发展已经成为加速推进医院整体建设、保障医院核心竞争优势的重要基础。随着医院综合改革的深入，医院后勤管理的变革与发展也面临着不同的机遇和挑战。

第一节　医院后勤管理发展历程

对于医院后勤管理模式，各个国家根据自身的实际情况都有着不同的发展理念。至今，已有许多国家的学者对医院后勤管理工作进行过一些研究与探索，医院后勤管理在探索中不断前进，并且取得了一些具有实践性的效果，其中很多国家的发展经验值得我们认真思考与借鉴。然而由于不同国家的经济、文化和生活水平等方面各不相同，国外的后勤管理体制与我国公立医院的后勤管理体制必然存在现实性差异。因此，在借鉴国外相关经验的同时，管理者要充分考虑我国基本国情，学会因地制宜、因国而异，充分融合当前的现实情况和环境进行综合考虑，制定出与之适应的对策。

一、国外医院后勤管理概况

国外医院管理体系已较为成熟，基本已经形成了一套医院质量管理持续改进系统，相关的实施办法与措施值得我们借鉴学习。

以美国为例，美国医院管理体制属于“市场主导型”。从国家层面来看，一方面政府对公立医院实行间接管理，公立医院是独立的公共实体，实行高度自治，在财务、人事和日常管理上拥有更多自主权。另一方面，由于美国医疗费用快速增长，国家支出医疗补助费用激增，政府推行“管理保健”制度、发展整体医疗保健体系，用严格限制住院费用支出、按病种拨付等措施，迫使医院缩短住院天数、裁减人员、降低成本。医院从激烈的市场竞争中走向集团化、规模化发展。从管理理念层面来看，美国医院后勤管理充分应用了质量管理理念，其质量管理和评审已经形成了一套结构完整、运行有序且独具特色的体系，有许多值得我们借鉴的地方。美国很多医院都拥有针对质量管理及控制的专业部门，由专业人员去研究如何提升服务质量水平、在遇到质量问题时如何解决等。因具有先进的服务理念、完整的服务标准以及现代化的服务手段，美国具备完备的后勤服务外包供应商产业链。因此美国大多数医院都将保洁、绿化、洗衣服务、餐饮服务、机电维修外包，并且大部分医院对服务外包的效果感到满意。

德国医院后勤管理结合了政府，法律，质量评审认证机构、医疗保险公司等社会监督体系，专业的领导决策层和科室管理人、专职的质量管理专员和质量管理委员会等，它们共同构成了德国医院的质量管理保证体系。同时，公立医院引入现代管理经验，将保洁运送、洗衣服务、员工餐饮进行外包（但并没有一家医院将机电维护外包）。这其中值得国内管理者学习的地方在于：其一，德国医院后勤有高规格的服务标准；其二，他们重视医院技术管理专业人才培养；其三，医院利用信息化技术，在信息化平台上结合使用管理工具（BSC、KVP、CIRS、PDCA 等），这有助于管理质量的持续改进。

新加坡医院属于政府保留产权的公立医院托管制度，改革后将原来属于卫生部直接管理的公立医院重组为自主经营的医疗服务公司。卫生部通过新设立的新加坡保健集团对重组医院进行间接管理。

二、国内医院后勤管理概况

（一）国内医院后勤管理发展的三个阶段

通过查阅文献资料，遍观国内医院后勤管理发展进程，根据不同时代下经济体制的差异，国内医院后勤管理发展可分为 3 个阶段：

1. 第一阶段 自新中国成立至 20 世纪 80 年代末，政府着力对经济实行完全的计划管理，即国内医院是在计划经济体制下运行的。这个时期内医院的医疗服务内容和范围、设备设施、岗位设置、人员数量以及人力费用都是依托政府实施计划管理。因为医院的运行经费主要是由国家拨付，所以医院在进行管理的过程中没有成本意识和经营压力。同理，医院后勤管理模式多数也是行政指令式管理模式，医院后勤设备、设施的引入建设和人员岗位的数量配置都是比较固定的，管理者在工作中很少会考虑工作效率、服务质量、运行成本、投入合理性等问题。除此之外，由于当时社会上的服务行业发展滞后，医院后勤均采用“自管”的形式来满足运行需要，医院后勤逐渐演变成独立于社会的“小社会”形式。

2. 第二阶段 20 世纪 90 年代至 21 世纪初，医院管理在市场经济体制中迎来发展。在这一阶段中，虽然国有医院的运行经费仍旧由国家拨付计划部分，但是随着市场经济的不断发展，一些医院开始在管理模式上做出了一些适应性的改变，使医院在增加收入的同时降低运行成本，从而促进医院的进一步发展。随着医院的不断进步和发展，医院对于后勤保障范围的要求越来越广泛，医院后勤保障部门需要相应增加投入以跟上医院整体发展的步伐。这时候医院后勤原有的行政管理模式的技术落后、管理思维僵化、忽略成本控制等问题逐渐显露出来，影响到了医院的成本运营控制，成为了影响医院建设发展，制约医院医疗质量提升的瓶颈。

3. 第三阶段 随着国内市场经济体制不断地发展和完善，社会上的服务行业开始朝专业化、技术化的方向发展，逐渐超越了医院后勤管理的部分能力。同时，国家日益强调“以病人为中心”“有社会效益”等医院发展管理理念，传统的医院后勤管理方式已经难以满足医院整体发展的需要。医院后勤社会化理念逐渐出现在大众的视野当中——医院后勤需要由原有“封闭自管”的模式向“开放竞争”的思维进行转变，将一些医院不擅长或者没必要做的工作交还给社会，加强医院与社会的相互关联，以适应市场经济激烈的竞争环境。在实现医院后勤管理社会化的过程中，医院后勤保障部门可以通过与一些服务公司合作、将一些工作项目承包给服务公司、让公司为医院提供相关的后勤服务，增强医院与社会的联系和合作，使医院服务内容逐渐与社会接轨，让医院服务更符合市场需求，从而提升医院的竞争力。

（二）北京地区

早在 2015 年，为深入了解北京地区医院后勤的管理现状，北京大学第三医院曾成立项目组，采用专家研讨会和问卷调查形式，对 16 家医院（其中有 15 家三级甲等医院，1 家二级医院）的人员结构管理情况、后勤管理范围和模式进行了调研。

1．后勤管理范围和模式 在参与调查、研讨的 16 家医院中，后勤服务普遍包括保洁、配餐、被服洗涤、绿化养护、废物处理、物资采购、设备运行维护等在内的运行服务和管理服务两大类，其中部分医院对后勤服务实行了外包管理方式，由于外包类别、数量由医院自行决定，所以目前的后勤管理方式分为 3 种：第一种为完全自管型（指外包比例低于 5%），第二种为完全外包型（指外包比例高于 95%），第三种半自管半外包型（指外包比例为 5% ～ 95%）。

2．人员情况

（1）人员老龄化：老龄化问题在当今社会并不罕见，社会老龄化是医院后勤人员老龄化的外部环境；与此同时，由于历史原因形成的后勤地位偏见，导致医院后勤成为部分卫生专业人员的“养老所”。多重因素影响下，医院后勤人员年龄结构不合理问题普遍存在。

截至 2015 年 8 月，在北京地区 16 家公立医院的后勤人员（不含外包人员）中，年龄在 50 岁以上的占 48%，而 30 岁以下的青年员工仅占 11%（图 2-1），这足以说明医院后勤人员老龄化问题严峻。在未来的 5 ～ 10 年间，48% 的老年员工中绝大部分将面临退休，空缺的岗位所需的人才补给或岗位重新部署都是人员老龄化带来的重大挑战。

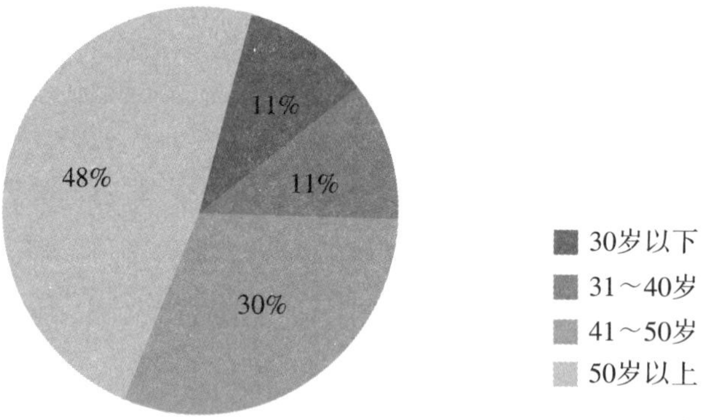

图 2-1 北京地区 16 家公立医院后勤人员年龄结构现状

（2）学历层次：调查对 2005 年和 2015 年后勤人员（不含外包人员）的学历层次分别进行了统计。由于年份跨度大，仅有 6 家医院反馈了 2005 年的人员学历分布，情况如下：大专及以上学历人员不足 20%，并且没有硕士学历人员。截至 2015 年 8 月，16 家医院后勤部门的综合反馈结果为：大专及以上学历人员占 33%，其中 16% 为大专学历人员，15% 为本科学历人员，2% 为硕士研究生（图 2-2）。

对比 2005 年和 2015 年的后勤人员学历分布可以看出，虽然医院后勤人员学历层次在 10 年的发展和变化中有了显著的提高，但是与国家统计局发布的统计年鉴中教育情况数据横向对比（普通本专科毕业人数增长率为 115%，研究生毕业人数增长率为 182%），医院后勤高学历人员数量的增长速度要低许多，说明后勤人员的学历层次还需要继续提高。

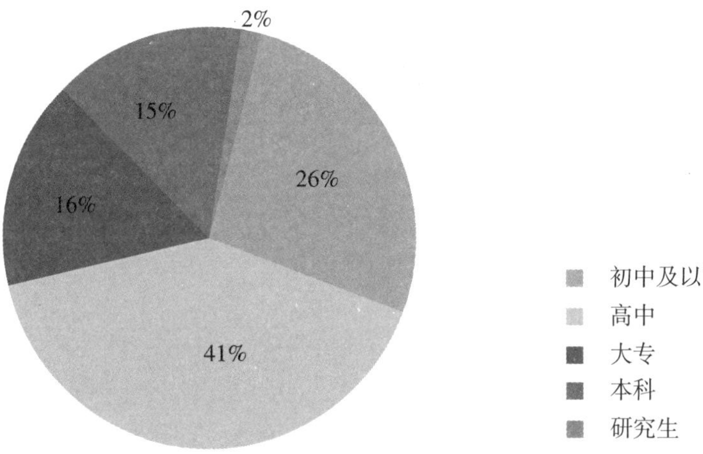

图 2-2　北京市医院后勤人员学历构成现状

(3) 人员薪酬：调查显示，有 13% 的医院认为后勤部门薪酬（不含外包人员）在医院中处于中等地位，40% 的医院认为后勤部门薪酬在医院处于中等偏下地位，47% 的医院认为后勤部门薪酬在医院处于下等地位。除了薪酬在医院中处于较低水平，在薪酬与实际工作量匹配问题上，有 47% 的医院认为基本匹配，有 53% 的医院认为不匹配（其中有 20% 的医院认为非常不匹配）。

3. 信息系统建设　近年来随着信息技术的飞速发展，信息化系统在医院后勤管理中占据重要地位。信息系统的建设项目不绝于耳，北京大学第一医院基于微软开放软件 Sharepoint 建设了其后勤信息化系统可以对水、电、天然气、电话费用、耗材使用，修建工程费用等各项数据进行统计；北京同仁医院采用 B/S 架构建立医院运行管理平台，可以记录、统计员工的绩效、考核情况，为医院的科学化管理打下基础；北京佑安医院运用信息化手段建立一站式后勤服务中心，全面提升了医院后勤的精益管理水平。

（三）上海地区

我国国土广袤，公立医院众多，所以选择具有代表性的地区进行分析，会更有参考价值，因此加入上海地区部分案例，结合实际国情进行分析。2000 年，国务院办公厅发布了《关于城镇医疗卫生体制改革的指导意见》；2003 年，国家卫生部则针对后勤工作专门发布了《关于医疗卫生机构后勤服务社会化改革的指导意见》；2015 年，国务院办公厅发布了《关于城市公立医院综合改革试点的指导意见》。这些相关规章的发布体现了政府对医疗后勤工作的充分重视。

从全国来看，上海地区医院的后勤管理较为完善，有着成熟的理论体系和管理模式。

1. 服务模式　当前上海地区多数市级公立医院后勤服务工作都呈现出社会化的发展趋势。上海市市政府规定，新建市级医院后勤服务实行社会化，医院购买后勤服务。据统计，2015 年上海地区市级公立医院中，将保洁运送外包的占 98%，将保安服务外包的占 96%，将洗涤服务外包的占 96%，将餐饮服务外包的占 53%，将园艺绿化外包的占 92%，将机电维护外包的占 60%。上海地区市级公立医院对后勤服务的整体满意度达到 88%。

上海地区市级公立医院形成了 3 种后勤服务企业模式，除普通社会类服务企业模式外，比较有地域特点的是复旦模式和川沙模式。前者成立于 2003 年，由复旦大学和 6 家附属医院组建复旦医院后勤服务有限公司，形成集约化后勤服务企业。经过十余年的市场竞争，它不断发展壮大，现为60多家医院提供服务。后者2001年由浦东新区人民医院等4家医院联合组建而成，为区域内各医院提供后勤服务，形成区域性后勤服务企业。十余年来，为浦东新区80%的医疗机构提供物业、物流等后勤服务。

2．专业人员培养 复旦医院后勤管理研究院从2013年起，举办后勤专业管理班，设置管理学、统计学、心理学、建筑规划、暖通电气、环境保护等课程，打造专业化的学科建设。旨在培养懂技术、懂管理、懂后勤的复合型技术人才。同时，它联合上海卫生基建管理中心等机构举办市级医院后勤院长、处长、科长的岗位培训班。培训班时长5个月，围绕后勤管理、基建管理进行系统培训，并严格考核管理，结业后颁发证书。

3．信息系统建设 就后勤信息系统来看，2015年上海市已经有23家市级医院完成后勤智能化管理平台建设，2016年上海市质量技术监督局批准发布DB31/T984—2016《医院后勤设备智能化管理系统建设技术规范》，用于指导后勤智能化管理平台。

（四）香港地区

1．服务模式 截至2015年，香港医院管理局现管理有42家公立医院、48家专科诊所和73家普通诊所。医管局统一配置资源，开展中央后勤服务业务，例如膳食供应、被服供应、洗衣服务、运输、保安、物资采购等。香港地区公立医院的其他后勤服务则由各相关部门负责，例如，香港特区政府建筑署负责建筑、道路维护，机电工程署负责机电设备维护，水务署负责供水，渠务署负责排水系统，市政总署负责垃圾处置，消防处负责消防设施。

2．专业人员 医院的机电设施、设备都由香港特区政府的专业部门和相应的专业机构负责，专业性强、技术水平高，采用24小时值班，保障医院的基础运行，同时降低医院的人力成本。

3．信息化建设 香港医院后勤的信息化程度较高，全部采用智能化管理系统，包括中央自动控制系统（供电、空调、冷冻机、消防、锅炉等）、医用气体系统（氧气、麻醉气体、真空吸引、压缩气体等）、信息远程传输（火警信息直接传输到香港消防处总控制室）等。

（五）台湾地区

1．服务模式 台湾地区医院后勤服务外包的目的主要是：减少自身运营成本与财务风险（人力、物料、设备、管理）、利用有限资源集中发展核心业务（核心业务需要有一定专业性、劳动技能和效率的资源）、不必为后勤服务花费大量人力和物力（人员流动性大、招募困难）。台湾地区医院各类后勤服务和区域中已经实现外包的有：保洁运送、废物清运、园艺绿化、衣物洗缝、污水处理、电梯维护、物资仓储、医疗器械维护、员工餐厅、太平间等。医院自办的后勤服务主要包括：机电维护、患者饮食、安保。

2．标准化建设 台湾地区的医院较早开展了国际医疗卫生机构认证联合委员会（JCI）国际认证，按照JCI的368条标准（11个方面）对医院进行评审，部分标准涉及与后勤服务有关的内容。

综上，随着医院对后勤保障服务的要求日益增高，后勤管理不再是事务性和经验性的管理，建立健全医院后勤的管理体系是医院发展的必然趋势。总体来看，发达国家大都已经具备比较完善的现代市场经济体制，同时借助国外政府的政策导向和学者后勤管理的理论研究，在实践方面取得了一定进展，并具备完善的运行机制。国内后勤管理起步较晚，以上海市为代表的地区也逐渐形成一套完善医院后勤管理体系，然而此体系缺乏一定的普适性，难以推广应用。但我们可以从中借鉴管理思路、汲取经验和教训，并结合我国的实际情况，形成科学化的管理体系，绘制出具有中国特色的医院后勤管理发展道路。

第二节　医院后勤管理面临的问题

一、对医院后勤管理的重要性缺乏认识

医院后勤保障工作是医院正常运转的保证，是医院管理的重要组成部分，其服务工作的水平与质量将直接关系到医院整体工作的质量与水平。尽管如此，部分医院仍存在对医院后勤管理的重要性缺乏认识的现象，忽视医院后勤管理的地位与作用。这部分医院的管理者大都认为对于医院而言，提升医疗服务水平和质量是医院最主要的工作内容，也是医院在未来得以持续发展的关键保证。因此在平时的管理过程中，医院也都将绝大部分精力投入在提升医疗服务质量和水平上。这样的做法其实无可厚非，但是在加大对医疗主业关注的同时，对其他方面工作的关注程度不宜出现明显缺失，其中医院后勤管理则是最容易被管理者们忽视的一部分。在当今社会，随着市场竞争形势愈演愈烈，医院之间的竞争也变得异常激烈，如果两家医院相同领域的医疗服务的质量和水平不相上下，则医院之间的竞争就转变为管理模式的竞争。医院后勤管理作为医院管理的重要组成部分，在医院整体管理工作中占有较大的比重，但是由于重视程度不够、忽视挖掘和发挥医院后勤管理为医院提升核心竞争力的作用，导致后勤管理的运行效率不高，会给医疗工作带来多方面的不利后果，如后勤设备设施和专业人员配备不到位、缺乏现代化的管理知识、后勤工作人员对于医学知识的缺乏导致其很难适应医学科技现代化的发展需求等诸多问题。

除了“外部人员”对医院后勤管理容易产生忽视，医院后勤保障部门内部也会存在“消极怠工”的状态。部分员工认为医院后勤的工作与社会上的后勤工作相差不大，对自身的专业技术要求不高，殊不知医院后勤工作与医疗工作有着相当密切的联系，都具有技术性和专业性的要求，只是专业学科不同而已。

二、医院后勤管理模式的问题

医院后勤管理模式的问题主要分为两种：一种是一味地保留传统管理模式的“故步自封”，另一种是过度推行医院后勤社会化的“急于求成”。

在传统的后勤服务管理模式中，所有的工作内容均是通过医院“自管”的形式完成，服务需求的传递和解决过程中一般都具有固有的模式和经验，缺乏灵活性，过于僵化。随着医院医疗深化改革的实行，医院后勤原有的传统管理模式已不能满足医院的发展需要，一味地“故步自封”只会导致实际后勤管理工作更加死板，使后勤管理人员无法获得工作创新和个性发展的机会与空间，导致后勤管理工作缺乏创造性，服务效率与服务质量难以令人满意。此外，医院后勤工作属于服务类范畴，工作的性质和特点和社会上的服务行业大致相同，只是医院后勤服务更具有专业性和技术性。如果按照传统的行政管理模式去管理医院后勤，而不是“因地制宜”地制定和创造适合医院后勤概况的管理模式，会使医院后勤管理工作毫无生机，无法满足医院科学化发展的需求。

在当前医院后勤管理的发展形势下，有的医院“急于求成”，在并未对社会化管理做充

分的调研且对后勤社会化的风险因素未考虑充分的前提下，将医院后勤完全或绝大部分社会化。这就会导致后勤保障部门滋生出依赖心理，乐于做“甩手掌柜”，因过分依赖外包造成自己能力与水平的下降，日常管理也易趋于表面化、形式化，不能有效地防范安全隐患，针对突发性问题的处理和应变能力大幅下降，且技术人员经常更换也会造成技术资料交接的断档和流失，以上都将加大医院的运行风险，对工作人员和患者的安全造成威胁。因此，医院管理者应该在充分了解社会化管理的情况下再采取有效措施，合理推进医院后勤社会化管理进程，有效提升医院的后勤管理质量。

三、人员素质问题

随着医院现代化建设的发展和后勤改革的逐步深入，后勤的核心竞争力越来越表现为对人才的引进、培育和驾驭能力，因为无论从宏观或是微观角度来看，人才都是推动医院后勤发展的力量源泉。但是多年来，由于医院对后勤管理人才引进的整体重视程度不足，导致后勤人员依然存在整体学历层次偏低、年龄偏大的现象，导致人员结构不合理。尤其是一些年龄较大的员工，普遍业务能力一般、缺乏责任心，导致后勤人员管理存在着较大的问题。此外，人才的匮乏导致医院后勤管理的执行力和学习力相对较差，无法高质量地完成现代医院后勤保障需求。目前医院后勤普遍存在人员学历层次偏低、专业技术水平不足、人员年龄结构不合理及后勤薪酬与工作量不匹配等问题。解决这些问题之前，需要对这些问题有整体的认识。

（一）文化水平及知识层次

从目前后勤人员的文化水平及知识层次来看，后勤管理人员及技术人员普遍学历为高中及以下。但随着医院近十年间不断加强后勤人才的引进，后勤人员的学历层次也在发展和变化中有了显著的提高，并且在一些医院的重点技术及管理岗位上出现了研究生及“海归”等高知人才，本科及以上人员的比例也有了较大提升。但横向对比国家统计局发布的统计年鉴中教育情况数据不难发现，医院后勤人员的学历层次还需要继续提高。既然社会上已经为医院后勤提供了丰富的人才资源，那么医院后勤在引进专业人才时就应充分利用自身优势，吸引符合医院后勤发展的合适人才，充实后勤管理人才队伍。

（二）专业技术水平

医院后勤专业技术人员的储备是后勤人才结构的重要体现，更是人才引进和培训的重要方向，对后勤管理的发展起着举足轻重的作用。而且医院高科技设备的不断应用及诊疗设备的不断更新，对后勤的维修、保养、设备管理等方面都提出了更高的要求。而目前后勤人员对于新技术及新设备的了解相对较少，加之文化水平整体偏低，导致他们对行业新兴的知识和技术掌握相对滞后，这影响了后勤管理整体的发展。

（三）年龄结构及用人机制

一直以来后勤管理团队的建设在医院的人才培养中相对较弱，年龄结构更是趋于老龄化。随着各医院逐步认识到后勤管理的重要性，越来越多的医院开始关注后勤人力资源的配制优化。后勤管理部门应该把握仅有的用人机制，稳定现有员工队伍，增强凝聚力和战斗力。

（四）薪酬及工作量

随着医院向现代化发展，医生及医院工作人员的平均薪酬也在稳步上升。但是医院后勤管理人员的薪酬，一直都处于医院中等偏下或较低的位置，只有少数医院的后勤管理人员薪酬处于医院内的中等地位。除了薪酬相对较低，在薪酬与实际工作量匹配问题上，大部分医院的现状仍是不匹配或非常不匹配，导致了后勤管理部门在人才引进上变得更加困难。

四、缺乏完善的考核和竞争机制

（一）考核机制

由于医院后勤保障部门是医院的附属部门之一，属于事业性质单位，部分员工会存在投机思维。与此同时，大部分医院后勤保障部门又缺乏完善的考核机制，大搞“平均主义”，使后勤员工在思想上缺乏竞争和危机意识，工作上不用心、不注重学习先进的管理理论、不注重在工作中总结分析，缺少主人翁精神、服务上不讲成本核算、忽视经济效益，习惯粗放式的管理思维、使执行力大打折扣、难以将事做精做细。

（二）竞争机制

竞争机制是市场机制的内容之一，是商品经济活动中优胜劣汰的手段和方法。医院后勤管理的竞争机制分为外部和内部两个层面：

1．外部层面　随着市场经济的不断发展和完善，医院自己“闭门造车”的年代已经一去不复返。医院后勤需要制定自己对外的竞争战略，不仅要与同行竞争，也要向社会上行业的佼佼者去学习，如向“滴滴出行”学习司机礼仪，向“海底捞”学习餐饮服务管理，只有不断汲取吸收外界的先进管理模式和理念，医院后勤才能立足于激烈的市场竞争当中而不被淘汰。

2．内部层面　如果说绩效考核机制是被动地“强迫”员工去认真完成工作，那么良好适度的竞争机制则是可以激发员工的主观能动性，实现从“要我做”到“我要做”的积极转变。内部的竞争机制应该体现在用人机制和待遇制度上，包括择优录取、竞争上岗和按能分配等，帮助员工树立“自我提升、良性竞争、相互欣赏”的竞争观念，以此充分激发员工的热情和潜能。但是目前部分医院后勤内部并没有形成良性竞争的氛围，内部管理缺乏“敢为人先”的热情，显得死气沉沉。

第三节　医院后勤管理发展趋势

一、打造智慧化医院后勤服务理念

随着高新技术的广泛应用，现代社会已经到了大数据、大整合、大平台的时代。医院后勤改革时至今日，传统的思维方式和管理手段与新时代已经逐步脱轨，传统的后勤服务将面临技术性的变革，充分进行服务资源的统筹利用已势在必行，未来医院后勤将逐步向集约化、数字化、精细化的智慧后勤方向发展，实现智慧化是医院后勤管理的必然趋势。因此，医院后勤管理思路需尽快转型，将科技的发展带入医院后勤管理，利用物联网技术和移动通讯技术逐步进行智慧后勤建设，打造后勤智能化大综合管理与控制平台。未来，以智能化、精确化为标志的信息技术能力会成为后勤保障能力建设核心。

尽管国内有少部分医院初步实现了智慧后勤的基本雏形，但仍面临专业人员匮乏、信息集成性不足、数据格式不统一、年代层次有差异等四大共性问题。后勤运行服务信息化建设应用分散，极大阻碍了大数据综合管理平台的集成。系统间可能存在相互割裂、无法实现传递共享的问题，甚至子系统之间也会存在壁垒，因此医院必须构建“信息一网通”，打破部门、系统间信息孤岛壁垒；在平衡好成本与利益的前提下，充分利用物联网、互联网，甚至人工智能等技术，迅速整合各类有效资源，建立统一的信息交换平台，实现大数据共享，把分散的后勤管理、运行、服务系统整合，形成后勤智能化综合管理与控制平台。这样可以发挥信息技术优势，加强医院、企业、服务商之间的互动，促进业务的充分合作，最终实现社会服务资源共享，提高医院后勤的整体服务水平。

智慧后勤是打造智慧医院的重要组成部分，其管理水平的高低将直接影响医院的服务质量、服务效率和社会经济效益，医院后勤的智慧化建设不单单是网络与硬件的堆积，也不仅仅是一套应用软件或智能产品的安装运行，是关乎整体医院后勤管理体系优化、管理方法改进等的核心内容。需要先确定新型服务管理模式顶层设计方案，按照统筹规则、阶段推进的原则脚踏实地、一步步完成后勤服务的智慧化，奠定好业务与服务的基础和积累。借助新服务体系和新技术，进行整体综合系统的融合，在实现过程中遵循数字化、标准化、流程化、全程可视化的四化法则，逐步打造出可以提高医院后勤管理效率和能效的智慧后勤服务体系。

二、构建完善的医院后勤管理体系

现代战争的根本其实就是后勤保障的较量，由此可见后勤保障的重要性。医院后勤保障部门作为医院的重要组成部分，为医院包括各个重点平台在内的临床一线科室提供包括水电气暖、日常维修、物资供应、保洁物业等一系列后勤支持。

医院后勤管理作为医院管理学的重要分支，是一门实践性很强的应用学科，在协助完成医疗、教学和科研任务中占有非常重要的地位，医院后勤管理的效率直接关系到整个医院的发展水平，直接影响医院的医疗质量和经济效益。医院后勤管理的根本目的就是依循“以病人为中心，服务临床”的宗旨，通过构建一个高效完善的医院后勤管理体系，运用专业、科学、现代化的管理方法为医院提供良好的后勤支持，提高医疗服务质量，这也是医院提高社会服务质量和经济效益的保障。因此，如何构建一个有效的医院后勤管理体系是所有医院管理者应该关注的重点问题，同时也是提升医院后勤管理质量的必然趋势。

（一）因地制宜建立医院后勤管理体系

构建医院后勤管理体系不是生搬硬套，而是要因地制宜，医院前期要进行充分调研和考察，遇到其他医院成功的管理案例也要理性学习，而不是“一刀切”似地照搬。因为不同地区的发展程度和环境因素都不尽相同，有可能适用于其他医院的管理模式并不适配自家医院，那样结果反而会适得其反。在搭建管理体系的过程中，医院应全面考虑到本院的真正需求并结合实际情况，如医院的规模环境、设备设施、人员构成、服务质量，以便选择合理的管理模式，摸索出适合自家医院实际需求和未来发展规划的后勤管理体系。

（二）运用全局观指导医院后勤管理体系建立

随着市场经济的不断发展，如果一间医院承担所有工作，不懂得参与社会分工以及利用社会资源、信息和服务等各方面优势，就会承担过重的压力和风险而导致自身束手束脚，不能充分发挥出医院社会服务的功能而导致在激烈的市场竞争中被淘汰。医、教、研是医院的主体业务。为保证医院可以投入更多的精力到主体业务中，医院宜运用全局观指导医院建立现代化的后勤管理体系，将除医、教、研主体业务以外的工作当作整体看待，并通过后勤社会化理念，将一些医院不擅长或者没必要做的工作交还给社会。这样不仅可以加强医院与社会的相互关联，还通过明确有效的合作分工，选择最符合自身实际需要、满足自身发展要求的服务项目，以实现资源的最大化利用。全局观是要求医院后勤管理者将眼光放在医院整体的发展当中，站在更高的角度和层次去思考问题并进行正确的决策，以提升医院的核心竞争力。

三、推动医院后勤服务标准化、专业化、规范化

就目前来看，我国医院后勤服务缺乏统一标准，且部分地区标准不够完善。因此，首先应借鉴国外医院管理经验，重视标准化建设，将其作为医院运行的保障。由政府主导，政府、行业和医院三方共同研究，加速制定医院后勤服务标准，并从法律上明确以提高后勤服务质量。

其次，需重视后勤管理人力资源建设。后勤人力资源是影响后勤工作整体质量的核心要素，具有不同于其他部门岗位的特殊属性，需要同时体现出服务性、复合性、专业性的优势；特别是医疗领域的工作，关系到民众生命健康与安全，所以更要重视后勤人员队伍的建设，确保医疗服务质量。最主要的强化建设途径包括以下几点：①借助对专业高校应届毕业生招聘力度，增加后勤人才的储备，避免出现岗位空缺。②鉴于医院的特殊工作环境，要更加重视人才的专业化培养。后勤人才队伍的培养方式应尽可能专业化、多元化、系统化，要更积极地与后勤人员开展工作交流。③要进一步强化后勤部门的思想建设工作，体现正面的岗位管理意识。

此外，采用严明的制度规范、完善培训和考评体系是促进后勤服务人员前进的动力；加强制度建设是保障后勤服务质量规范化的基础；对后勤服务人员应因材施教，制定多维度考评方式，促进其服务水平规范化。通过以上三点的实施，逐步推动医院后勤服务向标准化、专业化、规范化迈进。

四、探索医院集团化后勤管理动向

医院集团化是指以 3 个或 3 个以上医院为特定目的组成的统一管理体，以具有人才、技术、管理、服务优势和良好社会基础的医院为中心，由多个具有法人资格的医院和多个投资管理机构共同参与，采取多种形式逐渐形成一个技术水平高、管理方式科学、技术完备、服务完善、具有规模效益的医疗机构集合。采用多家医院集团化经营模式，单体医疗机构可结合自身实际特点和需求，通过托管经营、松散协作、联合兼并、资产重组等进行集团化管理，利用集团化规模效应提高医院的整体经济效益和社会效益。

（一）组建模式

1. 托管模式 托管模式是医院产权所有者将医院或部分科室的经营管理权转交给具有

较强经营管理能力的核心医院，双方厘清、明确医院所有者、经营者债权关系，最终实现医院效益最大化的一种运营方式。

2. 协作模式 双方或多方通过协议或契约方式建立起协作经营关系，集团内部各单位医院没有上下级隶属关系。医院集团是若干个具有独立法人资格的医疗、投资或管理机构，通过托管、租赁、兼并、重组、合资等形式组成的，集团成员间以资产、管理资源及资源（人才、技术、品牌等）要素为纽带，通过构建医疗资源平台，形成具有规模效益的医疗集合体。公立医院实施集团化发展战略是顺应医药卫生体制改革新形势、运用市场环境实现自我发展的途径之一。医院保持所有制归属、资产所属、财务核算、人事管理等不变，单位医院根据签订协议承担相应责任，享有独立经营权。

3. 资产重组模式 医院通过横向或纵向方式，全方位重组联合，建设一个全新的统一医院集团，将所有资产、设备、人事重组，通过组建的医院集团的规模化和现代化医院管理制度，实现医疗资源共享、降低运营成本。

4. 兼并联合模式 通过兼并、联合医院资本及长期经营管理权，对其进行经营管理。被兼并或联合的医院进行产权转移，人员合并纳入核心医院管辖，但医院的隶属关系、产权、级别、人事归属保持不变。从我国现有模式来看，实际上就是以“大”联“小”或以“大”并“小”。

（二）问题与矛盾

从内部来看医院的不同院区之间，存在人力资源不足、医生专业技能水平不一、财务制度不尽合理、信息网络平台建设滞后、医疗信息不对称、核心医院约束力低、设备设施陈旧、医院文化有差异、双向转诊困难、经济利益矛盾冲突等诸多问题。

（三）方法及对策

首先，要明确医院战略发展目标，制定与医院战略相匹配的后勤发展规划和目标。其次，建立完善后勤管理制度，根据行业规范和岗位特点以及管理中出现的问题和管理难点，重视后勤制度建设，确保各项工作规范有序。再次，需建立科学客观考核评价体系，提升外包服务质量。后勤管理实行院、科两级综合考评模式，根据合同内容、服务岗位特点和行业技术专业标准制定考核标准并定期修订。通过现场检查、发放满意度调查表、检查外包服务公司的管理现状和服务质量，形成每月的考评报告。最终形成有标准、有检查（日常检查配合专项督导检查）、有结果、有反馈、有交流总结（外包服务公司例会）、有改进的良性闭环管理；通过评优、评先，建立激励机制，不断优化整合资源，建立完善外包公司遴选及淘汰制度和程序。最后，信息化平台和监控系统有助于形成闭环管理、降低运行成本。医院后勤工作内容多、服务面广、任务量大，根据医院实际情况，建立并逐步完善后勤数字化信息平台和能源监控系统，改进管理手段，监督服务过程和效果，获取科学的管理数据，真实、客观地统计工作量，评价工作质量，对于提高管理水平、提高工作效率意义重大。

五、建设绿色医院建筑

自20世纪60、70年代开始，英国、美国等发达国家的能源意识开始觉醒，在建筑建设过程当中开始引入环保、绿色和可持续发展的思维理念，相继提出绿色建筑评估体系，以规范建筑和能源带来的消耗和污染。而医院作为功能特殊的公共建筑，也更应注重绿色设计。

2003 年 12 月美国发布的 *Green Guide for Health Care*（《医疗建筑绿色指南》）是世界上第一个针对医疗建筑的可量化的绿色设计与评价工具。在学习借鉴国外绿色医院评价体系的基础上，2015 年，我国住房和城乡建设部正式颁布《绿色医院建筑评价标准》，探索我国绿色医院建设及发展模式，规范绿色医院建筑评价体系。

随着市场经济和城市化进程的不断发展，医疗建筑已经进入了全新的建设时代，医院建筑不再仅作为提供诊疗、救治功能的空间，而是应在此基础上关注如何"以患者为中心"——为患者提供更好的就医环境以改善患者的健康状况、缩短康复时间，如何优化运营管理帮助医院降低运行成本、增加收益，如何在医院不断发展的进程中最大限度地减少环境污染、与自然和谐共生。

从长远角度来看，建设绿色医院可以提高医院效率、让医院节能减排、降低医院经营成本，使得医院有充足的资源来用于提高医疗水平，改善服务质量，为广大患者提供优质、高效、健康的医疗服务。但与此同时，医院由于其功能的特殊性，绿色医院建筑设计与总体规划的难度会远超普通建筑。因此，在未来建设绿色医院的过程中，医院的管理者和设计者需要加强沟通，应以创新、协调、绿色、开放、共享的发展理念为指引，将"以人为本"的思想贯穿于建筑全生命周期，在建设中应充分考虑到不同服务对象需求的差异化，提升医疗流程的便捷性、安全性，降低建筑运行能耗、延长建筑寿命，运维管理智能化、精细化等方方面面的问题，做出兼具较高的经济效益、社会效益及环境效益的设计规划。

第三章　医院后勤团队建设

医院后勤的团队建设应该包括人员管理和文化建设两个方面，两者相辅相成，缺一不可。人员是硬件，是基础，是医院后勤不断进步发展的必要条件；文化是软件，是指引，是帮助人员在其工作过程中形成的共同的价值观和信念。大家目标一致，从而促进医院后勤工作的发展。

第一节　医院后勤人员管理

人才是兴业之本。随着医院现代化建设的发展、市场竞争的日益激烈以及后勤改革的逐步深入，医院后勤的核心竞争力也越来越表现为对人才的引进、培育和管理能力。随着医院业务量不断增多、规模逐渐扩大以及现代化医疗设备不断引进，医院后勤工作涉及的内容越来越广、难度越来越大、专业越来越多，医院后勤已经成为集管理型、知识型和技术型为一体的专业部门，对涉及建筑、水、电、气、冷暖、物资、餐饮、车辆、被服洗涤等各方面专业人才的需求也日益凸显。不论是从宏观角度还是从微观角度来看，人才都是推动医院后勤发展的力量源泉。谁拥有并掌握了丰富的人才资源，谁就拥有了核心的竞争力，谁就能保持可持续发展。

然而，目前很多医院后勤的人才管理现状却呈现另一番景象。管理人员大多是从前勤或其他管理岗位转调而来，缺乏专业技术型人才，无法满足现代化医院的高速发展需求。一些专业性很强的工作大多委托给第三方公司完成。因此，要改变落后的发展现状必须探索出一套符合医院自身发展的人员管理模式。

一、完善人才引进机制

（一）医院后勤人才引进现状

1．人才引进方法落后　受到传统招聘观念的影响，很多医院在招聘时渠道单一、宣传力度不够，错失了很多优秀人才。因此如何选择好、使用好招聘渠道，并扩张新的招聘渠道显得至关重要。此外，很多医院在招聘时只关注自身的招聘需求，着重宣传医院本身的软硬件条件和应聘标准，而忽略了关于应聘者基本诉求的宣讲，如福利待遇、工作环境、上升空间等。发布信息不完善、沟通渠道不畅通、本位主义等因素的存在，直接影响了招聘管理工作的高效开展。

2．人才引进相关制度不完善　因医院在人才引进过程中，往往对后勤人才引进不重视，导致各项后勤人才引进制度陈旧、不完善。因此会导致专业性强的复合型后勤人才在引进过程中因某些制度的缺失或不完善而流失。

3．人才引进执行者专业性不强　因目前医院后勤管理人员多为医院前勤医务人员调岗，且较多医院后勤人才引进多由后勤科室各自进行，因此在后勤所属各专业的相关人才引进过程中存在引进执行人员专业性不强等问题，从而整体地影响引进人才的专业度，存在引进人才专业能力参差不齐的问题。

4．人才引进缺乏后续跟踪管理　多数医院后勤人才引进过程中都存在人才引进后不能因材施用，只是简单地安排岗位即让他们进入工作，并没有后续的人才跟踪管理及培养的情况。这会导致人才引进与后续的人才培养脱节，不能实现人才体系的闭环，因此出现了较多人员的工作领域并非其所擅长领域的情况，造成严重的人才浪费。

（二）科学的人才引进对策

1．明确人才引进方向，拓展人才引进渠道　认真分析医院后勤的人才资源（包括人才的总量、结构等）情况后，在对本院的人才加以充分利用的基础上，根据医院后勤急需人才状况和需要确定引进对象，避免产生人才浪费和紧缺并存的现象。在确定人才引进方向的基础上，结合互联网、企校合作、内部推荐、内部竞聘等多种渠道实现人才的引进，拓宽医院后勤人才引进的覆盖面，提升高素质、复用型人才被引进的可能性和概率，以此来保证人才引进工作的基础坚实可靠。

2．完善人才引进制度　健全医院后勤人才引进的各项管理制度，用制度来规范人才引进的流程，保证人才引进的公平、公正、透明，从而提高人才引进的效率，保证医院后勤引进的人才专业过硬、能力广泛。通过建立科学、开放的人才吸引制度，将各类优秀人才引入到适合的岗位中去。在人才引进中，不再将学历、资历、职称等作为唯一的评判依据，并时刻遵循“不求所有，但求所用”的原则。

3．创建人才集聚载体　创建人才集聚载体即为人才创造良好的医院后勤环境、医院后勤环境可以分为软环境和硬环境。优化适宜转化后勤发展的软环境，就是要求医院要树立“人才是转化后勤发展的第一资源”的理念，营造尊重知识、尊重人才的工作氛围，从而潜移默化地影响院内工作人员。优化硬环境则包括创建高标准的科研环境，配置与涵盖专业相适应的仪器设备，建立可供水、电、气、暖通等专业研究的技术平台以及为人才提供相对应的带教服务等。优化医院的内外环境，一方面可以让医院从外界吸引更多的人才，另一方面可以帮助医院内部的人才脱颖而出。

4．重视人才继续培养，加强医院文化建设　医院人才的招聘工作是一个双向选择的过程，既是医院对人才的选择，又是人才对医院的肯定。因此，医院在使用好人才的同时，要将人才的继续培养摆在同等重要的位置上，充分注重挖掘人才的潜力，积极贯彻“人尽其才”的用人机制，极力为优秀人才脱颖而出创造有利条件，做到人才培养和人才使用并重。此外，医院还要加强后勤文化建设，营造和谐的工作环境。医院后勤文化是医院后勤发展的原动力，和谐的文化是人才快速成长的沃土。

二、构建医院后勤培训管理体系

对于现代化医院而言，完善的培训体系不仅可以提高后勤人员的专业技能、提升组织能力，还可以推动医院后勤管理的整体发展，保持其核心竞争力。对后勤团队的培训管理是医院后勤队伍建设的战略核心，是组织为适应业务及培育人才需要，通过进行公共授课等方式对人员进行有计划的培养和训练，可发展团队人员的职业能力、改进员工服务态度及质量、提高员工工作效率、使员工更好地胜任工作任务。

（一）医院后勤培训管理的现状

1．培训系统性不足 针对医院后勤系统的大部分培训依然采用全员统一的培训方式，缺乏层次和系统性，无法贴合不同层级员工的需求。这也使得培训往往流于形式，不能够产生很好的培训效果，系统性不足。对后勤团队的培训应树立满足需求的观念，既不应为培训而培训，也不应只考虑某一个方面的需求。培训需求是需要通过各种前期调研和方法，对组织需求和受训人员的职业发展需求进行系统性的分析，找到与目标培训的差距，进而更好地确定培训的必要性和培训的内容，有针对性地完成相关培训。“以人为本”是医院后勤服务的核心理念之一，应结合医院后勤部门的实际情况，尊重每一位后勤员工的培训需求，制定出适合医院后勤持续发展的培训计划。

2．培训形式缺乏深层次开发 医院后勤部门在制定员工培训计划时往往只考虑三级安全教育和最基本的专业知识技能培训，极少会对员工进行培训需求调查。通常可以采用问卷调查的形式来确定后勤员工的培训需求，或者可以根据工作内容、表现考核、岗位职责及技术需求来确定特定岗位人员的培训需求。在培训需求分析的过程中，还需要注意将医院的发展现状与员工的职业生涯发展规划有机结合，从而达到医院与个人共同发展的双赢局面。但是，大部分医院后勤团队对于员工的培训往往也只停留在了知识培训和业务技能培训等方面，而工作动机、个人特质、自我形象、态度和价值观等却极少体现在培训内容上，培训内容缺乏深层次的开发。

3．缺乏培训评价机制 培训评价机制是培训体系建设中最重要的一环，评价结果将直接作用于培训效果和培训课程的改进等方面，并可以针对存在的问题进行持续改进。医院后勤部门在培训过程中往往忽视了评价机制。虽然现在后勤部门逐渐认识到评价机制的重要性，但也仅仅是针对培训内容的评价，缺乏深层次的考虑和改进调整，这也直接导致了后勤培训评价体系一直都停留在低水平。

（二）构建医院后勤培训管理体系的方法措施

1．完善培训管理制度 对于培训体系的建立而言，制度是基础。建立健全的后勤培训管理制度是培训工作能够高效开展与实施的基本条件。医院后勤需要结合自身情况加以分析、总结，根据各科室的责任、各工种的岗位职责，制定出符合实际、有代表性的培训管理制度及对应考核制度，并在发展中完善制度与流程。各项培训管理制度的修订能够使培训计划更好地执行、保证培训效果、促进后勤团队的整体发展。

2．建立课程培训机制 完整的课程培训机制需要建立在后勤人员培训需求之上，可以从岗位分析入手，结合医院的实际情况和发展战略，建立不同分类、不同层次的培训课程。以各级、各类岗位为基础，分析员工开展工作所需的职业化行为模块和行为标准，使培训课程更加贴近实际需要。在建立课程培训机制的过程中可以根据培训课程的普及型、基础型和提高型将培训课程分为员工入职培训课程、固定课程和动态课程 3 类，由易到难，帮助后勤人员循序渐进地提升自身综合素质。

3．培养讲师团队 组建后勤内部的培训团队可以有效地帮助员工提升专业素质及后勤整体管理水平。培训讲师作为整个培训流程的源头，是过程的组织者、专业知识和技能的传输者，后勤系统内部讲师水平的高低也就决定了整体培训质量的好坏。在后勤培训体系建立时，需要做好讲师的选拔、聘用及激励工作等。医院后勤系统可以通过选拔来自各科室及各专业的相关负责人、管理者或技术骨干为培训讲师，并制定相关的制度流程，来从专业知识、专业经验及表达能力等方面进行认证。通过创造更多的培训及实践机会，帮助讲师更好地提高综合水平。

4．培训管理新入职员工 人才的竞争其实就是人才素质的竞争，培训则是改善人才素质，提高职业技能的必要途径。特别是针对新入职员工的培训，决定了员工素质的高低、发展方向和未来竞争力。建立健全后勤新员工的培训机制能够使新职工更好地融入后勤的工作环境，顺利完成角色的转变，并为后勤保障培养专业技术人才。

对于新员工的培养不仅需要注重其专业能力的培养，更要从制度安排、组织构架、文化建设等方面营造出良好的人才培养氛围，为新职工提供更适合的成长环境和岗位，使其能力得到充分的挖掘和提升。

5．培训管理外包人员 医院后勤社会化是医院发展的趋势。但当医院后勤服务工作由外包单位负责后，相关部门的管理人员并不是当“甩手掌柜”，而是应针对不同的外包服务单位制定相适应的培训内容（内容包括医院新政策、行业标准、前沿技术、应急处理等）、科学管理医院后勤外包服务、稳步提升专业化的服务水平、逐步提高服务项目的质量、提高患者和职工的满意度，这对医院降本增效、健康快速发展起到积极的促进作用。

6．建立培训效果评估机制 培训效果评估作为整个后勤培训体系建设的最后一环，评估结果将直接作用于培训课程的改进和讲师的调整等方面。通过效果评估机制可以对培训管理全过程进行科学的评价，从中总结经验、改进培训工作、提高培训实效；由于培训效果需要经过时间的检验，就需要对培训效果进行一段时间内的效果追踪，培训效果评估可以通过测验、考试等方式检验阶段性的培训效果。而培训评估层次包括反应评价、学习评价、行为评价和结果评价 4 部分，合理确定评估要素、提供完整的评估制度、加强评估人才队伍的建设、运用信息化手段等能够保证评估机制的专业性及可操作性。

三、医院后勤人才团队建设

（一）学科型

1．树立学科思维 医院在后勤管理中，应该重视通过学科研究项目引导后勤各科室的科学发展。科研项目是一种前瞻性的探索，是学科发展的重要途径，不仅能提高后勤学科的专业技术服务能力，同时还能提高后勤人才队伍的整体技术水平，使各种管理工具在后勤工作中得到应用和推广，可以提高后勤为医院保驾护航的整体水平。

2．优化学科建设体系 根据医院发展的实际需要，不断优化后勤的学科建设。医院后勤的发展主要依托于各专业学科的发展，后勤系统的竞争也主要表现为学科建设的竞争。近年来，医院后勤学科建设的发展分为两个阶段：一是科室划分，二是“管、教、研”平台的建设。第一阶段“科室划分，责任分配，制度明确”是医院后勤学科建设的指导思想。各部门和科室须有专业的技术知识能力保障医院设施设备使用方便、能源供给舒适高效、物资供应优质及时、室内外环境整洁有序、意外损坏可及时修复等。第二阶段建设“管、教、研”三大平台，以应对医院后勤高新技术应用、标准化、精细化、信息化、风险控制的发展趋势带来的挑战，努力提高医院整体运行的水平。

（二）管理型

医院现代化的发展和新技术项目的不断更新，对后勤团队的管理提出了越来越高的要求。医院迫切需要一批有知识、懂技术并具备建筑、水、电、燃气、蒸汽、供热、制冷以及设备维修、维护、保养方面的专业性技术的人才。同时，医院需要建立一支懂技术、会管理，并有较强思想政治素质的管理团队，负责后勤工作的组织实施、指挥协调、规划发展。根据医院的发展规划和目标统筹安排工作，使医疗一线满意、医院满意，及时向院领导全面汇报后勤工作情况，为医院后勤决策提供可行性依据，向医院提供专业的建议与改造方案等。此外，后勤管理人员要对在本单位服务的社会化公司的技术人员的能力严格把关，要求相关专业从业人员一定要具有相应的资格证书，并现场考察操作能力与应急维修能力；要求服务公司对员工有培训计划，管理和培训技术过硬的服务公司是后勤管理的主要任务。后勤供应质量和及时性的提高对整个医院管理的提升尤为重要。

（三）创新型

1．树立创新理念 随着社会的不断发展，专业技术也呈现出日新月异的发展趋势。这也就需要后勤人员在保障好医院日常运行工作的同时，不断学习新技术，运用新方法，进行技术创新。同时后勤人员要根据后勤发展的实际情况，制定出可实现的技术创新目标、计划及实施方案，充分发挥人员的积极性、主动性和创造性。在医院的工程改造工作中，后勤管理者要激励员工开拓思想、用实践求证，鼓励集体或个人申请技术或设计专利。如果新的想法或发明能为医院所用，或为医院带来大的经济效益，可以根据情况给予员工一定的奖励。这样，医院后勤也可以逐渐将工作中的发明创造延续成一种文化，一直传承下去。

2．建立专业化平台 实践是检验真理的唯一标准。现代化的后勤管理需要重点关注人才的实践机制。后勤专业化平台的建立有利于提高后勤人员的整体素质和能力，构建高绩效工作体系。平台的岗位需要通过竞聘，选出适合的青年骨干作为负责人和平台成员，这些青年骨干在平台的规范化、制度化、专业化的建设和管理中，通过自己积极的学习和创新，不仅可以增强自身的业务素质和创新意识，还对进一步加强医院后勤科学化管理起到了推动作用，从而达到“人尽其才，才尽其用”的良好效果。对于现代化医院后勤的发展，平台的建立和运行同样也是医院后勤持续高速发展的稳固基石。

四、强化完善考核和竞争机制

（一）医院后勤团队考核管理的现状

绩效管理理念是否先进、考核指标的设置是否合理会直接影响到后勤服务管理的整体品质，所以医院后勤考核管理对于团队建设来说至关重要。

现阶段的后勤人员考核管理缺乏完善的机制，更多时候只是单独或片面地运用了绩效考核管理体系中的一个方面或一个阶段，考核管理体系缺乏完整性和连续性。与医院临床及医技部门相比，后勤管理内容及日常性工作过于宽泛、岗位繁杂、工作性质交叉较多，所以考核无法完全利用工作定量或定性的方式来实现绩效奖励，这也就导致了目前后勤人员的奖励机制不明确，又无法充分调动员工积极性的现状。

对于员工而言，他们是在无意识中被动地接受科室考核管理，即使考核结果和个人工作有明显差异也鲜少对考核体系提出质疑。从后勤管理者的角度看，存在不讲成本核算、忽视经济效益、习惯粗放式的管理思维的特点，这使执行力大打折扣，并难以将事做精做细；从医院整体管理的角度看，后勤系统在医院组织架构中扮演的角色相对较低，医院对其不够重视。这些都直接导致了目前后勤的考核机制往往流于表面，缺乏量化的考核形式的现状。

（二）完善绩效考核制度

医院后勤员工是医院高效有序运行的基础保障，建立一套适用于医院后勤管理的考核机制，引入科学合理的竞争机制有利于提高医院后勤管理整体水平，从而为医院发展形成助力。而绩效考核制度是开展绩效考核及完善考核机制的基本保证。绩效考核内容需要包括考核组织机构和人员的工作职责、考核指标、评分标准等。对于医院后勤管理，可以从岗位职责、重大事项、管理方法、学术创新 4 个方面进行考核，突出“服务临床”的使命职责，强调“高质量完成任务、创造性开展工作”。

1．职能维度（岗位职责） 包括目标业绩考核和职能考核。目标业绩考核是对结果的考核，职能考核是对岗位职责的考核。

2．重要活动维度（重大事项） 包括医院领导班子提出的阶段性工作重点、创建评比活动任务分解落实情况、部门组织或参与的重要活动以及其他重要活动等。

3．管理（服务）创新维度（管理方法） 包括管理（服务）创新、精益管理、增收节支等。

4．学习与成长维度（学术创新） 可以用论文、课题、专著等来衡量，其他方面还包括可资借鉴的经验、不足与展望，最后还要考核下一阶段部门工作规划展望内容。

绩效管理考核机制的合理性和科学性是决定考核问题能否进行下去的基础。在医院后勤员工的考核机制中，首先应将不合理或已落后时代趋势的旧制度剔除，然后引进新的考核管理体系，再针对医院后勤工作的特殊性建立相匹配的工作流程和考核流程。设立绩效考核管理制度一直以来都是人力资源管理的核心职能之一，科学、公正、务实的绩效管理是提高后勤员工积极性和各科室生产效率的有效手段。建立绩效考核机制的目的是改善员工的工作表现和态度，以达到后勤服务管理的目标，并提高员工的满意度和未来的成就感。后勤团队可根据上述 4 个层面设置不同的关键指标，然后针对每个科室的不同职能确定指标的不同权重，并对各项指标的完成情况进行过程监控和实时反馈。应及时解决过程中出现的问题，总结经验教训，依据关键指标对人员进行考评，做到客观、公正地评价工作业绩，促进考核机制和员工发展的良性循环。

后勤的绩效管理考核要遵守公开透明原则，也就是说需要公开工作目标、考评标准、考核结果等，并鼓励全员参与。如果存在绩效考核透明度不够的情况，就很容易出现结果是考核人员的主观判断或者结果受到印象因素影响的情况。应依据上述四大维度等考核指标为主的考核体系，建立考核分配原则，充分调动员工的工作积极性，发挥绩效管理的激励作用；建立低耗原则，鼓励全员参与成本管理，鼓励开源节流、降低成本，实现医院优质、高效、低耗的管理目标；建立责任追究原则，严格遵守医院及后勤的各项规章制度，做好工作的落实与检查，实现追责制。在遵守以上原则的同时还需要加强后勤防控体系建设、促进医院各部门之间的相互沟通协作、规范工作流程、提高医院的整体管理水平。

（三）丰富绩效考核方式

1．满意度调查 医院后勤的职责就是依据医院工作的总体目标，配合临床医技科室高效完成医疗服务任务。所以医院可以采用关联绩效法，通过问卷调查的方式针对临床医技科室对于医院后勤服务工作质量进行满意度调查，根据结合测评结果权衡后勤人员的绩效。在进行问卷设计时，要结合后勤团队的培养和考核机制，综合考虑如岗位特色、专业技能、管理技能等各方面因素，完善问卷设计，保障考核结果全面、科学、合理可靠、更具有参考性和客观性。还要不断完善考核机制和考核标准，努力发挥考核标准的导向作用，使它可以作为员工个人未来职业规划及能力发展的参考。

2．全方位绩效考评 360° 全方位绩效考评法是指由员工自己、上司、直接部属、同事乃至临床医技科室等服务对象从各个角度全方位地了解个人的绩效，包括沟通技巧、人际关系、领导能力、行政能力等。通过发放问卷等形式进行绩效评估，收集被考核人的关键事件描述、评价及建议，并绘制评分象限图、雷达图、散点图等，进行多层次统计分析，编制考核报告。

除此之外，还要建立后勤人员的个人绩效考核档案库，并考虑学历、年龄、入职时间等因素，进行科学统计分析。通过这种理想的绩效评估，保证多方评价作为反馈来源，体现绩效考核的公平性、公开性、客观性、发展性，充分发挥考核标准的导向作用。被考核人不仅可以从自己、上司、部属、同事甚至顾客处获得多种角度的反馈，也可从这些不同的反馈中清楚地知道自己的不足、长处与发展需求，来有效提高岗位及人员匹配的合理程度、提高工作主观能动性和归属感、提升组织绩效。

3．将竞争机制引入绩效考核之中 实行重点管理岗位竞争机制，择优录取、动态管理，从源头上把握好后勤管理人员的素质关。对内部职工，在稳定现有员工队伍的同时，增加青年骨干的岗位轮转机会，鼓励参与后勤平台的工作，对其能力进行综合考察，让其承担项目管理职责。对社会化服务岗位上的外包职工，需要在遵守考核原则的基础上细化考核方案，根据外包企业的实际情况和医院的具体要求建立完善、科学、合理的后勤外包服务的企业服务质量考核机制。通过定性、定量对比评估，对外包服务的综合表现做出客观、准确的考核评价。通过系统的社会化服务考核机制分级制定企业准入标准、费用标准、质量标准、服务标准等，保证服务质量，提升外包职工的竞争意识。实行淘汰制度，使外包公司在压力中提升自己的服务水平，从而使得外包队伍的综合素质得到提升。针对后勤重点管理岗位，应提高岗位人员整体专业水平，充实管理与技术力量。通过近几年的发展和创新，越来越多的年轻人在夯实基础、稳扎稳打的同时，进入了后勤骨干队伍，谋求跨越，成为了竞争机制下的受益者。优秀人才的自我提升形成良性竞争机制，并努力做到相互欣赏、相互支持。这不仅是一种个人的提升和对自己的肯定，更增强了团队整体的凝聚力和战斗力，造就了一支适应新形势需要的后勤队伍。这对改善医院整体的医疗服务质量和患者就医体验具有重要的意义。

第二节 医院后勤文化建设

一、医院后勤文化建设概述

美国的两位管理学者 Thomas Peters（托马斯・彼得斯）和 Robert Waterman（罗伯特・沃尔曼）在 *In Search of Excellence*《寻求卓越》一书中指出：一个伟大组织能够长久生存下来，最主要的条件并非结构形式或管理技能，而是我们称之为信念的那种精神力量以及这种信念对组织的全体成员所具有的感召力。而这种感召力就是指一个组织的文化。组织文化是一个组织的价值观、信念、仪式、符号、处事方式等组成的其特有的文化形象。后勤文化一般是由对外表现的物态文化、正规的行为文化、全面保护性的制度文化和主导的理念文化 4 方面所构成的。后勤文化也就是后勤员工在其工作过程中形成的共同的价值观、信念、符号，并由此形成其独特共有的行为目标和处事方式。

二、开展医院后勤文化建设的意义和作用

医院后勤文化建设作为实现精神传承、增强团队凝聚力、提升管理为核心的管理工具，对组织的经营和发展起着愈来愈重要的作用。医院后勤在人才培养以及团队建设方面，能够以文化建设作为重要抓手，在工作中凝练核心价值观和后勤精神、丰富文化载体，并形成医院后勤特有的文化氛围。后勤员工在这种文化氛围的熏陶下，快速成长，形成符合医院管理要求，高素质、高水平的现代后勤专业人才，并最终形成一套规范化、标准化、专业化、精细化、信息化和社会化的后勤保障队伍。

后勤文化建设的导向作用主要体现在对全体后勤人员的价值观及行为方式的一种引导作用。这种导向作用慢慢渗透到全体员工的日常工作中，用文化的力量来塑造员工的行为规范。通过文化的建设，符合医院后勤价值观的精神可以直接体现在制度的和准则的调整，组织结构的构建等方面，并对后勤人员的行为起到一定的约束作用。后勤文化的建设同样具有很强的凝聚作用。这种作用可以带来巨大的后勤向心力，帮助所有人员在工作中齐心协力，迸发出团结的力量。由于后勤所涉及的职能众多，人员数量庞大，如何指挥调动如此众多的部门和人员相互协调，共同完成后勤保障任务，是后勤文化作用的重要体现。可以通过后勤文化的构建，来形成各部门相互支持、员工间相互协助的工作氛围，从而使后勤的凝聚力得到有效提升。建设后勤文化的过程就是建立员工的自豪感、自尊心、自信心的过程。后勤文化的激励作用则体现在可以帮助员工增强进取心、激发其工作潜力，使其获得精神及物质层面上的提升。现代化的后勤团队应该具有其规范、成熟的文化，这可以让员工认识到个人与后勤整体价值观及发展目标的联系；通过构筑共有的价值体系，员工可以了解到自身工作的价值。这能激发员工的奉献精神和工作责任感，从而自觉遵守医院的文化理念。

三、建设医院后勤文化的建议

一流的医院后勤不仅要有一流的设备设施、一流的人才储备，还应具备一流的医院后勤文化，这样医院后勤才具有生命力，才能更好地为医院提供优质服务，保证医院在激烈的市场竞争中立于不败之地。因此，如何建设一流的后勤文化应该是所有医院管理者需要考虑的问题。

（一）医院后勤文化建设要坚持以人为本

人才是后勤管理的基础，也是后勤文化建设的主要载体。“以人为本”是所有医院后勤建设文化过程中应该贯彻的理念。在医院后勤文化实际的建设过程中，医院需要将文化建设作为重要的工作内容，从后勤的工作特点入手，根据后勤工作的目标和要求，总结出后勤文化的精髓，并充分考虑员工容易接受的方法，将这些内容贯彻到后勤工作的管理和保障中。在文化建设中要明确价值标准，采取针对性的思维方式、行为准则和价值观念，并借助文化建设，充分调动员工的积极性和创造力、完善后勤文化、提高后勤人才综合素质、提升医院的整体服务水平和质量、实现科学发展的目标。

（二）医院后勤文化建设应当与制度建立相结合

医院后勤的文化建设就是管理制度创新的重要内容。医院后勤管理在结合自身情况不断持续发展的过程中，根据发展方向和目标对原有的制度不断改进或建立新的管理制度。制度建设的过程也就是后勤文化形成的过程，并可以有效地促进工作方式的转变，对所涵盖的各个岗位及工作环节进行严格规范和把控。后勤制度的不断建设，能够增强制度的时效性和指导性，并建立符合自身特色的价值观和文化。在日常工作中，员工能更加规范自己的言行、努力做好自己的工作内容、不断增强综合素质与技术水平，从而保证医院后勤工作的持续改进，最终不断提高医院后勤管理的整体水平，帮助医院实现更长远的发展目标。

（三）通过多元化方式促进医院后勤文化传播

文化的建设是一个循序渐进的过程，医院通常可以采用征文、演讲、视频等形式促进医院后勤文化的传播与发展。通过活动的开展，引发员工对优良传统、文化底蕴、集体价值观的共鸣，不断地增强员工的自豪感和荣誉感，激发员工的主人翁精神，从而使他们自愿投身到医院的建设发展的工作中去，团结一致，努力做好医院后勤保障工作。不同的文化宣传方式可以有效提高集体凝聚力，员工就能够做到心往一处想、拧成一股绳，积极迎接挑战，使医院形成一种积极向上、奋力拼搏、勇于创新、无私奉献的主流精神，使文化建设幻化出无穷的动力。

（四）注重顶层建设，自上而下推进文化发展

医院后勤文化建设是一个漫长的过程，因此管理者要循序渐进，不可操之过急。可以采用自下而上的方式推进文化发展，即在组建干部队伍的过程中，注重把有先进思想的人员提拔到干部队伍中去，保证医院后勤管理队伍中的人员有着相同的价值观和管理理念。让这些优秀人才来带动其他员工，在管理的过程中传输文化，确保建设的文化沿着高品位方向发展。

第三节　医院后勤团队建设案例

北京大学第三医院在后勤管理中充分重视后勤文化的建设。每个人都秉承着“服务临床，使命必达”的团队精神，为医院提供了坚实可靠的后勤保障。后勤团队在工作过程中总结凝练出“绿色、和谐、向上，科技、建设、保障”的核心价值观，努力营造了“自我提升，良性竞争，相互欣赏，相互支持”的工作氛围，坚持贯彻“迅速反应，正确行动”的行动方针，各类应急预案、管理制度与时俱进。在后勤文化的建设中，除了日常工作以外，充分应用党政工团的各个平台，在各项活动中进行后勤文化的宣扬和传承。

一、多领域、多平台、多学科——搭建医院后勤管理体系

为满足医院对后勤保障能力需求的提升，医院需要形成复合型后勤人才学科体系，在常规组织架构的基础上创新管理体系，从而推动后勤管理发展，为医院的快速发展保驾护航。

2015 年，北京大学第三医院根据当时的后勤管理结构，针对亟待解决的三大攻坚方向即“逐步完善医院后勤安全质量管理、精细医院能源管理、加强医院后勤科研学术能力”，引用

项目管理的手段，希望达到提升医院后勤管理质量的项目目标。其中，部门领导为负责人，采用矩阵式管理模式，在原有的组织架构上从各科室精选青年骨干组建后勤系统质控、教学、科研、采购、管理工具和能源六大专业化平台，开展专项工作和研究，形成复合型后勤人才学科体系。平台的搭建在部门领导和各科室班组间形成引领反馈和提升督导的作用，并起到集中处内优势资源、形成“能人”团队、构建科室间管理协同的机制的良好效果，最终“以点带面”推动医院后勤整体的发展。

其中各平台的职能如下：

1．质控平台 参照《北京大学第三医院评审标准实施细则》《JCI医院评审标准》及各类法规文件，对涉及范围内的服务保障质量实施全面检查评估，并持续督导改进，将医院后勤安全质量管理提升到一个新的高度。

2．能源管理平台 根据国家节能减排政策要求和建设绿色医院的理念，结合医院实际情况，研究医院节能减排方案，实施切实可行的管理和督导，使医院节能减排工作上升到一个新的高度。

3．采购平台 依据政府采购的法律法规和医院管理的相关规定，开展医院后勤内部项目采购工作，确保采购行为规范、高效，为医院节约资金，同时培养锻炼一批懂技术、懂法律、懂管理的采购项目管理复合型人才。

4．科研平台 为更好地挖掘适合医院建设和发展的先进后勤管理技术和设备仪器，同时提高后勤员工的科研（课题、论文、专利、学术交流等）能力，培养其严谨的逻辑思维，增强其综合素质，以便高效地促进后勤保障工作的正常运行。

5．教学平台 全面进行医院后勤培训体系规划，通过分级培训及多种形式的考核，提高后勤团队的整体业务素质，同时培养锻炼内部讲师队伍。

6．管理工具平台 挖掘、研究和推广适合现代化医院后勤发展的科学管理工具，将科学高效管理思想植入后勤管理，进一步推进医院后勤管理的学科建设。

自后勤六大平台成立以来，北京大学第三医院总务处先后针对安全质量管理、综合节能管理、科研学术等开展专项工作和重点项目的管理与研究，稳步推动后勤管理的标准化、专业化、规范化、信息化和精细化建设，为医院的发展保驾护航。

二、“抚好老人”“育好新人”“用好能人”——基于5P管理模型的医院后勤育人机制

随着医院现代化建设的发展和高精尖后勤设备引进，后勤的核心竞争力越来越表现为对人才的引进、培育和驾驭能力。北京大学第三医院总务处针对之前专业人才匮乏、人员结构不合理、培训体制缺失、实践机制滞后的普遍现状，在医院的整体战略部署下，基于人力资源管理的“5P”模型［识人（Perception）、选人（Pick）、用人（Placement）、育人（Professional）、留人（Preservation）］，通过对人才培养之路的探索和实践，来适应医院后勤多领域、多学科交叉的复合型特点，实现了由劳动密集型到知识密集型的成功转变。

北京大学第三医院总务处通过稳定现有员工队伍，对老中青员工进行合理的人才配置，将合适的人才放在合适的岗位上，以充分发挥他们宝贵的经验，真正做到“抚好老人”。人才梯队建设必须做到尊重老前辈在后勤发展历史上做出的贡献和劳动成果，做好专业知识和文化的传承。

新人培养采取多种形式和院内学习与院外学术交流相结合的方式，主要措施包括坚持

新职工三年培训体系、岗位轮转、全员培训、领域培训，落实带教机制，适当地实施“请进来”和“走出去”，引进先进的管理技术和与时俱进的政策法规，从而促使后勤员工提高技能、拓宽视野、转变观念。

总务处遵循“赛场选马”的指导策略，通过对科室负责人、班组负责人以及项目负责人的遴选来培养和挖掘人才，围绕项目配置人才，依托项目锻炼培训人才，立足项目用好、用活人才。总务处鼓励“能人”参与和把控相关管理项目，不断提升人才的贡献率，培养出一支专业水平过硬的高素质复合型人才管理团队。这可以对加强医院后勤科学化管理起到进一步推动作用。

三、“非核心替代”——合理推进后勤服务管理

“非核心替代”的概念和意义就是“做你最擅长的，其他的交给别人”，这是国际企业运营中非常流行的口号，也是对非核心替代业务最简练的解释。对于医院后勤来说，非核心替代模式是指为了控制后勤的总体人数、降低人力成本，医院后勤将技术含量低、劳动密集型及专业性过强、市场运作成熟的工作逐步推向外包服务，而坚持对医院安全运行影响大、风险大，保障标准高、要求严的后勤核心岗位行自主运行。这种管理模式可以整合资源、提高效率，并且充分发挥自身核心竞争力和增强自身对外部环境的迅速应变能力。

医院后勤在资源有限的情况下，为保障健康、持续和稳定的发展，仅保留其最具竞争优势的功能，而把其他功能借助于整合、利用外部最优秀的资源予以实现。医院后勤内部最具竞争力的资源和外部最优秀资源的结合，能产生巨大的协同效应。这样可以优化资源配置，使其最大限度地发挥自有资源的效率，获得竞争优势，提高对环境变化的适应能力。非核心替代模式的实施措施有以下几点：

1．需要坚持对医院安全运行影响大、风险大，保障标准高、要求严的后勤核心岗位自主运行。医院的后勤保障区别于其他行业，对供水、供电、制氧、锅炉运行等核心岗位的运行保障的安全性和可靠性要求极高。这些一旦出现问题，会直接影响到医院的医疗工作和病人的生命安全。目前中国医院后勤外包还处于起步阶段，能够为医院提供高水平后勤服务的物业公司还不成熟，很多物业公司为了利益最大化、节省投入，在为医院提供后勤服务时将技术水平偏低的工作人员安排在这些核心岗位。由于待遇低，员工的流动性大，严重地降低了这些岗位的保障水平，物业公司无法为医院提供可靠的运行保障，给医院的正常运转带来极大的风险。

2．将后勤职能范围内技术含量低、劳动密集型及专业性过强、市场运作成熟的工作，逐步推进外包。随着医院规模的不断扩大，为了控制后勤的总体人数、降低人力成本，医院后勤将上述工作逐步外包。技术含量低、劳动密集型工作包括保洁运送、垃圾清运、驾驶电梯、虫控、车场管理、员工餐饮、环境绿化等工作。通过将这些岗位外包，降低了医院人力成本，提高了服务水平。专业性过强、市场运作成熟的工作包括电梯、锅炉、楼宇自控系统、空调系统、物流系统的维修保养。这些工作市场运作成熟，且专业性非常强，医院后勤无论在保障技术上还是备品、备件的采购、储备与价格上都无法与专业公司相比较。交由专业公司负责，一方面节省了医院的人力投入和备品、备件的投入，同时用较低的费用得到了快速、高效、优质的服务。

3．对于外包服务的开展，医院后勤应建立完善的外包服务遴选机制。一项工作是否外包，医院后勤要成立项目组，结合医院的情况进行评估与分析，进行充分的市场调研。确定

外包后，结合医院的情况确定外包服务的标准、数量、模式。对提供服务的供应商的规模、提供服务的能力进行充分的调研，最终通过投标、招标的形式确定合作单位。成功地引入外包服务后，应针对外包服务建立有效的监督、评价机制。合同明确双方的责、权、利关系，监管机构以此为依据对外包服务的全过程进行有效的监管。定期在医务人员和患者中开展后勤服务的满意度调查，满意度调查的结果作为与外包单位下一个年度是否续签合同的重要参考依据。在合同期满前，服务的监管部门对外包服务公司的全年工作进行总结和评价，符合医院要求的且满意度高的公司续签合同，不符合医院需求的坚决更换。

北京大学第三医院在后勤服务变革的过程中，始终坚持核心保障岗位自主运行的原则，并在人才引进机制和薪酬机制上向这些岗位给予适当的倾斜，加大这些部门的设备投入和维修保养的力度，建立完善的规章制度和应急机制。经过多年的调整与培养，这些岗位已经形成了技术实力雄厚、设备先进、人员稳定、制度完善的保障特点，为医院的正常运转提供了有力的保障。此外，后勤部门结合医院的实际情况和后勤自身的特点，在坚持核心岗位自主运行的基础上，积极稳妥推进服务外包，实行“先易后难，成熟一个推进一个”的策略，逐渐形成了具有自身特色的多种形式相结合的后勤服务体系。在今后的工作中，后勤部门还会随着市场的不断成熟，继续逐步推进后勤外包工作。实践证明，医院目前的后勤服务保障体系适合医院的运行特点，无论是在后勤的保障能力，还是服务水平上，都得到了医院各部门和病人的高度认可，取得了良好的效果。

第四章　医院设备设施管理

第一节　医院供电系统

一、医院供电系统概述

电力涉及医院正常运行的方方面面。可以说，当今医院的所有诊疗行为都离不开可靠、安全的电力供应。因此，医院供电系统是医院后勤保障的核心。二、三级医院中包含了众多一级负荷以及一级负荷中的特别重要负荷，一旦发生停电就可能引发医疗事故造成人身伤亡。因此，一般二级以上医院多采用双路供电形式；三级甲等医院多采用两路独立的 10 kV 专用电缆供电，加柴油发电机组为第三路应急电源的供电形式。

医院供电系统一般由高低压开关柜、变压器、电缆线路及供电末端几部分组成。高、低压母线采用单母线分段接线形式，两端并列运行的母线之间应有联络开关。变压器采用分列运行的方式，且峰值负荷率不高于 50%。医院供电系统满足“*N*-1”安全运行方式。当医院的某一路外电源停电时，另一路外电源能够顺利带动全院负荷。

常见的医院配电室接线形式为：配电室高压（10 kV）采用单母分段，设联络开关，两路电源同时供电，互为备用。除进线柜、进线隔离柜、计量柜、联络开关柜外，有可能设置多面高压开关柜，每面高压馈线柜分别带一台变压器（或作为备用便于医院根据未来发展规模的扩大而进行配电增容）。配电室低压（400 V）也采用单母分段，各段母线同时供电，互为备用的母线之间设联络开关。一级负荷为双路供电，电源引自互为备用的不同母线。一级负荷中的特别重要负荷除双路供电要求外，还应配置柴油发电机作为应急电源。柴油发电机组的供油时间：三级医院应大于 24 小时，二级医院宜大于 12 小时，二级以下医院宜大于 3 小时。对于要求供电时间≤ 0.5 秒的一级负荷中的特别重要负荷，还应设置在线式不间断电源（uninterruptible power system，UPS），且其应急供电时间不应小于 15 分钟。

二、医院供电系统构成

（一）配电室

医院配电室是医院供电系统的核心，承担了接收、转换和分配医院所有常规电力的任务，主要包括高低压开关柜、变压器、电力监控系统和直流电源系统、视频监控系统等。规模较大的医院可能设置多个配电室，一般其中一个为主配电室，其余为分配电室。通常情况下，接入 10 kV 外电源的配电室称为主配电室（或总配电室），通过高压开关柜和高压电缆将 10 kV 电源分配给其他分配电室或 10 kV 用电设备。

1．高低压开关柜

（1）高压开关柜：高压开关柜在 10 kV 配电室中起到通断和控制 10 kV 电源、计量电能以及保护供配电线路和变压器的作用。按断路器的安装方式区分，可以将高压开关柜分为固定开关柜和移开式（手车式）高压柜。以手车式开关柜为例，高压开关柜根据功能的不同，可以分为进线柜、计量柜、馈线柜、联络柜等。柜内主要组成部件包括断路器、互感器、母线、避雷器、继电器及仪表等。

（2）低压开关柜：低压开关柜利用出线开关将 400 V 电压经电缆线路分配给医院各用电设备和区域，起到分配、控制和计量电能以及无功补偿、保护线路等作用。

从结构上来看，低压开关柜可以分为固定式和抽出式两种。由于抽出式低压开关柜具有操作灵活、便于检修等特点，在医院中应用较为广泛。低压配电柜的型号主要有 GCS、GCK、MNS、GGD、PGL 等。其中 PGL 和 GGD 型号主要为固定式配电柜，GCK、GCL、BFC、MNS 型号为低压抽出式开关柜。

2．变压器 10 kV 电源到达医院高压柜后，通过变压器将电压等级转换为 400 V，供低压用电设备使用。医院内大多使用的变压器为干式变压器，目前能效等级最高的为 SCB13 干式变压器，属于一级能效。

3．电力监控系统 电力监控系统是在采用了最先进的电子技术、自动化技术、通讯技术、计算机技术等技术平台的基础上研发的，集电力数据采集、分析、处理、存储及显示于一体的综合系统。它除了能够实现对配电室内主要设备进行自动监视、测量、控制以及保护作用，还有与上级系统进行通信等综合性的自动化功能。电力监控系统以计算机、通讯设备、测控单元为基本工具，利用网络数据传输把各种监视和控制信息上传给后台监控主机。其保护、测量、监视、控制功能通过高、中、低压智能型保护测控装置和专业型智能型测控装置来实现。

通过使用电力监控系统提高配电室的安全、可靠运行水平，提高供电质量和管理效率，减少维护工作量及人员成本。

4．直流电源系统 直流电源系统是利用整流与逆变技术将交流电转化为直流电存储于蓄电池组中，当配电室失去所有市电时，直流屏蓄电池组将直流电转化为交流电，为配电室里的设备和二次回路的操作、测量、保护等提供电源。直流电源系统由电池屏和直流屏两部分组成。

5．电气火灾监控系统 电气火灾监控系统是一种先期预报警系统，它利用剩余电流互感器和温度传感器实时监测运行中供电回路的漏电流和电缆温度。系统一旦检测出回路漏电或电缆温度超过设定的范围，就会向监控显示设备或中控室火灾监控主机发出报警信号和位置信息，提醒相关人员到报警设备现场进行检查和处理。

医院是人员密集型场所，且老幼病残孕等行动不便的人员众多，因此，医院的电气火灾防范工作是安全保障工作的重点。医院电气火灾监控系统的安装应遵循以下几点：

（1）电气火灾监控系统监控部分应安装在配电室或配电箱处，控制部分应安装在单位消防控制室内，单位未设置消防控制室的应安装在有人员值守的场所。

（2）电气火灾监控系统应根据建筑物的性质及电气火灾危险性设置，并根据电气线路敷设和用电设备的具体情况，确定电气火灾监控器的形式与安装位置。

（3）电气火灾监控器的报警信息和故障信息应在消防控制室的图形显示装置或有集中控制功能的火灾报警控制器上显示，但该类信息与火灾报警信息的显示应有区别。

（4）在未设置消防控制室的场所，电气火灾监控探测器应将报警信号传至有人值班的场所。

6．配电室视频监控系统 配电室视频监控系统是利用视频监控技术对配电室内的人员及设备的安全运行状态进行24小时监视，目前比较广泛地应用于医院配电室中。

目前，较先进的一种视频监控系统不仅有视频图像，同时还利用高清摄像机和传感器等设备将配电柜温度、配电室是否进水等信息融合到视频监控画面上。一旦系统监测到异常数据就会立刻启动报警，通知值班人员到现场排查和解除安全隐患。

7．配电室自动巡检机器人系统 大型医院的供电系统内设备数量较多，人工日常巡检工作的工作量较大。由于工作人员的技术水平良莠不齐，人工日常巡检有可能进行得不到位，有时甚至发现不了设备的异常状况，使问题无法及时得到处理。一旦隐患发展成事故，很有可能给医院带来巨大的损失。

随着配电室监测技术的更新和检测设备、手段的多元化，配电室自动巡检机器人系统开始出现。它通过安装的多种传感器和高清摄像头能够精准地对环境温湿度、柜体上开关按钮指示灯的状态、配电柜仪表显示的参数、柜内设备温度等信息进行采集和记录，甚至能够对柜体内局部放电现象进行侦测。可以说配电室自动巡检机器人系统是目前最先进的配电室巡视方式。

此外，还出现一种第三方电力运维服务机构，它利用配电室自动巡检机器人系统，结合云计算、大数据及智能电网技术，为医疗机构提供配电运维服务。这种利用智能化技术的远程合作形式，可以解决医院配电室运行维护中存在的诸多问题，提高电力系统运维可靠性。

配电室自动巡检机器人系统的出现极大地提高了工作效率，提升了巡检效果。但由于改造投资成本巨大、改造施工困难等因素，目前应用该系统的医院较少。

（二）低压供电线路及供电末端

1．低压电缆线路 配电室通过低压电缆线路将电力输送至用电区域。医疗建筑二级以上负荷的供电回路，控制、检测、信号回路，医疗建筑内腐蚀、易燃、易爆场所的设备的供电回路，应采用铜芯线缆。二级以上医院应采用低烟、低毒阻燃类线缆，为消防设备供电的线缆应符合国家现行有关标准的规定。JGJ312—2013《医疗建筑电气设计规范》中还规定：照明、电力、大型诊疗设备，宜由不同的配电回路供电；负荷容量较大或重要设备，宜由配电室放射式配电。而且，由于医院负荷中很多为双路供电，因此导致医院的低压电缆线路数量众多、型号复杂。电缆的标识牌应与医院电网系统图、电缆走向图和电缆资料的名称一致。

2．供电末端 医疗建筑应设置独立的配电竖井，层间总配电柜安装于配电竖井内。医疗配电装置不宜设在公共场所，当不能避免时，应设有防止误操作的设备。如建筑单层面积较大，配电装置数量较多，无法全部放于配电竖井内时，可设置于公共区域楼道，但应加锁，钥匙由医院电力运行人员保管。

JGJ312—2013《医疗建筑电气设计规范》中规定：

（1）2类医疗场所的TN-S系统的每个终端配电回路均应设置短路和过负荷保护。

（2）多功能医用插槽上的照明回路应加装剩余电流保护装置。

（3）多功能医用线槽上的电源应与病房照明分回路供电。

（4）大型诊疗设备的主机设备与其辅助设备应分别供电。

3．医疗IT系统 医疗IT系统（或隔离电源系统），指在2类医疗场所内，用于维持生命的、外科手术的和其他位于“患者区域”内的医疗电气设备和系统的供电回路*。但不包括下列回路：手术台驱动机构的供电回路、移动式 X 线机的供电回路、额定功率＞ 5 kVA 的大型设备的回路、不重要的电气设备（不是用于维持生命的）回路。

（三）应急电源

伴随着医疗技术的快速发展，越来越多现代化的医疗设备、仪器以及信息网络设备等投入使用，辅助医院的医疗、教学、科研等工作。而这些医疗设备、信息设备等的正常运行都要求满足两个基本条件：供电的连续性和供电质量的高品质。

一方面，如果医院供电中断，轻则可能造成经济损失，重则会危及患者生命。特别是手术室、急救中心、重症监护病房、产房等重要科室，一旦停电，直接威胁患者生命安全。因此，必须保证医院的重要负荷供电的连续性，不允许出现供电中断的情况发生。另一方面，精密的医疗设备、仪器以及信息网络设备，都要求高品质的供电。我们通常使用的市电电源中，存在着诸如电涌、高压尖脉冲、暂态过电压、电压下陷、电线噪声、频率漂移、持续低电压、市电中断等多种干扰、杂质和问题，都会干扰精密医疗设备、仪器的正常运行，甚至损坏各种精密医疗设备、仪器，严重时则可能造成诊断失误，延误患者的治疗，直接危及患者的生命。所以，在医院供电管理中要确保高质量的供电。

综上所述，为了确保医院供电的连续性和高品质，必须在医院供电系统里引入应急电源。医院常用的应急电源包括柴油发电机组、汽油发电机、UPS、应急电源（EPS）等。

1．柴油发电机组　在医院后勤管理中，要保证医院安全供电，备用柴油发电机组是必不可少的。柴油发电机组能解决医院大面积和长时间停电问题，只要柴油能够供应，柴油发电机组就能够长时间运行发电。

一般来说，柴油发电机组设计供电模式为柴油发电机组 +ATS（双电源切换开关）+ 应急母线柜。ATS 开关输入侧接市电输入和发电机组供电两路电源，ATS 输出给应急母线柜，应急母线柜各开关接入医院的重要科室和区域。平时市电正常时，ATS 开关在市电侧，负载均由市电供电；当市电停电后，启动柴油发电机组，ATS 切换至发电机组侧。此时由 UPS 作为过渡，医院的一级负荷中的特别重要负荷（如产房、手术室、ICU、急诊室、信息中心等）就能够由柴油发电机组来提供其应急的电力供应。

2．汽油发电机　除了柴油发电机组，医院还可以灵活配备小型可移动式的汽油发电机，可为在柴油发电机组保障范围外的重要负荷提供应急电源，或者用于配电工程和抢修施工。没有电源时需要铺设临时电源线，但临时电源线铺设困难、耗时间、不方便管控、电缆线之间的连接处有可能存在安全隐患。因此，汽油发电机移动方便、使用快捷，安全可靠，可作为电能替代品。

3．其他应急电源　通过配置 UPS 可以实现重要负荷供电的连续性并有效改善系统的电能质量。在市电正常时，UPS 能调整输出电压、过滤电网的谐波，起到净化电源的作用。在市电停电时，UPS 能利用其所配置的蓄电池，继续给负荷提供电力，实现无感切换。

---

*在 2 类医疗场所，以上回路采用额定剩余动作电流不超过 30 mA 的剩余电流动作保护器（RCD）作为自动切断电源的措施。医疗 IT 系统应配置一个符合 IEC61557-8 规范要求的绝缘监测器。对于每个医疗 IT 系统应选取适当位置配置便于医务人员监视的声光报警系统，监视系统绝缘状态。

三、医院供电系统管理

（一）配电室运行管理

医院配电室是整个医院供电的核心，因此安全管理水平直接影响供电质量。以北京地区为例，配电室的运行管理应严格遵守DB11/527《变配电室安全管理规范》中的各项规定，做好配电室设备设施的日常管理和定期维护工作，保证配电室设备设施时刻处于良好的工作状态。

35 kV电压等级的变配电室，10/6 kV电压等级、变压器容量在630 kVA及以上的主变配电室，应安排24小时专职值班员负责配电室的运行管理。每班不少于2人，且明确其中1人为值班长，有电力监控系统的医院可安排人员在中控室值班。值班人员应持证上岗。

1．配电室设备运行监视 医院配电室设备运行监视应包括配电室值班员的日常巡视、电力监控系统及其他安全系统的24小时监视。

（1）值班人员日常巡视：有专人值班的配电室每班至少巡视检查1次，无专人值班的配电室应根据电气运行环境、电气设备运行工况、负载水平等具体情况安排巡视检查，每周至少进行1次。

巡视内容包括：

1）整体运行情况检查：确认设备工作状态是否正常，观察面板仪表及信号信息是否正常，检查有无异常声响，检查有无异常气味，检查操作电源有无异常等。

2）设备外观检查：连接点有无过热变色，绝缘有无裂纹、明显老化，运行温度是否正常，有无闪络放电痕迹，操作机构有无异常等。

出现以下情况应增加特殊巡视：

1）新装或长期停用的设备、大修后的设备、事故处理后的设备。

2）环境污染、恶劣天气等设备运行条件恶化时。

3）发现运行参数异常等可疑现象或已有缺陷的设备。

4）重要节日、时段及重大活动等情况下。

（2）电力监控系统监视：电力监控系统24小时不间断地对配电室内高低压设备进行监视、采集和存储电力信息，并确保后期可随时调取查看。

采集的电力信息主要包括：

1）每个回路的电流、电压、功率、功率因数、三相频率、系统频率、电度量、谐波等。

2）变压器运行状态、温度和各种告警信息。

3）断路器合分状态、故障跳闸信息。

（3）其他安全系统监视

除了值班员日常巡视及电力监控系统24小时监视，配电室还应根据现状设置其他安全系统监视配电室的关键位置，如电气火灾监控系统、电缆夹层水位监测系统、重要点位温度监测系统、视频监控系统等。

2．安全工器具管理

（1）医院应配备质量合格、数量满足工作需求的安全工器具，主要包括：

1）绝缘安全工器具：绝缘杆、验电器、携带型短路接地线、绝缘手套、绝缘靴（鞋）等。

2）登高作业安全工器具：安全帽、安全带、安全绳、非金属材质梯子等。

3）检修工具：螺丝刀、扳手、钢锯、电工刀、电工钳等。

4）测量仪表：红外线热像仪、万用表、钳形电流表、泄漏电流钳形表、绝缘电阻测试仪等。

（2）安全工器具使用前应进行试验有效期的核查及外观检查，对安全工器具的机械、绝缘性能发生疑问时，应追加试验，合格后方可使用。

（3）安全工器具应妥善保管，存放在干燥通风的场所，不允许当作其他工具使用，且不合格的安全工器具不得存放在工作现场。部分安全工器具还应符合下列要求：

1）绝缘杆应悬挂或架在支架上，不应与墙或地面接触。

2）绝缘手套、绝缘靴应与其他工具仪表分开存放，避免直接碰触尖锐物体。

3）高压验电器应存放在防潮的匣内或专用袋内。

4）安全工器具应统一分类编号，定置存放并登记在专用记录簿内，做到账物相符，一一对应并及时地记录安全工器具的检查、试验情况。

（4）安全工器具应按规范进行试验，合格标签应张贴于安全工器具表面适当位置。试验要求如下：

1）绝缘安全工器具应符合 GB26860《电力安全工作规程 发电厂和变电站电气部分》的试验项目和周期等的要求，进行首次使用前和使用中定期的试验，合格后方可使用。

2）安全带、安全绳、梯子等坠落防护装备的使用期限和检测要求应符合 GB/T23468—2009《坠落防护装备安全使用规范》的要求。

3．配电室应急预案与应急演练　医院应根据配电室接线方式、环境及设备特点设定多项应急预案，定期组织专项应急演练（演练过程要有记录），并对演练效果进行评估。通过应急演练可以检验应急预案的合理性、可操作性以及相关人员对于应急预案的掌握程度。

（二）低压供电线路及供电末端管理

医院宜利用现代化测绘手段结合建筑信息模型（BIM）技术构建综合管网系统，实现对供配电设备设施参数信息、几何信息、位置信息的数据化，并通过 3D 可视化技术实现直观展示。

1．安全巡视　应建立安全巡视台账，根据设备特点和实际运行情况定期安排人员进行安全巡视检查，并记录检查结果。

（1）配电箱（柜）巡视：建立配电箱（柜）台账，根据负荷的重要性、运行环境、运行特点等因素对配电箱（柜）进行风险等级划分，并根据风险等级建立合理的巡视计划。

对于配电箱（柜）的巡视应利用红外热像仪、泄漏电流钳形表、钳形电流表、绝缘电阻测试仪等检测工具，按照电气设备巡视检查的十大要素进行。检查内容包括温度、湿度、灰尘、绝缘、异音、异味、连接松动、氧化、电流、电压。每次巡视进行记录（表 4-1），对于巡视过程中发现的安全隐患，要及时安排整改。

此外，对于 UPS、EPS 或集中设置的蓄电池组等应急电源，还应定期对蓄电池进行安全巡视。此类电池类设备多放置于医院的设备层、设备机房、配电间或配电竖井，电池长期处于浮充状态。如长时间使用可能导致电池起鼓变形或漏液，严重时还可能引起自燃或爆炸，引发电气火灾或产生有毒性气体，给医院带来灾难性的后果。因此，医院应定期对运行中的电池类设备进行安全巡视，检查其外观和温度是否正常、端子接线是否紧固、接线柱是否有漏液或腐蚀等，并定期对电池进行充放电试验，观察电池带载状态下的参数是否正常。由于此类应急电源设备属于发热设备，运行环境的温度和清洁度对设备使用寿命有很大影响。因此，良好的设备运行环境可以有效提高设备使用寿命、降低安全风险。

表4-1 配电箱巡视记录表

序号	配电箱编号	位置	主要负荷	风险等级	上级配电箱	是否正常	不正常现象	巡视人员	巡视时间

（2）照明及插座安全巡视：医疗建筑电气设计和后期改造均应符合以下现行国家标准和规范中相关条款的相关规定：GB51039—2014《综合医院建筑设计规范》、GB50054—2011《低压配电设计规范》、GB50034—2013《建筑照明设计标准》、JGJ312—2013《医疗建筑电气设计规范》等。医疗建筑中供残障人、老年人等使用的照明装置的设置还应符合GB50763—2012《无障碍设计规范》的相关规定。

在医院后勤运行管理过程中应通过主动巡视，确保照明灯具的完好率，避免出现由于灯具损坏或光源劣化导致的发光不均、照度值下降等问题。对于夜间照明、景观照明及发光字标等，医院应建立日巡视制度，每天安排人员巡视，保证其外观及功能完好。另外，医院建筑物顶部或外立面安装的标识、牌匾等，应根据安全规范定期进行结构安全鉴定，防止高空坠物伤人事件的发生。

医疗机构人流量大且人员复杂，插座电源尤其是公共区域中的插座电源一旦损坏，有可能导致人员在使用过程中触电，存在一定的安全风险。因此，医院插座电源也应进行定期巡视，发现损坏及时维修，防止人员发生触电。

2．维护维修 医院供电设施的维护和维修应由具备专业资质的人员进行。维修过程中需要停电的，需要考虑使用部门的供电要求，尽量选定合适的时间停电维修。维修前制定周全的方案和应急保障，尽量缩短停电时间，紧急情况除外。

四、医院供电设备设施的检测与试验

（一）定期检测

1．建筑物防雷设施安全检测 医院应根据GB/T21431—2015《建筑物防雷装置检测技术规范》的规定，做好建筑物防雷装置的日常维护工作，并按国家气象主管机构规定的期限每年接受具备防雷装置甲级检测资质的机构进行检测。检测完成后，由检测机构出具公正、有效的检测报告。对于检测中发现的问题，医院应及时安排整改并进行复检，直至检测结果均为合格。

2．蓄电池安全检测 应急电源中的电池类设备应定期进行安全检测和充放电测试，并记录检测结果。检测内容包括电池电压、电池内阻、带载时长等。电池的劣化是一个长期的过程，对检测结果进行比对可以提前预测电池的剩余寿命，便于设备管理部门提前制定设备更新计划，降低供电的安全风险。

（二）定期试验

供电系统设备定期试验主要包括配电室设备定期试验和柴油发电机组试验。

1．配电室设备定期试验　医院配电室设备定期试验应遵循下列规定：

（1）改造、大修后的电气设备，应在投入运行前按 GB50150—2006《电气装置安装工程电气设备交接试验标准》的要求进行交接试验，试验合格后方可投入运行。

（2）应按 DL/T596《电力设备预防性试验规程》的试验项目和周期要求，进行电气设备的预防性试验。

（3）继电保护和安全自动装置的调试、校验应按照《继电保护和电网安全自动装置检验》DL/T 995 的规定执行，定期校验的周期应符合《高压电力用户安全用电规范》DB11/1134 的要求。

（4）接地装置和系统应定期检查、测试和维护。

（5）试验、调试和校验工作应由具有相应资质的单位和人员进行。

（6）应根据设备污秽情况、负荷重要程度及负荷运行情况等安排设备的清扫检查工作，一般情况下至少应每年一次。

（7）对巡视检查、试验和校验等发现的设备隐患，应评估隐患的危害程度，针对隐患制定措施限期进行处理。

2．发电机试验　医院应根据 GB/T29328—2018《重要电力用户供电电源及自备应急电源配置技术规范》的要求，自行对自备应急电源定期进行安全检查、预防性试验、启动试验和切换装置的切换试验。此外，对于三级医院的柴油发电机组，每年应进行一次带载试验，检验机组的有效带载能力。

五、医院电力工作人员管理

医院应根据自身情况设立相应的电力运行管理部门，并配置相应的管理负责人和运行人员，负责电气设备设施的运行维护、巡视和检修。电力系统管理负责人应熟悉医院电力系统，具有安全意识、节能意识和应急指挥能力，并应定期将电力系统的实际状况和能源消耗报告医院主管领导。电力系统管理负责人及运行人员应具备中华人民共和国特种作业操作证。电力系统运行管理部门应建立医院电力管理负责人及运行人员基础信息、培训及考核档案。新参加工作的运行人员应接受岗前安全教育，熟悉医院电力系统运行的实际状况后，方可参加指定的工作。

医院应建立电力安全教育的培训和考核制度，让电力系统运行人员学习有关规定和电力安全知识，由电力系统管理负责人定期检查电力安全教育培训的落实情况并组织考核，并将考核结果纳入绩效评价。

六、医院供电系统增容

（一）医院供电系统增容概述

伴随着医院的发展、规模的扩大，医院总体用电容量也随之攀升。原有供电容量只能在一定时期内满足医院的负荷需求和供电可靠性要求，从长远来看，医院供电系统增容是不可避免的。当医院供电系统负荷水平不断上升，导致系统不满足“*N*-1”安全运行方式时，只能通过采取供电系统增容的方式提高系统供电可靠性。医院的供电系统增容可以分为外电源增容和配电室增容两部分。

医院外电源增容主要包括更换或敷设 10 kV 外电源电缆、调整进线开关整定值、更换互感器、仪表等。

当某个配电室由于负荷水平较高导致进线电缆、变压器容量不足或出现开关容量不足时，就需要对配电室进行增容。配电室增容需要更换部分或全套高低压开关柜、变压器及电缆等。

无论是外电源增容还是配电室增容，施工过程都需要进行停电。但由于医院供电的特殊性不允许长时间、大范围面积停电，因此项目施工方案有别于其他类型建筑的供电系统增容。医院改造过程中要求尽量减少停电次数、缩短停电时间、缩小停电范围，所以制定详细周全的施工方案和应急预案，配备应急电源，尽最大可能降低项目带来的安全风险，减少施工对医院造成的影响。

（二）医院供电系统增容案例

以北京大学第三医院为例，医院在完成增容项目施工方案审图、各项施工手续和上级变电站至医院的电缆路由贯通后，在 2019 年内完成了医院外电源及外科楼配电室的电力增容施工工作。

经供电公司审批的供电改造方案为将原两路 3 × 240 mm² 外电源电缆更换为现行允许规格最大的 3 × 400 mm² 电缆，将原外科楼配电室两台 1 250 kVA 变压器更换为两台容量最大的 2 500 kVA 变压器，并更新高低压成套设备。

北京大学第三医院 10 kV 外电源分别引自不同变电站，全程路径近 6 km。项目涉及市政、交通、绿化及紧邻的一所高校内电力管线施工工作等诸多问题，存在施工难度大、工期长、各环节手续繁琐复杂等难点。院方通过积极与各方协调，多次组织项目踏勘、进度督导、工程协调会议，尽最大努力推进项目进度。

由于医院供电系统负荷率偏高，涉及停电的施工只能选择负荷水平相对低的时间段进行。该项目于 2019 年 3 月中旬至 4 月完成了近 6 km 的外电源电缆敷设和发电工作，于 10 月至 11 月中旬完成了外科楼配电室增容施工和发电工作。

外电源增容过程中除更换上级变电站至院区供电小室的外电源电缆外，还需更换配电小室至院区总配电室进线柜的高压电缆。为了减少停电次数，经院方与供电公司、设计单位、施工单位及监理单位沟通确认后，决定将更换配电小室至总配电室电缆施工及本年度高压预防性试验需要进行的设备倒切工作与外科配电室增容发电协同进行，以减少停电次数。

外科楼配电室增容的最大难点在于在近 1.5 个月的改造期间，该配电室所带的负荷还需要正常用电，因此，只能将配电室改造按母线和变压器分段分开进行，每次改造配电室双路中的一路。改造期间该配电室变为单路供电方式运行，供电可靠性下降。为了保证重要负荷的供电可靠性不降低，在改造前将原配电室所带的一级负荷、特别重要负荷转接至其他配电室的双路供电回路；并对柴油发电机所带的 ATS 柜进行调整，接入原外科楼配电室所带的手术室、ICU 等一级负荷中的特别重要负荷。

在改造施工前，为了确保项目的顺利推进，医院总务处作为本项目的总体负责部门，专门成立了项目组，主管处长为项目总负责人，由电力科科长、电工班组长与专业骨干组成项目组成员。经过缜密的现场踏勘、大量的用电分析与安全评估，他们制定出了一套详细的施工方案，精细到施工环节的每一个步骤。同时，项目组还定制了一套应急预案，以应对突发情况。

同时，为了进一步提高项目施工方案的可行性和可靠性，医院还组织召开了项目改造方案论证会，聘请供电公司资深专家以及兄弟医院的相关专业领导作为专家组，对项目方案各方面进行论证，使得方案的可靠性得到进一步提升。改造过程中项目组全程参与，利用项目管理工具监督施工安全、工程进度和施工质量。最终，经过多方共同努力，医院电力增容项目得以顺利竣工并通过四方验收。

七、电力系统节能措施

（一）电力系统节能的技术措施

医院电力系统节能的技术措施主要为及时按国家和行业通知、规范及文件要求，淘汰高耗能电力系统设备，如 SCB8 系列干式变压器、HD9 系列刀开关、DZ10 系列塑壳断路器等。

根据国家工业和信息化部发布的 4 批《高耗能落后机电设备（产品）淘汰目录》的文件要求，凡因耗材高、效率低、性能差、能耗高、结构落后等因素不符合相应现行标准的电力系统设备，医院均应按要求及时淘汰更新。

（二）电力系统节能的管理措施

在医院电力系统运行管理过程中，改善系统运行参数不仅能提高电能质量，也能够在一定程度上实现电力系统的节能。可采取的手段包括降低系统三相不平衡度、提高系统功率因数、对系统谐波进行治理等。

第二节　医院供热系统

一、医院供热系统概述

供热系统是锅炉房机组、室外供热管网和散热器在内的总称。

供热系统常规有 4 类分法，根据热源类型不同，可分为热电厂供热系统和区域锅炉房供热系统；按热媒不同，可分为蒸汽供热系统和热水供热系统；按供热管道不同，可分为单管制、双管制和单双管混合制供热系统；按循环动力不同，可分为靠流体密度之差作为动力进行循环的自然循环系统及靠外部机械设备循环的机械循环系统。

供热系统的工作原理可大致理解为低温热媒在热源中被加热，它吸收热量后，变为高温热媒，经城市输送管道送往各居民小区、企业中的换热站。在换热站，高温管道中的高温热媒与二次热媒通过换热器交换热量。经过换热后，二次网中热媒流向热用户，通过散热设备放出热量，使室内温度升高。散热后热媒温度降低，转为低温热媒，再通过回收管道返回热源，进行循环使用。如此反复，从而不断将热量从热源送往热用户，以保障热用户用热需求。

医院的供热系统具有一定特殊性，医院供热多数为区域锅炉房供热系统，既为供热保障单元，也为用热生产单元；既有蒸汽供热，也有热水供热。热水供热系统由蒸汽锅炉生产的热蒸汽作为高温热媒，经过换热器与冷水二次换热生产出相应品质的热水，用作生活热水和冬季供暖。而蒸汽供热系统则是蒸汽锅炉生产的热蒸汽直接供应给医院感染控制重点单元，如在中心供应室中为高温清洗机、高温高压灭菌器提供所需热源蒸汽，或是为洗衣、制药、加湿等工作提供热源。

二、医院供热系统构成

（一）热源

热源是供热系统的热力生产单元，包括热电厂、集中锅炉房、低温核能供热站、热泵、地热、工业余热、太阳能等。因目前大多数医院为区域锅炉房供热系统，本节将着重针对集中锅炉房进行介绍。

锅炉是热源设备，而设备的正常运行离不开水以及燃料。为维持供热工作正常开展，需保证锅炉进水安全合格，锅炉燃料（以天然气为例）需处于高品质以及合理的压力范围内。因此，锅炉房需配置水处理系统、除氧装置、天然气调压装置以及相应的动力驱动装置（如补水水泵、循环水泵等）。

1．锅炉 锅炉是一种能量转换设备，向锅炉输入化学能和电能，锅炉输出具有一定热能的蒸汽、高温水或有机热载体。锅炉中产生的热水或蒸汽可直接为工业生产和人民生活提供所需热能，也可通过蒸汽动力装置转换为机械能，或再通过发电机将机械能转换为电能。提供热水的锅炉称为热水锅炉，产生蒸汽的锅炉称为蒸汽锅炉。

2．天然气调压装置 在燃气锅炉系统中，燃气调压装置的稳定与否直接关乎锅炉运行品质以及本单位的安全生产。燃气调压装置是指通过调控以保证天然气处于用气设备所需压力范围内的装置。

3．水处理系统 由于水中含有大量钙、镁离子，燃气锅炉作为以水为介质制取高温蒸汽的设备，长期使用存在导致锅炉结垢的风险。因此锅炉补水应先经过水处理系统进行软化处理，去除原水中的钙、镁离子后方可进入锅炉。

4．除氧装置 锅炉除氧装置的主要作用是用来除去锅炉补水中的氧气及其他气体，保证补水的品质。同时，除氧装置本身又是补水回热加热系统中的一个混合式加热器，起到加热补水、提高补水温度的作用。

（二）供热管网

供热管网是由多个从锅炉房、直燃机房、供热中心等出发，从热源通往建筑物热力入口的供热管道形成的管网。供热管网一般划分为一级供热管网与二级供热管网。一级管网指的是从热源到换热站的供热管道网，二级管网指的是从换热站到热用户的管网。

（三）换热站

换热站是指热力集中、交换的地方。一次热源通过供热管网送到换热站，并进入换热器内，通过换热器的换热，将一次热源交换到二次供热管道内，二次供热管道引出至热用户。二次水经过过滤除污，经由循环进入换热器，被蒸汽或高温水加热后进行供热。蒸汽或高温水进入板式换热器后，变成凝结水或高温回水，返回热源。补水泵将软水打入系统中以保持系统压力恒定。

根据热用户使用需求不同，换热设备可分为生活热水换热系统以及供暖换热系统。

（四）热用户

热用户指的是消耗热源产生的热能的所有用热单元。医院的热用户可分为一次用热单元以及二次用热单元。一次用热单元指直接消耗热源产生的热蒸汽的用户，医院蒸汽的直接用户主要为洗衣、灭菌消毒、制药以及空调加湿。而二次用热用户指的是需要热源产生蒸汽经过换热成为的热水的用热用户，一般为医院建筑供暖以及生活热水。

1．供暖 供暖是指向建筑物供给热量，保持室内一定温度，对于医院来说，医院的供暖效果关乎供暖季楼宇内医患的体感舒适度，将直接影响患者就诊体验及身体健康恢复。

供暖系统按供、回水方式可分为单管系统和双管系统。在高层建筑热水供暖系统中，多采用单双管混合式系统形式。

按管道敷设方式可分为垂直式系统和水平式系统。

（1）垂直式系统：指将垂直位置相同的各个散热器用立管进行连接的方式。它按散热器与立管的连接方式又可分为单管系统和双管系统两种，按供、回水干管的布置位置和供水方向的不同也可分为上供下回、下供下回和下供上回等方式。

（2）水平式系统：指将同一水平位置（同一楼层）的各个散热器用一根水平管道进行连接的方式。它可分为顺序式和跨越式两种方式。顺序式的优点是结构较简单，造价低，但各散热器不能单独调节；跨越式中各散热器可独立调节，但造价较高，且传热系数较低。

2．生活热水 生活热水是指人类生活所需的热水需求，包括洗浴、洗手等。由于医院的特殊性，它对于生活热水的要求往往高于住宅及办公建筑。生活热水可分为如下几类：

（1）按热水管网的循环方式可分为全循环管网、半循环管网和非循环管网。

（2）按热水管网的运行方式可分为全天循环方式、定时循环方式。

（3）按热水管网的循环动力可分为自然循环方式、机械循环方式。

（4）按热水供应系统闭合、敞开可分为闭式热水供应系统、开式热水供应系统。

（5）按热水管网水平干管的位置可分为下行上给供水方式、上行下给供水方式。

因医院热水供应系统的规模较大，为确保医院热水供应系统运行时的工况稳定，进行管网布置与敷设时应注意：可在回水管上设置阀门，通过调节阀门的开启度，平衡各循环管路的水头损失和循环流量，防止循环流量在系统中流动时出现短流，影响部分配水点的出水温度。若因管网系统大、循环管路长，用阀门调节效果不明显时，可采用同程式管网布置形式，使循环流量通过各循环管路的流程相同，避免短流现象，保证各配水点所需水温。

3．消毒、灭菌 中心供应室是医院内各种无菌物品的供应单位，担负着医疗器材的清洗、包装、消毒和供应工作。其中蒸汽作为医疗器材清洗、消毒工作中重要的辅助介质，被广泛应用于高温、高压灭菌器加热、消毒，清洗消毒器，烘干、干燥等程序当中。

4．洗衣 洗衣房作为医院布草洗涤消毒的重点单元，担负着医院布草的清洗、包装、消毒和供应工作。蒸汽主要作为洗衣房洗衣、烘干、熨烫等工作的辅助介质。

5．制药 蒸汽在制药过程中通常作为为药品及制药设备加压、加热的媒介。

三、医院供热系统设备管理

供热系统管理工作直接关系到供热质量、设备使用成本以及设备使用年限。在管理中需严把设备引入关、全过程监管设备运行、做好设备维护保养、夯实设备应急管理。从而保证医院供热系统安全稳定高效运行。

（一）供热系统设备引入管理

1．设备设施产品质量 燃气蒸汽锅炉选型要根据实际使用需求，并参照锅炉工作压力、受热面积和蒸汽温度；如果安装场地特殊的话，锅炉的尺寸也要考虑。

从燃气蒸汽锅炉工作压力考虑，燃气锅炉铭牌的额定蒸汽压力应大于供汽管道阻力和生产所需工作压力的总和。注意不要忽视蒸汽管道阻力，因额定蒸汽压力较高，其饱和蒸汽温度也较高。

锅炉受热面积（传热面积）是选择锅炉一个重要的参数。因为受热面积大的锅炉一般出力大，超负荷能力强；反之，出力则小。锅炉容量相同，受热面积相对大的，排烟温度相对低，锅炉效率相对高，燃料燃烧产生的热量更能充分利用，燃料消耗低。

炉胆直径是选择锅炉另一个很重要的（设计）参数。有些锅炉运行一段时间后，炉胆内积碳、烟管积烟灰烟垢，甚至锅炉会冒黑烟，会浪费燃料。其主要原因之一是炉胆直径太小，雾化的油粒还来不及燃烧就喷射到炉胆壁面高温碳化。

在锅炉设备引入管理中，不光要从设备各项技术指标考量，还要将设备生产资质综合考虑在内。锅炉制造许可证是国家质量监督检验检疫总局颁发的特种设备行业资质，分为 A、B、C、D 四个级别，A 级标准为锅炉制造标准中最高级别，B 级次之。

2．设备设施安装监管 锅炉及配套设施的产品质量是把控设备引入管理中重要一环，而设备安装的好坏更是直接影响后期设备运行、寿命等重要因素。

锅炉作为特种设备，应严格把握安装公司的准入门槛，设备安装公司应具有《中华人民共和国特种设备安装改造维修许可证》的“锅炉安装”资质，须具备压力管道 GC 资质，须具备有效期内的安全生产许可证。从资格审查把控安装公司准入关。

相关部门在确定好安装公司后，仍需全过程把控设备安装各个环节，从辅助材料选型，到焊口检查、水压测试、燃烧机调试以及锅炉试运行等多个环节严格监管。

（二）供热系统设备运行管理

设备运行作为其在生命周期内主要“价值”体现，供热设备运行工况直接关系医院供热工作的质量。因此在医院供热系统管理工作中应着重关注设备运行管理，制定设备操作规程，并严格监管执行。

1．设备设施巡视监控 由于医院的特殊性，供暖季既要保证供暖用热也要保证生产用热，且在非供暖季仍需供热。故医院供热工作需全年持续监管，把控设备运行动态，追踪设备各项运行指标。

对于热源，工作人员需要监控锅炉水位、排烟温度、炉膛压力、燃烧机运行状态、锅炉是否有“跑冒滴漏”现象等；对于天然气调压装置，需要监控天然气调压前压力、调压后压力、管道是否漏气等；对于水处理装置，需要关注盐池盐位、软化水水质硬度、水泵工况、管道压力、水箱液位等。

针对供热管网，工作人员要实时监控管网压力、水泵工况、热力管沟液位及温度等。

针对换热设施，工作人员需要监控设备补水水泵工作状态、循环水泵工作状态及前后压力、供热温度及压力、回热温度及压力等。

以上巡视监控项目应留存纸质记录，规定日均最小巡视次数。此外，为提升巡视实时性，提高安全生产系数，建议增加信息化系统，做到全过程监控设备运行。

2．设备设施操作规程 工作人员正确的设备操作可以有效延长设备使用寿命，提升设备运行工况，降低能源浪费。对于本单位的供热系统，工作人员应了解各系统系统图，知晓各供热区域，明确各管道走向，熟悉阀门安装位置；同时还应掌握设备运行原理，熟练操作设备。

（三）供热系统设备维护保养

1．热源设备维护保养 锅炉日常维护项目应包括锅炉燃烧机的巡检、测试，水泵上油润滑，锅炉液位计、锅炉内胆除垢，检查各焊点测漏，锅炉运行测试（超压停炉、超高超低液位停炉等）；水处理装置及除氧设备维护保养项目应包括检查并清理加盐池，更换离子交换树脂，水泵上油润滑，清理进水过滤器；燃气调压箱维护保养项目应包括清理过滤器，检查放散阀，检查管道及阀门测漏，根据燃气主干线压力变化调节减压后压力。

2．供热管网、换热站、热用户设备维护保养 供热管网维护保养项目应包括管道巡检、阀门测漏、管道焊补更换、保温层更换修补、换热站维护保养项目应包括水泵的上油润滑、配电箱维护巡检、换热器巡检维修。热用户设备维护保养应包括管道测漏修补，暖气片巡检维护、空调维护，喷淋、水龙头维修维护。

（四）供热系统设备应急管理

供热设备多为锅炉、压力容器，所用燃料易燃、易爆。其危险程度直接关系着医院及周边职工、家属的生命安全。制定应急救援预案，是供热管理工作必不可少的重要措施。

1．水电气中断供应

（1）突然停电

1）迅速关闭锅炉主汽阀和连续排污阀。

2）如有通知，可提前做好准备：先手动锅炉补水至高水位，软水箱补水至高水位后停炉。

3）密切观察锅炉、除氧罐、软水箱水位。

4）防止锅炉缺水、水箱缺水。

5）关闭锅炉总电源，等待来电；并记录停电时间，精确至分钟。

6）来电后，开启天然气阀，并查看报警状态。

7）逐个开启锅炉电源，但关闭锅炉补水泵。开启除氧罐电源及排风扇。查看除氧罐、软水箱水位情况，待正常水位后手动开启锅炉补水至正常水位后，设置到自动补水方式后起炉一台，再逐台启动。如出现高水位要及时排污。

8）手动开启暖气补水泵至系统压力正常后，设置为自动方式。开启暖气循环水泵，并注意观察系统压力是否达到正常。

9）开启生活热水补水泵电源，补水至正常水压后开启生活热水循环水泵。

（2）突然停水

1）停炉，关闭锅炉主汽阀及连续排污阀。

2）手动停生活热水补水泵。

3）严密注意软水箱、补水箱的水位变化，如下降过快停暖气补水泵和暖气热水循环泵。水压正常、变化不大可不停循环水泵，照常运行。

4）恢复供水后，启动除氧罐补水泵、循环水泵至正常水位后起炉。

5）启动暖气补水泵。

6）启动生活热水补水泵。

7）开水压恢复后，由手动转换成自动补水，并开启循环水泵。

（3）突然停天然气

1）通知天然气维保人员。

2）遇有火灾及不可预见的灾害时，则立即停止天然气的供应，防止爆炸。迅速组织人员进行抢救，并及时与消防部门及相关部门联系。告知灾害情况，并通报院领导和救援小组相关人员。

2．蒸汽泄露

1）立即采取措施，防止人身伤害。

2）在用锅炉如大面积漏蒸汽应立即停炉，手动开启漏汽锅炉补水泵、排污阀及安全阀，降低锅炉压力。待锅炉压力降低后关闭漏汽锅炉主汽阀，开启备用锅炉，保证供汽。

3）停用锅炉如大面积漏蒸汽应立即停炉，关闭该漏汽锅炉主汽阀，手动开启漏汽锅炉补水泵、排污阀及安全阀后开启备用锅炉，保证供汽。

4）在用锅炉如微漏蒸汽，手动开启备用锅炉。待分气缸压力正常后停止漏汽锅炉并关闭漏汽锅炉主汽阀，手动开启漏汽锅炉补水泵、排污阀及安全阀，降低锅炉压力。

5）停用锅炉如微漏蒸汽，关闭漏汽锅炉主汽阀，手动开启漏汽锅炉补水泵、排污阀及安全阀，降低锅炉压力。

6）蒸汽管道如大面积漏蒸汽，应立即关闭锅炉房分气缸上该管道的主汽阀，开启该管道疏水器旁通阀门。

7）蒸汽管道如微漏蒸汽，应联系用汽部门，根据用汽部门现实情况决定：如可停汽应立即停汽维修；如不可停止，应安排在影响最小的时间段进行维修。

3．锅炉超压

1）迅速减弱燃烧，手动开启安全阀或放气阀。

2）加大给水，同时加强排污（此时应注意保持锅炉正常水位），以降低锅水温度，从而降低锅炉压力。

3）如安全阀失灵或全部压力表损坏，应紧急停炉，待安全阀和压力表都修好后再升压运行。

4）锅炉发生超压而危及安全运行时，应采取降压措施，但严禁降压速度过快。

5）锅炉严重超压消除后，要停炉对锅炉进行内、外部检验，要消除因超压造成的变形、渗漏等，并检修不合格的安全附件。

四、医院供热系统检测

供热系统作为特种设备以及排污重点设备，要保证设备安全、稳定、合法、合规运行，排放需符合国家相关标准、行业标准、地方标准等，下面以北京地区为例来说明医院供热系统的检测。

（一）质监检验

1．锅炉检验　锅炉检验的品类和频率见表 4-2。

表4-2 锅炉检验的具体情况

检验品类	检验频率	检验单位
内部检验	2 年 / 次	所属区域的特种设备检验所
外部检验	1 年 / 次	
水质监测	1 年 / 次	

2．压力容器检验 供热设备多为压力容器，如分汽缸、集汽缸等，因此需对压力容器进行全面检验，以保证设备安全稳定使用。

3．压力管道检验 供热管道多数属压力管道，需进行全面检验，以保证管道使用安全。

4．安全装置检验 锅炉、压力容器、压力管道上的安全阀、压力表等检测设备运行状态以及紧急泄压保障安全的安全装置也需执行国家相关标准、行业标准、地方标准，并进行年度检验。安全装置检验的品类和频率见表 4-3。

表4-3 安全装置检验的具体情况

检验品类	检验校准频率	检验单位
安全阀	1 年 / 次	所属区域的特种设备检验所
压力表	0.5 年 / 次	

（二）环保检测

锅炉属于排污设备，按照环境保护部《排污许可管理办法（试行）》[环境保护部令（第 48 号）] 要求，锅炉需办理排污许可证方可正常使用，同时还需对锅炉所有排放污染物开展自行监测，并制定自行监测方案。

1．废气监测 低氮燃气锅炉需主要监测的品类为烟气中的烟气黑度、颗粒物、氮氧化物以及二氧化硫相应浓度含量。以北京为例，执行标准参照锅炉大气污染物排放标准 DB11/139—2015《锅炉大气污染物排放标准》，烟气黑度、颗粒物、氮氧化物以及二氧化硫 4 项浓度限值分别为 1 级、5 mg/Nm^3、80 mg/Nm^3、10 mg/Nm^3（监测数据保存时间不少于 5 年）。

2．废水监测 针对锅炉废水（水处理装置废水、锅炉排污废水等），参照水污染物综合排放标准 DB11/307—2013《水污染物综合排放标准》对溶解性总固体、pH 值、化学需氧量进行监测，限值分别为 1 600 mg/L、6.5 ～ 9、500 mg/L（以上监测品类仅限于锅炉排污等生产废水，不含生活废水，监测数据保存时间不少于 5 年）。

五、医院供热系统人员管理

医院应根据自身情况设立相应的供热运行管理部门，并配置相应的管理负责人和运行人员，负责供热设备设施的运行维护、巡视和检修。供热系统管理负责人应熟悉医院供热系统，具有安全意识、节能意识和应急指挥能力，并定期将供热系统的实际状况和能源消耗报告医院主管领导。

医院供热系统管理负责人及运行人员应具备中华人民共和国特种作业操作证。建立医院供热管理负责人及运行人员基础信息、培训及考核档案。新参加工作的员工应接受岗前教育，熟悉医院供热系统运行的实际状况并考取相关的操作证后，方可上岗。

医院应建立供热安全教育的培训和考核制度，让供热系统运行人员学习有关规定、供热相关的标准及规范、供热相关专业知识及安全生产知识，针对风险点开展应急演练，并由供热系统管理负责人定期检查安全教育培训的落实情况并组织考核，并将考核结果纳入绩效评价。

六、医院供热系统能源管理

供热字面可理解为提供热能。它作为供能系统，其原理即为能量转换，燃料燃烧产生热能供给热用户，解决生活、生产对热的需求。因此供热系统的能源管理工作将直接关系到医院经济效益以及各项能耗指标。能源管理的首要工作应为能源监管，相关部门要知道热去向何方，用了多少，用后剩余多少可再利用。以此角度追踪能源消耗、使用、回收。因此供热系统应建立能源监管机制，统计热源日均天然气使用、热蒸汽消耗、用水量等多个能耗指标。医院供热系统能源利用框架由燃料、水和电组成，节能可理解为利用最少的燃料和电制取最多的热量，同时浪费最少量的水。相关部门可通过技术节能和管理节能两个方向入手，优化医院供热系统运行方式，达到节能、降耗的目的。

（一）技术节能

1．锅炉烟气余热利用　锅炉燃料燃烧产生热量，在炉体内进行换热后烟气通过烟囱排放，排放烟气中仍含有大量未及时换热使用的热量。因此可把烟气的热量回收，通过换热器再加热水，加热的水可以供生活生产等使用，减少因烟气排放导致的大量热能浪费。

2．冷凝水回收利用　蒸汽用汽设备中放出汽化潜热后，变成冷凝水，经疏水器排出。不同用汽设备排放的冷凝水通过回收管网汇集到集水罐中，由冷凝水回收装置送到锅炉或其他用热处，如除氧器等，既节约了水资源也减少了冷凝水中热能丢失。

3．锅炉燃烧机改造　锅炉燃烧机为燃料燃烧设备。随着工业技术不断发展，燃烧机热效率不断增加，在使用最少燃料的同时产生最大热量，使燃料充分燃烧。因此，使用时间已达到报废年限的燃烧机，可逐步进行淘汰更换。

4．水泵变频改造　供热系统中水泵作为动力驱动装置被广泛使用，因此水泵耗电量直接影响供热系统整体能源消耗。变频技术可使管网达到恒定压力，既减少水压频繁波动对管网的损伤，也降低了用电消耗。

5．供暖气候补偿系统建设　供暖气候补偿系统的设计理念是与天气有关的工艺过程自动化补偿相应调节量，达到节能或者提高产品质量的目的。系统可以根据室外气候的温度变化、用户设定的不同时间的室内温度要求，按照设定的曲线自动控制供水温度，实现供热系统供水温度的气候补偿；另外还可以通过室内温度传感器，根据室温调节供水温度，在实现室温补偿的同时，限定最低回水温度。此系统使供暖楼宇内温度趋于恒定，提高体感舒适度，减少热量损耗。

6．供热管网增加保温层　供热管网作为热力传输单元，管网增加保温层可有效减少热力传输过程中热能的损耗。

（二）管理节能

1．规范锅炉排污流程　锅炉排污分为定期排污和连续排污，通过制定排污操作流程，规范员工排污操作行为及排污时间；针对连续排污可监督员工只开启在用锅炉的连续排污阀门，减少因锅炉排污导致的能源浪费。

2．合理调节生活热水供应时间 在保证医疗及生活所需热水的同时，制定合理的生活热水供应时间，其余时间关闭生活热水系统蒸汽供应阀门，减少能源浪费。

3．建立巡视检查制度，杜绝“跑冒滴漏” 以制度为约束，督导员工加强系统巡视，查找系统跑冒滴漏，早发现、早维修。

4．根据室外天气变化合理调节供暖供回水温度 对于未建设供暖气候补偿系统的换热设施，可通过总结室外天气变化规律，根据供回水温度不同来人工测量各楼宇室内温度，从而找到在保证室内温度舒适前提下室外天气变化时各楼宇供回水温度规律，人工加以调节。

七、锅炉房低氮燃气蒸汽锅炉改造工程

（一）锅炉房低氮燃气蒸汽锅炉改造工程概述

锅炉在利用天然气燃烧满足医院对于蒸汽使用需求的同时，大量燃料燃烧后产生的烟气排放至大气，烟气中氮氧化物会影响空气环境与质量，对于氮氧化物的控制和减排越来越引起国家环保局的重视。为顺应环保要求，医院需对锅炉进行低氮改造。低氮改造可分为两个方向，分别为低氮燃烧机改造以及低氮锅炉整体更换。

（二）锅炉房低氮燃气蒸汽锅炉改造工程案例

以北京大学第三医院为例，锅炉房有 5 台蒸发量为 10 t/h 的燃气蒸汽锅炉，为保证医疗有序开展，蒸汽需要不间断供应，故将低氮改造分为两个阶段：第一阶段为低氮燃烧机改造，该院将 1#、2# 锅炉炉体维持原有不变，将原有直燃燃烧机更换为低氮燃烧机。当第一阶段改造的锅炉验收合格后，经过长时间磨合使用，确保设备可安全稳定运行从而保证医院蒸汽不间断供应的前提下进入低氮改造第二阶段，3#、4#、5# 锅炉拆除更新。

主要改造工程内容包括原有 3 台蒸发量为 10 t/h 的蒸汽锅炉拆除及运至指定地点，3 台蒸发量为 10 t/h 的蒸汽锅炉安装就位及与节能器之间的管道连接调试，原有连续排污扩容器、定期排污扩容器的拆除及安装，锅炉房集汽缸阀门的拆除及更换，锅炉房控制间建筑结构的变更，相应的地面、吊顶、管道、电气的拆除、更新、恢复等。

本次改造工程的难点分析及处理措施如下：

1．加固托运路线 锅炉房东南侧位于 4#、5# 锅炉的正前方，是此次更换新旧锅炉吊装托运就位的唯一位置。但因锅炉房的排污降温池及连接管道位于托运路线位置下方，所以为安全起见，提前在此位置铺设钢板，对其地面加以保护，防止塌陷。

2．锅炉更换顺序 蒸汽的稳定供应是本工程的大前提，因此在锅炉更换过程中必须为 1#、2# 锅炉预留备用炉，即锅炉的更换只能分批进行。本次改造顺序先改造 5# 锅炉，待 5# 锅炉调试合格，运行稳定后再更换 3#、4# 锅炉。

3．锅炉拆除前的准备工作 由于锅炉节能器支路和锅炉给水管与对应总管之间没有阀门，盲目地拆除必将影响 1#、2# 锅炉的运行。所以节能器和锅炉给水管的拆除应在夜间非用汽时间段进行，将支管与总管断开或用阀门隔开，确保医院白天正常供汽。

4．集分汽缸阀门的更换 集分汽缸是 1#、2# 锅炉运行的必备设备，其阀门的拆除更换只能在夜间非用汽时间段进行，且对时间要求比较严格。同时由于集分汽缸阀门拆除、安装

的工作量比较大，准备工作须在白天完成，保障夜间非用汽时间段阀门更换顺利实施。要确保医院白天可正常供汽。

5．连续排污扩容器 连续排污扩容器同时在参与1#、2#锅炉的运行，因此连续排污扩容器的更换工作须在白天对相关管道及连接配件进行预制，夜间非用汽时间段停炉进行更换。

6．定期排污扩容器 定期排污扩容器同时在参与1#、2#锅炉的运行，因此定期排污扩容器的更换工作须在白天对相关管道及连接配件进行预制，夜间非用汽时间段停炉进行更换。

7．软水水箱的更换 软水水箱更换期间需保证锅炉系统不间断供水，本项目施工过程中加设临时给水管道接至采暖补水箱及除氧水罐，以保证锅炉系统的正常运行。

8．生活热水水箱更换 生活水箱更换期间要保证生活热水供应，本项目施工过程中加设临时给水管道接至自来水水箱，以保证设备系统的正常供水。

鉴于以上各工序的关键性和对时间要求的特殊性，在工序及进度安排上不允许同时施工，而要集中人力物力，依次逐一完成，确保工程的施工时间、进度完全处于可控状态，并保证锅炉房的正常供汽。

另外，由于施工现场位于住宅区内且需要大量的夜间施工，施工噪声控制、文明施工更加重要。按照本工程的实际情况，管道切割、坡口以及电锤的使用等噪声较大的工序和设备均安排在白天进行，晚上只进行管道的焊接、法兰阀门的安装等低噪声工作。对于材料的进场，要做到轻拿轻放，尽量减少人为噪声。

在改造项目完工后，医院向所在区域特种设备检测所提出申请对低氮改造项目进行总体验收，而后取得锅炉产品安全质量监督检验证书、特种设备登记证等。改造后的锅炉需经过环保测试，氮氧化物排放低于30 mg/Nm^3，才能取得CMA检测机构出具的烟气检测报告。至此设备方可验收、运行生产。

第三节　医院空调及通风系统

一、医院空调及通风系统概述

（一）系统概述与特点

医院作为集医疗、教学、科研等功能为一体的大型公共机构，其空调及通风系统通过调节医院建筑室内温度、湿度、洁净度、静压差、新风量等环境参数控制室内环境和空气品质，为医疗护理、教育教学、科学研究、预防保健等工作提供保障，使医院的各项工作正常进行。

由于医院的特殊性，空调及通风系统的管理工作一般具有以下特点：

1．安全性 房间温度失控可能导致患者感冒、发热，洁净手术室洁净度不达标会提高手术患者的术后感染率，设备维护不当可能导致军团菌等细菌暴发造成交叉感染。所以，安全性应作为空调及通风系统管理的首要问题。

2．专业性 医院空调及通风系统种类复杂多样，要求管理及运行维护人员具有暖通、电气、自动化、能源等多方面专业知识，加强设备运行专业化管理手段，加强人员培训。

3．连续性 医院急诊、病房等区域全年每天24小时连续运转，空调及通风系统应能连续运行，一年中的空调设备管理工作按季度做好运行调节。

4．经济性 空调及通风系统的建设、改造、运行维护、能源管理等都与医院的成本核算相关，应在保证室内环境的前提下，尽可能节约成本。

5．服务性 贯彻医院后勤服务理念，控制室内适宜的冷热量和空气品质，为患者和医护人员提供良好的诊疗和工作环境。

（二）系统分类

相对于一般公共建筑而言，医院受其功能和特点影响，对于空调及通风系统有很多特殊需求。例如洁净手术室、ICU、制剂室等区域对洁净度的要求，MRI、CT、信息中心等的机房等对温湿度控制精度的要求。按医院不同房间的使用功能，空调及通风系统可分为以下几个部分：

1．舒适性空调系统 医院楼宇内大部分诊室、病房等无特殊要求的普通房间，一般采用舒适性空调系统处理室内基本的热湿负荷，包括全空气系统、风机盘管 / 多联机 + 新风系统等，或采用分体空调。

2．净化空调系统 医院洁净手术室（部）、ICU、供应室、静脉配液中心、实验室等对温湿度、洁净度、压力梯度等有较高要求的区域多采用净化空调系统，为洁净区域的手术、护理、打包、制剂、实验等操作提供无菌环境。

3．机房空调系统 医院 MRI、CT、信息中心等机房，由于房间内大型精密医疗设备、IT 设备等对温度、湿度等参数有特殊要求，即使在北方冬季这些房间也需要制冷，且有贵重设备的房间多采用无水化设计。风机盘管等空调末端存在跑水风险，且两管制空调系统冬季无法消除室内余热，所以此类房间多采用恒温恒湿精密空调的机房空调系统。

4．新排风系统 由于大型医院楼宇多存在建筑内区，这些区域的房间没有可以开启的外窗，主要依靠新排风系统对室内进行通风，来保证房间新风量及换气次数，满足人呼吸所需要的氧气，稀释室内二氧化碳、污染物浓度，排出有害气体等。

（三）主要设备

1．冷源设备

（1）冷水机组：冷水机组是通过制取低温冷水为末端房间供冷，属于水系统空调。医院常用的冷水机组包括蒸汽压缩式冷水机组和吸收式冷水机组。蒸汽压缩式冷水机组主要由压缩机、冷凝器、节流装置、蒸发器 4 部分组成，气态制冷剂在压缩机中被压缩为高温高压状态后，在冷凝器中冷凝为液态，经过节流装置之后在蒸发器中蒸发，吸收载冷剂的热量制取 7 ～ 12℃的低温冷水，为医院各诊室、病房、公共区域等末端空调房间提供冷量。机组按制冷量从大到小一般分为离心式、螺杆式、涡旋式等，按冷却方式又分为水冷式和风冷式。由于蒸气压缩式冷水机组采用电动机驱动，因此属于电动式冷水机组。

吸收式冷水机组一般用于热源充足但电源不稳定地区的医院，常采用溴化锂溶液为吸收剂，水为制冷剂，循环系统包括发生器、节流阀、吸收器和溶液泵。它在电力充足地区的大型医院中应用较少。

（2）直膨式空调：直膨式空调属于制冷剂系统，与水系统空调不同，是在制冷循环内将室外机处理后的制冷剂通过管路直接输送至室内机蒸发器或冷凝器，进行制冷或制热。医院常见的直膨式空调包括多联机空调、分体空调、恒温恒湿空调等。其中多联机一般用于医院的诊室、病房、办公楼等，或应用于院内的改扩建项目。医院也有些改造项目采用直膨式空调机组搭配为组合式空调箱的形式。

2．输配系统设备 水系统和制冷剂系统空调的输配系统有所不同。水系统空调的冷水系统主要采用冷水循环泵将冷水机组制出的低温冷水，通过分水器分配给各冷水供水管路，由管网送至各空调末端，并将高温回水集中至集水器送至冷水机组循环处理；冷却水系统采用冷却水泵将冷水机组冷凝器侧换热产生的高温冷却水，由管线输送至冷却塔进行处理，并将低温回水送至冷水机组循环。水系统补水由补水泵提供。而制冷剂系统空调是以压缩机为动力，将制冷剂在制冷系统中循环输送，管路多采用铜管。

3．末端设备 医院空调系统末端设备一般包括组合式空调机组、净化空调机组、新风机组和风机盘管等。由于医院环境特殊，为降低交叉感染的可能，不同区域或房间一般不共用回风。所以在舒适性空调区域中，全空气系统的组合式空调机组一般多见于医院楼宇大厅等高大空间区域。净化空调机组应用于手术室、ICU、实验室等区域，机组特点是风压大、功能段多、密封性好，且多为四管制。组合式空调机组、净化空调机组和新风机组一般安装于空调机房内，对空气集中进行冷却、加热、除湿、加湿、过滤等，再由风管送入房间内。风机盘管一般安装于室内，对空气进行循环处理，由新风机组提供新风。

4．附属设备 医院空调系统附属设备包括冷却塔、水处理设备、定压罐、膨胀水箱等。冷却塔根据工作原理可以分为开式冷却塔和闭式冷却塔，其中开式冷却塔利用水的蒸发以及和空气对流换热等形式散热，较为常见。根据冷却塔中的气流流向，又可分为横流式冷却塔和逆流式冷却塔。水处理设备主要用于对空调水系统中的杂质进行过滤，并通过反冲洗排污。定压罐和膨胀水箱用于保证水系统压力稳定。

二、医院空调及通风系统运行管理

（一）冷源设备运行管理

对于医院的水冷式冷水机组，应按照生产厂家技术说明书制定设备维护保养计划。在冷机运行期间，运行管理人员应该定期对其运行状况进行巡视，每天应记录机组的运转电流、润滑油温度及压力、冷凝器温度及压力、蒸发器温度及压力、冷水供回水温度和压力、冷却水供回水温度和压力等参数，以便及时发现故障并排除。重要参数应每 2 小时记录一次。定期检查冷水机组的电气性能（如接触器、控制元件、电源电压等），确保主要电气原件正常。应定期掌握压缩机润滑油系统状况，根据需要对润滑油及过滤器进行更换，保证润滑油清纯无杂质。定期观察冷凝温度与冷却水出水温度差，大于 2 ℃时应对换热器进行物理、化学清洗。对于风冷式冷机还应定期对室外风机、叶片进行检查，定期清洗冷凝器肋片。

对于水冷式冷水机组的冷却塔应定期检查塔底补水管和浮球阀、冷却风扇轴承和电动机、传动皮带、布水器等，定期清洗或更换冷却塔填料。由于医院环境特殊，冷水机组的冷却水水质应重点把控，做好水系统及管路的过滤、阻垢、杀菌、缓蚀工作。同时定期对水质进行检测，检测结果应符合 GB/T50050《工业循环冷却水处理设计规范》中对冷却水水质指标的要求，检测参数包括浊度、色度、pH 值、电导率、硬度、碱度、氯离子等。

对于北方地区医院，净化空调机组一般为四管制，冬季室外温度低于 0 ℃时也需要开启冷水机组。因此启动前需要注意提前通电预热润滑油系统。对于螺杆式冷水机组，冷却水温度不宜过低，当观察到冷却水温持续下降时应关闭冷却塔风扇或开启冷却水管路旁通阀。冬季不运行的冷却塔要将集水槽和管道中的水排掉，运行的冷却塔要开启系统及管路的电加热、电伴热，以免设备及管路被冻坏。

（二）多联机空调运行管理

多联机空调的日常巡视工作有利于及时发现并处理空调系统的问题，降低空调故障率。巡视工作要做好工作记录，包括出现异常时的各种故障现象、故障时间和机组工况，便于日后对故障进行分析。

多联机空调需要定期巡视。室外机巡视内容包括检查机组及制冷剂管路附近有无异味和漏油现象，室外机热交换器肋片是否清洁，压缩机、风机运转有无噪声，三相电压是否平衡，电流是否在正常值范围，电路元件接点是否紧固，制冷剂配管高低压是否在正常范围内；室内机巡视内容包括过滤网是否清洁、风机运转有无异常、室内线控器面板显示有无异常，如有故障及时排查。

（三）机房空调运行管理

医院的机房空调应根据生产企业的技术说明书对其进行巡视和检测，内容包括检查温控器设定值与实际值是否相符、温控器与控制终端有无报警，并根据相应情况及时处理；检查风扇电机运转情况，有无噪声和过热；检查回风过滤器脏和堵的情况，必要时应进行清洗或更换；检查加湿器有无结垢和漏水，如问题严重应视情况进行清洗或更换；检查制冷剂管路系统运行压力，压缩机排气压力、温度、噪声，以及三相电压及电流值是否正常。

（四）空调末端设备运行管理

1．净化空调机组 净化空调系统作为医院特殊的一类空调系统，其核心是为了维持房间内洁净度等参数。以洁净手术部净化空调系统为例，依据 GB50333—2013《医院洁净手术部建筑技术规范》的要求，洁净手术部用房主要技术指标为换气次数、手术台截面风速、自净时间、温度、相对湿度和最小新风量等。不同级别的手术室对以上参数的要求略有不同。保证送入房间的空气洁净是净化空调系统运行维护和管理工作的重中之重。

对于净化空调管理，应建立净化空调系统检测制度，检测可分为日常检测、季度检测和年度检测，其中年度检测应定期邀请第三方有专业资质的检测机构来完成，检测参数应满足国家标准，包括温度、相对湿度、静压差、换气次数、新风量、洁净度、噪声、照度等。

医院净化空调机组及新风机组等空气过滤器应满足过滤效果和风量要求。过滤器脏、堵会降低机组风量，导致房间制冷、制热效果差，新风量不足，甚至影响洁净用房的洁净度。运行管理工作中应及时对过滤器进行清洗或更换，以保证机组使用效果。采购的空气过滤器应满足现行 GB/T14295《空气过滤器》规范中的要求。管理人员应建立完备的过滤器使用档案，收集更换的每一批次过滤器的出厂检测证明并存档；定期检查过滤器使用情况，查看压差计并与过滤器终阻力进行核对，达到使用寿命后立即更换。在更换过滤器操作中要注意不要碰坏过滤器滤芯，尤其是高效过滤器，一个针眼大的小孔就可能导致高效过滤器报废。换下来的过滤器密封包装起来统一进行处理。也可结合当地空气质量和机组开启时长，或依照相关标准建立相应的清洗或更换周期，北京地区可参照表 4-4。

2．新风机组 运行管理人员应对医院新风机组定期巡视检查，内容包括定期检查皮带轮角度、皮带张紧力和磨损程度，及时调整或更换；检查供回水管路压差，清洗 Y 型水过滤器；检查机组风系统阀门及防火阀是否正常，发现故障及时维修；定期确认各部件螺栓是否拧紧，防止因共振导致噪声过大；定期测量电机运转电流，及时清扫电机外表面灰尘；检查设备变频器是否正常，有无报警。北方地区医院新风机组冬季运行时，应定期检查机组防冻开关，如夜间停机应确保风阀关闭，并保证换热器内水流充足，以防止换热器被冻坏，如冬季停用则应放掉换热器中的水。

表4-4 北京地区的过滤器清洗或更换周期

空气过滤器	清洗或更换周期
新风入口过滤器	1 周清洗一次
粗效过滤器	1 ~ 2 个月更换
中效过滤器	2 ~ 4 个月更换
亚高效过滤器	1 年更换
高效过滤器	3 年更换

3．排风机 对于医院内排风机应定期检查运转状况，内容包括检查风机是否有噪声；检查电机电源相序及电压是否满足要求；检查电气元件有无过热；检查各接线有无松动，并予以紧固；检查接触器动作是否灵活，必要时进行更换；检查防火阀是否正常。

4．风机盘管 由于风机盘管空调静压较小，回风过滤网堵塞会很大程度降低送风量，影响使用效果，应经常清洗过滤网；凝结水盘和盘管肋片应定期清洗消毒，以防止微生物和藻类滋生，对医院室内环境造成污染；定期检查冷凝水盘及冷凝水管路排水通畅性；定期清洁、保养风扇和电机。风机盘管保养内容和周期可参照表 4-5。

表4-5 风机盘管保养内容和周期

保养内容	保养周期	注意事项
冷凝水盘、盘管肋片清洗消毒	每年两次	不要损坏肋片
回风过滤网清洗	每半年一次，或根据使用情况	装入机组前需晾干
送风管道、电机叶轮清洗	每年一次	应断电后清洗

三、医院空调及通风系统人员管理

医院应根据具体情况配备空调及通风系统管理及运行维护等岗位，并根据具体工作岗位制定详细的岗位说明书，内容包括岗位名称、所属部门、工作内容、工作职责、任职资格等，为人员招聘、签订劳动合同提供依据。

医院空调及通风系统运行管理人员上岗前应按照 WS488《医院中央空调系统运行管理》中的相关规定，经过消防安全、专业技能、感染控制、消毒知识等内容的培训，并应具备中华人民共和国特种作业操作证，经考核合格后上岗。在岗期间要定期继续参加各类新规范、新技术培训，以适应行业的发展情况。每次完成培训后都应进行考核，从而对培训效果进行评估，便于日后完善。

四、医院空调及通风系统感染管理

在医院感染管理工作中，空调及通风系统是一把双刃剑，在改善医院环境的同时，由空调和新风系统引发的院内感染问题也日益引起人们的重视。例如在水系统空调的湿工况下，组合式空调机组、风管表面、冷凝水排水盘、加湿器等设备都容易滋生军团菌等对人体有害的微生物。微生物的繁衍过程中会散发出有害气体污染物和颗粒，可能引发人体过敏反应或对呼吸道造成危害。

（一）通风系统

室内新风除了满足室内人员舒适性需求外，在医院的大环境下还应满足稀释、排出门诊和病房患者产生的细菌、病毒以及医疗过程中产生的有害气体，降低交叉感染可能性的需要。

新风系统的感染管理应做到：定期对机组风量进行检测，保证新风达到设计水平；及时更换机组过滤器，定期清洗风机、换热器、过滤网、机组箱体、混风箱、风口等的表面，并采用擦拭或喷洒方式进行消毒，且需达到消毒剂作用时间；定期对新风系统送、回风管道进行检查，如发现明显污染物或新风系统性能下降则需对风管进行清洗，清洗时需使用专用设备并使风管内保持负压，注意对作业区域进行隔离。

通风系统管理部门应和医院感染控制部门建立沟通机制，明确医院感染重点防范区域。医院传染病流行期间，要采取措施防止因空调及通风系统开启而导致传染病的传播和蔓延：全空气系统应关闭回风阀，采用全新风运行；对空调机组冷凝水排水管 U 型弯应定期检查、及时补水，避免不同区域空气掺混，并加强冷凝水盘的清洁消毒。医院出现感染暴发时，应立即停止运行相应区域的空调通风系统，并依照 WS/T396—2012《公共场所集中空调通风系统清洗消毒规范》对空调通风系统进行清洗消毒。

（二）风机盘管和多联机室内机

风机盘管和多联机室内机是医院较为常见的空调末端形式，也是空调系统感染管理工作的重点之一。风机盘管宜采用湿式清洗消毒，主要清洗风机叶轮、换热器表面和冷凝水盘，若盘管组件不能有效清洗则应拆卸清洗。与风机盘管类似，多联机室内机主要应清洗室内机风扇、换热器表面和冷凝水盘。

五、医院空调及通风系统应急管理

医院空调及通风系统承担室内环境温湿度、新风量、洁净度控制等内容，应根据可能的风险点建立相应的应急预案。一旦院内发生感染、火灾、停电、“跑水”等突发事件时应第一时间向上级汇报，并按照应急预案迅速、正确进行处理，尽快恢复设备正常运转，最大限度保证人员和财产安全，减少不必要的损失，并做好应急处理记录。平时也应定期进行应急演练。空调及通风系统突发事件及应急措施如下：

（一）冷水机组

制冷机房发生制冷剂大量泄漏时，运行管理人员开启通风设备进行通风后及时撤离，并向上级汇报。冷水机组或冷水泵、冷却水泵发生故障时，迅速赶往制冷机房启用备用机组及水泵恢复供水，并尽快排查故障。

（二）净化空调系统

1．医院洁净手术部、ICU 等洁净区域因空调系统发生感染事件时，可参照图 4-1 进行处理。

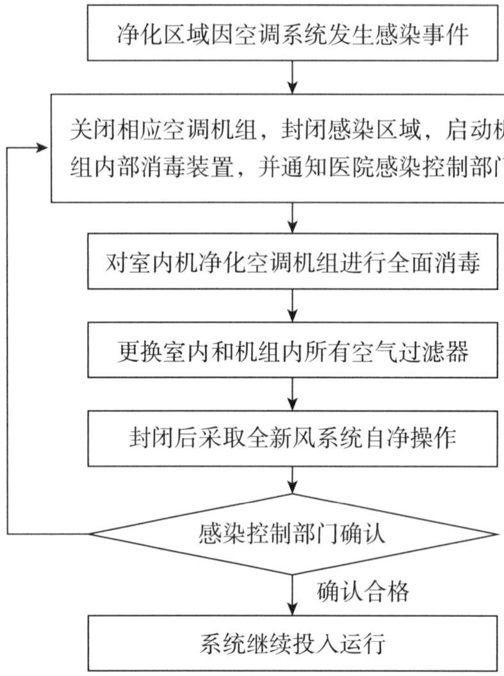

图 4-1　净化空调系统应急操作流程图

2．房间温湿度无法调节时，首先检查自控系统。若无异常，检查执行器设备和温湿度传感器是否正常，并且清理 Y 型水过滤器；若房间温度过低，并且机组水系统出现故障时，启用机组电加热，保证送风温度在规定范围内；若房间湿度过低，则应检查对应机组的加湿器上下水是否通畅，加湿桶是否结垢严重等问题。

3．若手术室无送风，首先检查净化机组送风机有无故障、皮带是否断裂、轴承是否损坏；确定送风机无故障后，检查过滤网堵塞情况并及时处理。

4．发现空调设备层管道出现跑冒滴漏情况，需要及时关闭阀门维修，防止导致严重跑水事故。

5．发现空调机房或者设备起火现象，应首先断电，及时疏散人群，同时正确使用灭火器材，防止火势蔓延。

（三）多联机空调

遇到温度失控的情况，首先检查控制器，通过控制器检查机组运行工况，并且清理过滤网。若不是因室内控制器导致温度失控，则要检查室外机工作情况，及时维修。若室内出现异味，首先检查室内机冷凝水槽和热交换器是否洁净，并及时开窗通风。

（四）风机盘管

风机不运转时，首先检查室内控制器及设备电源是否接好，然后检查风机电机是否正常工作，发现损坏电机及时更换。送风温度失控时，首先检查室内控制器是否失灵，发现故障后及时更换；然后检查风机盘管设备供回水管路情况，检查电动调节阀工作情况，打开管路排气阀放气。发现管路漏水情况，及时关闭相关管路阀门进行维修，防止大面积漏水事故。

六、医院空调及通风系统节能管理

从经济性角度考虑，医院建筑的初期造价一般只占建筑整个寿命周期总费用的 11% 左右，而包含能源在内的运行费用占到 50% 以上。空调及通风系统是医院等公共建筑的“用能大户”，其能耗占医院建筑总能耗的 40% ～ 60%。在国家节能减排的大背景下，以不牺牲医院房间空气品质为前提，做好空调及通风系统节能工作势在必行。

医院空调及通风系统节能工作可以分为 3 部分：首先是完善能源计量，利用节能表具积累能耗数据，为节能工作提供基础；接着是利用数据对设备和系统进行能耗诊断和数据分析，挖掘节能潜力，找出能耗占比较大或增长较快的空调系统或楼宇，并以它为节能重点和方向；最后是实施节能手段。节能手段有很多种，从设备管理角度来说可以分为技术节能和管理节能。技术节能是指通过专业化技术原理和手段实现节能目的，其节能效果通常可以量化。但因有些技术的局限性，有时会出现“局部节能”现象。例如风机、水泵变频改造，虽然节能效果可观，但在精密医疗设备密集的医院环境中，变频器对电网造成的污染也不容忽视。在应用时应做好变频的谐波保护和高频处理。管理节能的核心是提高医院空调及通风系统运行管理手段，辅以一定的技术措施的同时实现节能的目的。管理节能的效果虽不像技术节能那样容易评估，但其成果却是最为经济而有效的。

医院空调及通风系统运行管理手段应和节能工作紧密结合，按照空调及通风系统能耗产生源头和设备类型，可以将节能措施分成 4 类：降低冷热负荷、冷源高效运行、降低输配能耗和末端合理运行。

（一）降低冷热负荷

空调系统的主要功能是消除室内热湿负荷，因此降低医院建筑的冷热负荷是空调及通风系统节能的根本。可采取的措施有：

1．提高围护结构的热工性能　医院建筑冷热负荷除由室内设备及人员产生外，大部分源于围护结构传热。因此，在医院楼宇建设和维修改造工作中可优先使用节能墙体及保温隔热材料，同时也应尽可能使用中空玻璃外窗，或对外窗加贴 Low-E 膜并增加外遮阳，以降低通过窗户的辐射热损失。

2．杜绝不合理的新风引入　未经空调机组过滤和热湿处理的室外新风渗入室内，一定程度上增加了室内的空调负荷，也影响了医院室内的气流组织和空气品质，夏季甚至可能造成室内结露。医院门诊、病房楼大厅可采用空气幕、安装门帘或自动门，在不影响患者及医院工作人员正常出入的情况下减少了新风引入；在外窗上加装密封条，并张贴节能标语提示人们减少开窗等。

（二）冷源高效运行

医院冷热源设备占建筑总能耗的 20% ～ 30%，其节能工作应作为重点。

1．合理选择冷热源　制冷机组选型偏大是我国医院建筑中普遍存在的问题，实际运行中可以考虑增配小冷量制冷机组。另外在冬季工况中，在空气源热泵与散热器并存时，应考虑优先采用以锅炉或市政热力为热源的散热器制热，尽量减少空气源热泵甚至电加热等低效率热源。

2．冷水机组优化运行　合理提高现有冷水机组的能效比（COP）是其运行节能的关键，冷机运行中应根据系统负荷变化调整冷机运行台数并进行机组切换，根据室外气象参数和室内负荷变化对冷水机组的出水或回水温度进行设定。关闭不运行制冷机的管路阀门，防止水流旁通；适当提高冷水出水温度、降低冷却水温度可以改变主机冷凝器、蒸发器的压力和温度，提高制冷机效率；提高冷水和冷却水水质，提高机组换热效率。

3．高效利用自然冷源 北方地区室外存在适宜的自然冷源，运行时宜根据室外湿球温度确定冷却塔出水温度设定值，并根据冷却塔出水温度对冷却塔风机运行数量及转速进行调节。在过渡季节和冬季利用冷却塔和板式换热器将室外冷源引入建筑内区制冷，也可大大降低制冷机的开启时间，降低能耗。

4．减少冷量损失 热回收式新风机组可以将室内排风与室外新风进行显热和潜热交换，对新风进行预热或预冷，达到室内冷热量回收利用的目的，降低新风负荷。定期对水系统、制冷剂系统空调管路及风管路进行检查，确保管道保温功能完好有效，减少空调系统管路的冷量损失。

（三）降低输配能耗

1．冷水系统 医院空调系统设计时通常按最大负荷选择设备容量，并用最不利环路进行水力计算，而实际运行中的制冷机大部分时间在部分负荷运转，导致流量远大于设计值、供回水温差较小、水泵能耗增大。应通过调节水系统环路阀门，实现大温差小流量节能运行。

2．冷却水系统 应关闭阀门，杜绝冷却水从不运行的冷却塔旁通；定期清洗和更换冷却塔填料，并且避免冷却塔风量偏小。

（四）末端合理运行

做好医院空调及通风系统末端运行调节工作。过渡季节要合理调节空调机组新回风混合比。在有条件的前提下通过集中控制系统，根据医院楼宇大厅、诊室、病房、手术室等不同区域和房间的使用功能，设定合适的空调温度，不但有利于创造舒适的室内环境，还能节约能耗。在空调房间张贴节能标语，加强节能宣传、开展节能培训，提高患者及医院工作人员的节能意识。及时清洗和更换空调机组过滤器以降低风系统阻力、提高表冷器换热效率，降低能耗。

第四节 医院给排水系统

一、医院给排水系统概述

医院给排水系统管理是医院后勤管理的重要组成部分，由于广大人民群众对健康需求的日益增长，医院门急诊业务量的迅速增加，医院用水量也有了大幅度的增加。同时，我国是一个水资源贫乏的国家，国家对生态保护的重视，给医院给排水系统管理带来了极大的挑战。

医院给排水系统运行维护管理工作涉及范围广、影响面大。由于不同的系统运维方式存在差异，不同的管材设备需要不同的维护保养方法，所以需要严格按照法律法规与规章制度进行维护管理工作。本节对医院给排水系统设备、设施运行维护和管理及节能相关措施进行分析和介绍，以科学高效的管理方法提升医院给排水系统的管理水平。

二、医院给排水系统设备设施介绍

（一）给水系统

1．生活给水 生活给水主要包括进户管、水表、给水管道、配水设施及用水设备、控制元件、增压和储水设备等部分组成。生活给水是给水系统中的重要组成单元，其水质必须符合国家规定的饮用水水质和卫生标准。

各医院的生活给水设备略有不同，按系统分类主要可分为市政给水系统、自备井及加压给水系统。伴随着能耗监管系统的逐步普及及应用，大部分医院会在进院主水管和各楼宇二级进水管路增加智能远传水表，以监测水压及用水量。通过对能耗的有效管理，定时对系统进行水力平衡测试，可以及时发现“跑冒滴漏”现象，排除安全隐患。

2．生活热水 生活热水主要分为两种形式，即分散型生活热水和集中型生活热水。分散型生活热水指一个生活热水用水点或几个生活热水用水点单独由一个热水供水设备供给，如电热水器；集中型生活热水指所有生活热水用水点或大部分生活热水用水点均由一套或几套热水供水设备供给，如热水锅炉、水加热器等。分散型生活热水系统具有系统简单、控制方便等优点，但也存在分散广、耗电量高的缺点。医院一般采用集中热水供应。综合性医院设有统一的锅炉房制备蒸汽来满足整个医院的需求，热力机房一般设置在锅炉房或各楼宇的地下空间。经过统一整合，锅炉房蒸汽可作为生活热水的热媒使用。

3．医疗用水 医疗用水是指以市政自来水为原水，经过净化、消毒灯处理后，供给医疗机构，应用于诊疗过程中的检验、清洗、消毒、诊疗和配液制药等方面的水处理系统。其主要种类可分为血液透析用水、生化检验用水、器械清洗消毒用水、高温灭菌器用水、手术刷手用水、饮用纯净水、酸化氧化电位水等。

医疗用水主要用途在于血液透析治疗、口腔科治疗、内镜器械冲洗、消毒供应室冲洗或灭菌、外科洗手、检验科生化免疫检验，以及各类消毒剂配置等。其中目前国内医用纯水多来源于中央纯水系统。

4．饮用水 医院饮用水的供应模式视各医院的规模、建筑功能而灵活组织，一般情况分为分散型供应模式、集中式供应模式、混合供应模式、直饮水模式四大类。

其中生活开水的水温应需经过开水锅加热达到沸点温度，并持续 3 分钟。分散型开水制备设备可分为传统开水器、沸腾式开水器、步进式开水器、即热式电开水器、数码电磁开水器等。而直饮水采用城市自来水经直饮机处理、消毒、净化后可直接饮用，水温一般为 10 ～ 30 ℃。医院的生活开水水质应符合 GB5749《生活饮用水卫生标准》和 CJ94—2005《饮用净水水质标准》的要求。

根据 GB50015《建筑给水排水设计规范》，可依据建筑物的性质和地区条件设定医院饮水定额及小时变化系数（表 4-6）。

表4-6 饮水定额及小时变化系数

建筑物名称	单位	饮水定额（L）	小时变化系数
病房	每病床每日	2 ～ 3	1.5
门急诊患者	每人每日	1 ～ 2	1.5
医务人员	每人每日	1 ～ 2	1.5
医院后勤职工	每人每日	1 ～ 2	1.5

饮水定额数据来源于中华人民共和国住房和城乡建设部《建筑给水排水设计规范》[GB50015—2003（2009 版）]．2009.

5．消防设备 消防给水设备是建筑消防给水系统的重要组成部分，其主要功能是为建筑消防给水系统存储并提供足够的消防水量和水压，确保消防给水系统供水安全。消防给水设施通常包括消防给水管道、消防水池、消防水箱、消防水泵、消防稳（增）压设备、消防水泵接合器等。

自动喷水灭火系统是由洒水喷头、报警阀组、水流报警装置（水流指示器、压力开关）等组件以及管道、供水设施组成，并能在火灾发生时响应、实施喷水的自动灭火系统。依照采用的喷头分为两类：采用闭式洒水喷头的为闭式系统，包括湿式系统、干式系统、预作用系统、简易自动喷水系统等；采用开式洒水喷头的为开式系统，包括雨淋系统、水幕系统等。

（二）排水系统设备设施

1．生活排水 生活排水包括有生活污水及生活废水两类。其中生活污水系统包括有大便器（槽）和小便器（槽）等设备产生的污水。其主要设备设施为化粪池、污水泵坑、提升泵、单流阀等，所有生活污水需要经化粪池或污水处理设施处理后排入市政污水管网。生活废水系统包括有洗脸、淋浴、洗衣和厨房产生的废水。生活废水经过处理后，可用来冲洗卫生间、绿化浇灌、道路冲洗以及洗车等。其主要设备、设施包括油水分离器、隔油池、提升泵、单流阀等。

2．医疗废水 医疗废水排水系统为排出医疗活动中被病原体或放射性物质污染的水体的系统。医疗废水的水源成分相对复杂，不同部门科室排出的污水成分和水量也各有不同，除含有大量的细菌、病毒等致病原体外，还含有化学药剂、重金属、消毒剂、有机溶剂、酸、碱和放射性同位素等，对其排水管道及污水处理设施要求较高。

其中特殊医疗污水处理包括有放射性废水、酸性污水、含氰废水、含汞废水、含铬废水、洗印废水、高温废水、感染性废水。主要使用的设备、设施有衰变池、废液收集设备等。

3．雨水系统 屋面雨水系统为收集排落到医院建筑物屋面上的雨雪所组成的排水系统。其主要设备设施包括雨落管、雨水箅子等。

三、医院给排水系统设备设施的运行管理

（一）设备设施运行管理

1．管网系统设施运行管理

（1）所有管水维修人员应熟悉医院内所有给排水系统管路走向、污水集水位置及分区、水泵数量等。

（2）给水管道的检查：维修养护人员检查给水管道及阀门的使用情况，经常注意地下有无漏水、渗水、积水等异常情况，如有应及时进行维修。

（3）给水管道的维修：漏水是给水管道及配件常见的主要问题。明装管道沿管线检查即可发现渗漏部分；暗埋管线要判断其漏水位置，并进行开挖作业。

（4）室内外污水泵坑、化粪池、隔油池、雨水调节池清掏维修人员应严格遵守安全操作规程及有限空间相关操作规定，持有限空间作业证才可进行清掏，并做好自身安全防护。

（5）医疗机构的各种特殊排水应单独收集并进行处理后，再排入医院污水处理系统。其中放射性污水的排放应符合 GB18871—2002《电离辐射放射卫生防护与辐射源安全基本标准》

的要求，低放射性废水经衰变池处理。口腔科含汞废水进行除汞处理。检验室废水根据使用化学品的性质单独收集、单独处理。

（6）地漏是室内排水系统与室内空间的分界面，用来保证和维持地漏中的水封存量，是维护室内环境不受污水系统污染的基本措施。故定期对室内卫生洁具、地漏基础设施的下水系统进行巡检，及时查看排水设施是否齐全、水封是否起作用，保证排水畅通及室内环境舒适。

2．水泵房设备运行管理

（1）建立健全二次供水卫生安全运行管理制度，二次供水设施管理岗位责任制度，二次供水单位清洗消毒制度，供水、管水人员预防性健康体检制度及体检不合格调离制度，涉水产品、消毒产品索证制度，供水、管水人员培训制度，供水系统卫生安全发生异常和污染应急处置预案，设备、设施运行记录制度，设备、设施日常巡检、维护、保养制度，供水系统卫生安全相关资料存档制度等相关制度。

（2）二次供水管理人员应持有从业人员健康证明以及卫生法规知识培训合格证，并需要每年进行换证工作。

（3）每日巡查生活水泵房，定期对水箱进行清洗消毒，巡查增压供水设备及管道阀门、水质消毒设备及安全阀效验周期，检查时人孔应为密闭状态、锁具完好，水位计工作正常，查看通气管口、溢流排水口防护网应无破损。

（4）水质情况：医院生活给水水质应符合 GB5749《生活饮用水卫生标准》和卫生部制定的《生活饮用水水质卫生规范》等标准的规定，并定期对医院进户主管网、水箱出水点及末端用水点进行水质检测。

3．医疗设备运行管理

（1）操作人员严格按照操作规程要求进行操作。

（2）运行人员应对设备的运行情况及相关仪表、阀门进行经常性检查，并应做好设备运行记录和设备维修记录。

（3）按照设备维护保养的规定，定期进行维护保养。

（4）根据原水水质、环境温度、湿度等实际情况调整消毒设备参数。

（5）采用定时循环工艺时，循环时间宜设置在用水低峰时段。

（6）设备档案、质量应齐全。

4．饮用水设备管理

（1）定期对直饮水系统中的精密滤芯进行查看，发现变色或泥沙沉积现象应及时进行更换。

（2）对活性炭滤芯根据用水量及时进行更换，一般为 1 年更换一次。

（3）反渗透膜的寿命一般为 2 ～ 3 年，到期应及时更换膜组件。

（4）开水器应定期清理内胆，更换滤芯，防止水垢产生。一般最长清理周期为每年一次。

（5）定期巡检开水器，对其安全性能及其他一些隐患进行仔细的检测和排除。

（二）设备设施维护保养

1．供水管网日常维护保养

（1）对于室外管网应做好管线保温，并定期巡查填补防腐涂料，以延长管网的使用寿命。

（2）每日查看能耗监管系统内院区给水管网压力情况（图 4-2、图 4-3），发现压力异常报警时应现场查看原因，避免出现长时间的地下管网漏水情况。

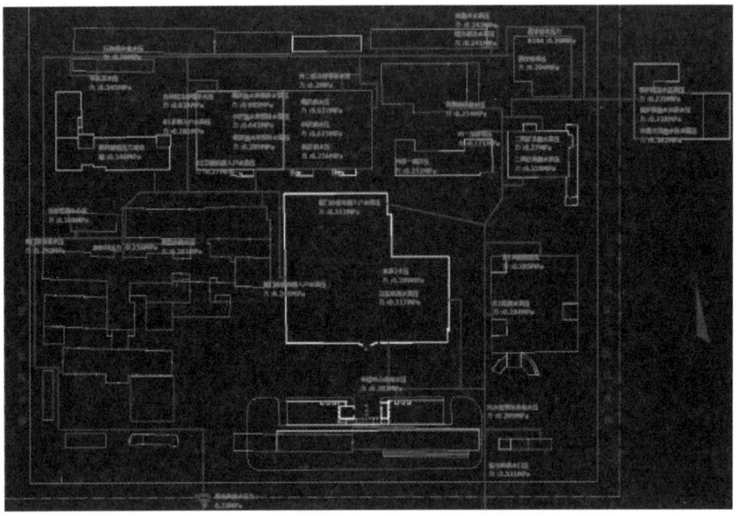

图 4-2　北京大学第三医院水管网压力监测图

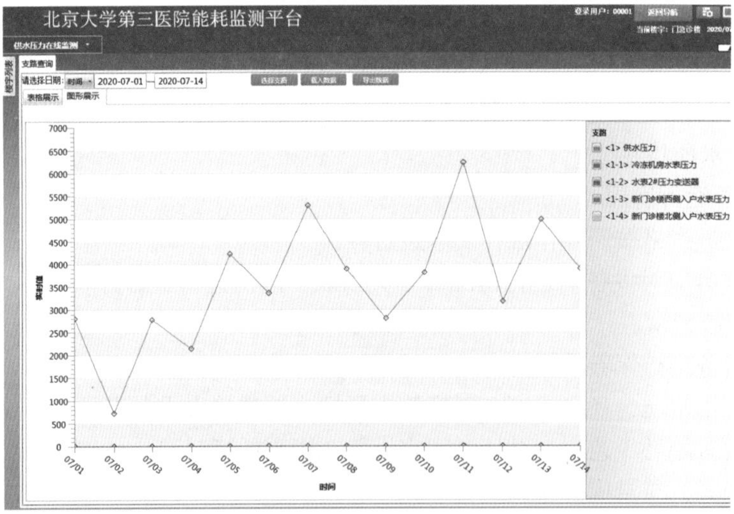

图 4-3　北京大学第三医院供水压力监测平台

（3）定期对医疗用水管网的阀门、水表和水嘴等，检查自动排气阀、减压阀工作情况，记录压力参数及水质，出现问题应及时处理。

2．给排水水泵日常维护

（1）二次加压给水泵日常维护：所有水泵应保证随时均可以投入使用，所有长期停用的水泵应每月至少进行一次预防性运转。水泵每次启动或停泵后，都应仔细检查有关仪表、指示灯及水泵运行是否正常，发现异常及时维修。除此之外，应做好水泵定期维护工作，维护内容见表 4-7。

表4-7　水泵定期维护内容和周期

维护项目	维护内容	周期
泵体	表面清洁，壳体及基座腐蚀、密封泄漏、泵体固定、联轴器与轴的磨损情况检查及处理	至少每月一次
润滑	加注润滑油	至少半年一次

（2）污水提升泵日常维护：定期对密封环进行更换；电缆每年至少检查一次，若破损应及时更换；每年至少检查一次电机绝缘及紧固螺钉，若电机绝缘阻值下降应及时更换、维修，若紧固螺钉松动需重新紧固。

（3）管材的日常维护：利用不同管材的对比探究结果，对医院所有供水管线的材质进行分类汇总，利用大数据对各管材的使用情况进行研究，分析不同水质对管网材质的影响程度、不同使用年限的管材腐蚀情况等，提出管材选用顺序的技术建议，防止出现供水安全隐患。

3．污水系统设施日常维护

（1）定期检查室内排水管道是否生锈、渗漏等现象，发现隐患及时处理。

（2）定期对室内二级污水泵坑、雨水泵坑、室内油水分离器进行清掏，防止发生冒流、溢淌。其中每天定时清理厨房隔油设备及隔油池。

（3）定期对排水管网进行巡检，并查看其是否堵塞、坡度是否正常，如发现堵塞或水流不畅现象应及时进行疏通作业。

（4）定期分段检查室外排水过井，特别是管道设置坡度较小、水流量较小的管段，易产生淤积沉积。并且管道破裂大多出现在地基不均匀沉降、地面出现过量冲击负荷、管道埋深过浅、管材材质老化等情况中。因此管道接头处、管道与排水井连接处易发生漏水现象，需定期排查、及时维修。

（5）定期对楼顶防水及雨落管进行巡查，保证防水的完好度及雨落管无杂物且排水畅通。定期对雨水箅子及雨水管线进行清污，保证其汛期排水正常。巡检雨水调节池及雨水渗透设施，保证其使用效果。

（三）设备设施应急管理

1．给水系统设备故障发生及处理

（1）给水系统设备故障应急管理要点

1）对于末端卫生洁具设施，应定期进行巡检，查看设备故障原因，并制定标准化的处理流程图及标准化事件分析单，总结经验，防患未然。

2）制定各类跑水事件应急预案，将预案中各部门、人员、联系方式明确，并定期进行实际演练，汇总后改进、修正。

3）清洗水箱应尽早通知相关用水部门，做好停水的工作安排，清洗时间安排在用水量少的日期和时段；充分发挥双水箱配置的优势，交换分别清洗。

4）供水泵维修：供水设备都配有备用泵，以切换水泵的方式，不影响供水。

（2）给水系统停水维修：使供水管道内失去水压，在较低部位出水口放水时，上部管道因水量被排空，使外部空气进入管道。恢复供水时，采取在最高出水点处排水的方式，有利于排出管道内初期供水的积水，保证水质。

对供水有特殊要求的地点，如血液透析室、锅炉房、中心供应室等，应摸清其用水特点，采取有针对性地配置必要自备储水设备等措施。

2．排水系统设备故障发生及处理

（1）室内排水管道堵塞时，应首先判断堵塞物的位置，在靠近检查口、清扫口、通气管等处，采用人工和机械疏通，无效时采用拆管疏通，或行大开孔以排除堵塞。室外排水管道堵塞时，首先应将检查井中的沉积物用钩勺掏净，然后用毛竹片进行疏通，再用中间扎有铁丝球的麻绳来回拉刷；同时用水冲淤，无效时则采用高压水枪疏通或在堵塞位置上进行破土开挖，采用局部疏通。

（2）器具排水设施漏水或堵塞时，应将排水设施拆除，将下水管或地漏周边拆除干净，便于使用疏通机进行疏通。

（四）新技术在给排水系统管理中的应用

1．新技术在给水系统管理中的应用

（1）可主动利用能耗监管系统，将人为查漏有效转换为系统机械自主查漏，即采用管网低压报警系统。配合定期人为巡检和水力平衡测试，可极大减少人工查漏的弊端，更加准确高效地保证给水管网安全。

（2）主动探寻节能型水泵、超高效三项电机等先进设备的使用方法及优势，淘汰老旧高耗能水泵；挖掘节能潜力，使后勤信息化与自动化相结合，能更加高效安全地运行。

（3）发掘无负压设备的供水用水优势，将24小时水质在线监测、水质报警及自动冲洗、智能远控及动态监控、回水循环及净水长鲜、静音运行及节能安全、原水利用及节约资源结合为一体，使供水设备更加安全可靠。

（4）利用24小时水质在线监测系统，时时监控水中浊度。水的浊度是水中的不溶性物质引起水的透明度降低的量度，而浊度是重要的水质指标。水浊度降低的同时水中的细菌（大肠菌等）、病毒、隐孢子虫、铁、锰等的浓度降低。利用水质浊度传感器，可对医院主管网供水水质进行监测，每日进行数值查看，确保医院水质安全。

（5）利用设备全寿命周期管理，将巡更系统与设备安全相结合，对每个重点设备进行物质寿命、经济寿命、技术寿命和折旧寿命分析，及早排除供水设施的初期故障、衡量设备更换周期，以保证供水设备使用的安全。

2．新技术在排水系统管理中的应用

（1）异味处理方法：为响应“厕所革命”，后勤部门应治理排水臭气问题；并结合地漏水封易干涸、手盆下水管反水弯存水少等情况，进行专项巡查，定期加水，改善室内空气环境。

（2）噪声处理方法：伴随着近代工业的发展，噪声污染已成为人类的一大危害，其中排水噪声主要分为水流噪声、落水噪声、冲击噪声。通过优化系统以及改进管材形态、类型，使其对管网冲击减少、优化排水噪声。

（3）建设—拥有—运营（BOO）管理模式：基于近年来公共服务领域所采取的，用竞争性方式选择具有投资、运营能力的社会资本服务的理念，提出采用BOO模式。由环保技术服务公司负责投资建设运营，医院支付运营费用，实现医疗污水达标排放。此方式可迫使其提高日常运行维护水平，保证污水处理系统运行的质量。

（4）雨水渗透、收集与利用技术：通过室外透水砖将雨水进行收集，排入雨水调节池内，并利用微润灌溉和痕量灌溉等技术，将“海绵城市”理念利用在医院雨水系统中，最大限度地减少灌溉水在各个环节的损失，提高水资源的利用效率。

四、医院给排水系统能源管理

（一）节水相关措施

1．管理节水　通过对医院内用水计量的完善——在供暖系统、空调系统、游泳池、中水贮水池等特殊部位用水的补水管道上加装水量计量仪表，对补水量进行计量。定期对各种计量数据进行统计，可直观地分析出各种水量的变化趋势和节水潜力。配合计量器具的完善，可间接实现以下管理节水方法：

（1）水平衡测试：通过利用能耗监管系统，可随时对各用水单元的输入和输出的数量进行测试、统计、分析，确定各单元用水参数的量化数值和平衡关系，评价其用水合理程度。

（2）合同节水管理：利用合同能源管理（EPC）的理念，将合同节水管理与现有水资源管理手段相结合，通过用水定额管理、取用水许可管理、用水水价管理、特殊用水管理等方式，使用水户与节水服务机构双方合作。由节水服务机构完成节水项目投资、建设和运营，它通过分享节水效益、提供节水效果保证或托管用水费用的方式得到投资回报。此方式是以节省的水资源费用来支付节水项目全部成本的节能投资方式，不仅可让医院使用前沿的节能产品和对现有设备进行升级，而且可以降低目前的运行成本、提高能源的利用效率，达到管理节水的目的。

（3）节水宣传和培训：建立并实施节水宣传和培训制度，有计划地向员工传达节水方针和目标，定期宣讲节水知识、张贴节水标识和标语、培训节水技能，以提高节水意识、培养节水生活和工作模式。

（4）巡检制度的完善及落实：制定用水规划和节水措施并加以实施。同时建立供水、用水管道和设备的巡检、维修和养护制度，编制完整的用水管网系统图，定期对供水、用水管道和设备进行检查、维护和保养，保证管道设备运行完好，漏损率小于2%，杜绝“跑冒滴漏”现象长时间出现。

（5）供水设施设备调配：根据可利用的有限波动压力供水条件，合理选择水泵扬程，根据供水系统设计规模和用水量变化特征，考虑水泵机电效率及气压储水条件因素，合理确定工作泵的台数及其控制方式。

2．技术节水　面对我国水资源短缺的现状，医院必须要尽快采取有效的节水措施，从而减少水资源的浪费。因此，必须要应用节能、节水技术，通过采用节能、节水技术，能够对给排水工程中的大量用水进行有效的控制和管理，避免出现水资源浪费的情况，还能够提高水资源的利用效率。

（1）节水型生活用水器具选择及使用：依据水嘴、坐便器、小便器、便器冲洗阀、淋浴器、蹲便器用水效率限定值及用水效率等级的相关要求，结合最新发布的《水效标识管理办法》及《坐便器水效标识实施规则》，可采购节水型器具进行有效的节水。

（2）大型用水设备节水应用：采用空调冷却水循环节水技术，用药剂对循环冷却水进行处理，提高循环冷却水的浓缩倍数，增加换热效率，间接节水；调研、更换节水型冷却塔，增强节水率；同时对空调冷凝水、供气锅炉冷凝水进行收集、处理和利用，提高节水效果。

（3）新技术应用：随着医院布草洗涤量的逐步增大，洗衣设备耗水严重且排污较多。针对这一情况，可利用电化学的方法除去洗涤物的污渍，并对洗涤用水进行处理，使水质达到循环使用的要求，避免因为洗涤物未能充分甩干而浪费水资源。

（二）节能设备应用

医院建筑内部用水占据的比例逐年增加，使得建筑节水设备的选择和应用受到越来越多的关注。大力推广和普及建筑节水设备是提高用水效率的重要环节之一，对促进生活节水、普及和提高全院的节水意识具有重要意义。

1. 中央纯水系统 为保障医院内各医疗用水水质需求，在运行管理纯水的过程中，通过对中央纯水系统的运行原理和利用效率分析，得出集中型中央纯水系统较分散型医疗用水系统供水技术可靠性高、水质稳定、维修维护成本低。因此中央纯水系统处理方式可实现大型医院运行成本最小化、经济效益最大化的目标，较传统的分散型纯水机更适合现代医院的建设理念。

2. 节能型水泵 通过对医院中央空调系统运行参数的采集，从水泵设备和与其相连的管道系统优化等方面入手，在确保满足室内制冷和制热量的前提下，以不影响系统正常运行为原则，淘汰高耗能电机的水泵，采用新型高效节能水泵技术，实现循环系统的最佳运行工况。高效节能水泵采用独特的蜗壳设计和先进的工艺，使其具有效率高、温升低、可靠性高等特点，能够显著提高能效。它用高效节能水泵替换原有冷冻水泵，优化了冷冻水系统，降低水阻及无效能耗，节约电能。

3. 饮用水节水设备 使用节能型开水锅逐步替换传统开水锅，节能型开水锅加热方式为逐层加热，水未达到沸点不出水，流出的水一定为100%的纯开水；且节能开水锅采用环保聚氨酯，内胆外部整体发泡，热损失极低，较采用自然空间隔热、易烫伤手和浪费能源的传统开水锅更加节能和安全。其节电率可达到20%以上。

第五节　医院医用气体系统

一、医用气体系统概述

医用气体是指医疗活动中所使用的气体，医用气体的使用涉及医疗、教学、研究等各个方面。随着医疗卫生事业的不断发展和科学技术水平的不断提高，人们对医用气体重要性的认识也逐步提高。

医用气体系统已在GB50751—2012《医用气体工程技术规范》中被明确称为生命支持系统，用于维系危重患者的生命、减少患者痛苦、促进患者康复，并用于驱动多种医用治疗工具，具有极其重要的作用。

二、医用气体系统构成

医用气体系统主要由医用氧气系统、压缩空气系统、负压吸引系统、气体汇流排系统、医用气体监测系统等系统构成。

（一）医用氧气系统

医用氧气是医院最常用的医用气体，一般由液氧、制氧机组、氧气汇流排组成。目前大多数医院采用液氧为主，氧气汇流排及制氧机组备用应急的三级系统供应方式进行供应。

1．液氧　液氧是通过液氧储槽集中供氧的系统，液氧储罐中的液氧经汽化器汽化后，再经减压器调压，通过医用氧气管道输送到手术室、抢救室、治疗室和各个病房的终端处，供医疗使用。一般液氧站配备液氧储罐不少于 2 个，单罐容积不应大于 5 m^3，总容积不宜大于 20 m^3。液氧储罐应设安全阀和防爆膜等措施；供应支路应设防回流措施；医用液氧输送和供应的两个阀门之间管道段有可能积存液氧，必须设置超压泄放装置。汽化器应设置为 2 组，且能相互切换，每组均应满足最大供氧流量。储罐接口应设置防接错和保护设施。液氧站选址宜靠近最大用户处，拥有较好的自然通风和采光，为相对独立的安全地带，与装卸区、辅助生产区及办公区分开布置。

2．制氧机组　制氧机组主要由分子筛制氧机、空压机、冷干机、储气罐过滤器、调压器（必要时应包括增压机组）等设备组成。应设置氧浓度及水分、一氧化碳含量检测系统和防回流装置。氧浓度低或压力低时，应能自动切换至备用氧气源。制氧机组站房宜远离空气污染的地区，靠近医院最大使用区域，有扩建余地，不应设置在地下或半地下，不应与汇流排设置在同一房间，应设置独立电源柜。

制氧机组由于能源消耗很大且氧气纯度很难满足《中华人民共和国药典》（简称《中国药典》）规定的氧气浓度≥ 99.5% 的要求，所以越来越多的医院选择用液氧来取代制氧机供氧。

（二）压缩空气系统

压缩空气系统一般分为医疗空气、口腔科专用气源，由消音装置、压缩机组、冷却器、储气罐、空气干燥机、过滤器、止回阀等设备组成。主要起到为手术室、病房、ICU 等重要区域以及口腔科治疗设备提供空气驱动动力的作用。

1．医疗空气　医疗空气系统应具有备用机组，宜选用无润滑油类型。应设置防倒流装置，储气罐应进行耐腐蚀性材料处理。进气口要远离污染物散发处，设置于室外，高于地面 5 m，与其他排气口等距离不少于 3 m，不得与医用真空汇、口腔科专用真空汇、废气排放放置在同一房间之内。机组进排气管采用柔性连接，过滤器不少于两级，过滤器过滤精度为 0.01 ～ 0.02 μm，效果达到 99.995%。机组四周留有 1 m 的维修通道。空压站房产生的噪声、废气、废水不应对周边环境造成污染。站房选址尽量靠近用气点位，远离污染，不得与负压真空系统放在一个站房之内。

2．口腔科专用气源　口腔科空压应为独立系统，不得与医疗空气共用。气源排气量不得少于 0.6 MPa，牙椅超过 5 台时，机组不得少于 2 台。总管处应安装止回阀，过滤器过滤精度为 0.01 ～ 0.02 μm，效果达到 99.995%。进气口设置于室外，与其他排气口等距离不少于 3 m。机组四周留有 1 m 的维修通道。

3．常用空压机类型　现在国内医院使用的空压机主要分为微油螺杆式空压机以及无油活塞式空压机两大类。

（1）微油螺杆式空压机：微油螺杆式空压机利用自身运转后在系统内部形成的压力，在压缩过程中，不断向压缩室及轴承注入润滑油。其设计特点为注入的润滑油可在转子之间形成油膜，副转子可直接由主转子带动，无需借助高精密度的同步齿轮，比无油螺杆式空压机更加经济。润滑油可以吸入大量的压缩热，因此单级压缩比即使高达 16 也可使排气温度不致过高，转子与机壳之间不会因膨胀系数不同而产生摩擦。其特点为可靠性高、震动小、效率高、相对不易损坏、气密性强、噪声小。

（2）无油活塞式空压机：无油活塞式压缩机通过曲柄摇杆的往复运动使圆柱面气缸的行

程容积发生周期性变化，当活塞向轴运动时，气缸容积增大，缸内为负压，空气通过进气阀进入气缸。当活塞向盖运动时，进入气缸内的气体受到压缩，气体内的压力迅速增加。当压力大于排气腔压力时，排气阀打开并排气。其特点为体积小，有效地减少了使用的占地面积。安装方便，只需要直接通电即可使用。无油润滑设计，解决了普通空压机定期加油保养的问题。

4．ETC 无油转换器 为了进一步提高压缩空气的质量等级、降低最大含油量，医院可在原有的空压系统下引进 ETC 无油转换器，对现有的空压系统进行改造。

ETC 无油转换器是用于催化分离压缩空气中的油蒸汽、残余油和挥发性有机化合物（VOC）成分的系统。其主要由空气预热热交换器、催化剂反应桶及干燥器 3 个主要部分所组成。处理的过程为来自压缩机的压缩空气气源经过空气预热热交换器被预热，然后进入装有颗粒状催化剂的转换器反应桶体中。转换器反应桶体中设有电动加热装置，它用以维持转化器净化压缩空气所必需的工作温度，温度一般为 140 ~ 170 ℃。当空气经过转换器后，所含的碳氢化合物被特殊的催化剂氧化。被净化的压缩空气再经过空气预热热交换器与来自压缩机的气源气体进行热交换，即使净化中的气源温度上升，同时使已被净化的气体温度降低。

经过 ETC 无油转换器后的压缩空气的品质远远超过了 ISO8573-1 的一级空气的质量标准（该标准的含油量为 0.01）。

（三）负压真空系统

负压真空系统是由中心吸引站的真空泵机组作为负压源，通过真空泵的抽吸使吸引系统管路达到所需的负压值，在手术室、抢救室、治疗室和各个病房的终端处产生吸力，主要用于吸除患者体内的痰、血、脓及其他污染物。负压真空系统由真空泵、真空罐、止回阀、水箱等组成，具有独立传染病科的医用真空系统应独立设置。实验室用真空汇与医用真空汇共用时应设置独立阀门及除污罐，储罐接口应设置防接错和保护设施。过滤器过滤精度为 0.01 ~ 0.02 μm，效果达到 99.995%，过滤器应采取滤芯性能监视措施。排气口应位于室外，不应与进气口位于同一高度，与其他开口距离不少于 3 m。各设备之间均应设置阀门或止回阀，每台真空泵应设置独立的电源及控制回路。真空泵应能断电恢复后自动启动，具备 24 h 监控能力和应急备用电源。污水排放应符合 GB18466—2005《医疗机构水污染物排放标准》。机组四周留有 1 m 的维修通道。负压真空系统站房宜布置在地下室，设在就近用气点，附近应设置废液处理及细菌处理设备，采取通风或空调措施。

（四）气体汇流排系统

气体汇流排系统是将数个气体钢瓶分组汇合并减压，通过管道输送气体至使用末端的装置，一般由氧气、氮气、二氧化碳、氧化亚氮、氩气、氦气、混合气等气体组成。气体汇流排应采取防错接措施，能保证持续供气。汇流排间不应设置在地下或半地下，且应防止阳光直射。地面应耐磨防滑，输氧量超过 60 m³ 应设置在独立的房间内。气瓶库房应空实瓶分开放置，设置防倾倒装置，库房内严禁明火。氧气汇流排应满足最大需氧量，单个气瓶输氧量超过 5 m^3 时，每组气瓶均应设汽化器。各种汇流排应在电力中断时保持持续供气。氧气气瓶库房及汇流排间应设置氧浓度报警装置，房间换气次数不少于 8 次 / 小时。

（五）医用气体监测系统

随着医用气体的需求与用量日益增多，并且使用方式呈多样化，同时医用气体设备的集成度、智能化也在逐年提升，这使得医用气体系统使用数据的监测和管理变得更加重要。最新发布的GB50751—2012《医用气体工程技术规范》中明确指出医用气体系统应该设置集中监测与警报系统。

医用气体监测系统是将数据集成到一台服务器上，对各种设备的压力、液位、浓度等物理量进行数据监测，便于设备运行参数管理和分析储存。系统能够采集来自各监测点的数据，运用数字化人机界面在本地实时显示各监测点的参数，同时利用传输模块将采集的数据传输至监测中心本地服务器。本地服务器通过运行管理对数据进行分析和储存，同时将数据上传并进行备份。根据现有站点情况，医用气体监测系统主要包含站点收集、数据分析、后台服务3个主要功能模块。利用数据挖掘技术对各参数数据进行分类和汇总，系统可以自动生成数据报表，分析出各种气体的运行趋势，便于资源的合理配置。实施过程中选用带模拟量输出的优质传感器采集液位、压力、水位等数据参数，分气缸、汇流排等出口压力则通过加装三通管接头并安装相应参数采集器来进行监测。

医用气体系统还可通过电子巡更方式对设备日常运行中的巡视、保养、保洁、维修改造等方面进行统计，同时结合设备采购、运行至报废等相关信息的录入留档，最终形成一整套医用气体系统设备全生命周期管理。

三、医用气体系统运行管理

（一）液氧系统

液氧供应是医院医用气体供应的重中之重，是患者的生命线，液氧站日常管理中要注重加强巡视力度，建立完善的巡视制度，巡视内容包括液氧罐液位、压力，分气缸压力、管道阀门及连接处有无漏气现象，其他设备运行中有无异常等。

每年应按规定完成液氧站各设备的检测和校准工作，确保液氧系统的安全稳定运行，内容需包括以下几点：

（1）储槽的真空度需半年检查一次。测量时，只需将金属热偶规管上的保护盖拧下，插上热偶真空计的插头，即可测到夹层真空度。真空度降低到66.7 Pa以下时与设备供方联系重新抽真空。

（2）液氧站所有压力表每半年校准一次。

（3）液氧站所有安全阀动作压力每年校准一次。

（4）调压阀的启闭压力每年校准一次。

（5）防雷及静电接地每年应检查一次，液氧气化站导除静电的接地电阻不得大于100 Ω，防雷击装置最大冲击电阻不得大于30 Ω。

根据液氧系统运行的特性应制定多项应急预案，定期组织相关应急演练，原则上每年不少于4次，通过演练使工作人员熟练掌握液氧系统的应急操作流程，确保日常工作的安全性。液氧站主要故障应急处理如下：

（1）液氧罐压力持续降低：当使用罐内压力持续降低且低于0.85 MPa时，通过调节稳压阀保持压力输出（压力维持在0.46 ~ 0.48 MPa），开启液氧罐备用罐升压器。当压力升到0.85 MPa以上后，切换到备用罐供气，维修增压器。如果备用罐升压器也无法启动，视情况启动汇流排。

（2）液氧罐压力持续升高：液氧罐增压器不停止且压力达到 1.1 MPa 时关闭增压阀；仍不停止且压力大于 1.3 MPa 时，打开泄放阀放气。待压力降到正常范围内，关闭泄放阀，打开增压阀，注意观察液氧罐压力。如继续冲高则进行维修，同时切换到备用侧。如果两罐增压器同时故障，视情况启动汇流排。

（3）液氧站分气缸压力高：液氧站分气缸压力高于 0.5 MPa 时，查看液氧罐压力，当液氧罐压力高时，参照液氧罐压力高处理方法。如果液氧罐压力正常，查看稳压器，调节稳压器，若分气缸压力无变动，则切换到稳压器备用侧；若稳压器备用侧也坏了，则切换到液氧罐备用罐。

（4）液氧站分气缸压力低：液氧站分气缸压力低于 0.45 MPa，查看液氧罐压力，当液氧罐压力低时，参照液氧罐压力低处理方法。如果液氧罐压力正常，查看稳压器，调节稳压器，若分气缸压力无变动，则切换到稳压器备用侧；若稳压器备用侧也坏了，则切换到液氧罐备用罐。

（5）液氧站起火：当液氧站起火时，查看火情大小，立刻上报，同时拨打报警电话。切断供气源，在确保自身安全情况下，积极进行扑救，减少损失。

（6）液氧发生泄漏：液氧泄漏应做到早发现、早排除、早控制，防止事故发生和蔓延扩大。发现隐患立刻上报，利用手持测氧仪查找泄漏点。通知保卫处，协助封锁现场，禁止液氧站周围出现明火及静电火花。查明泄漏原因，及时维修，同时视情况启动汇流排。液氧自然蒸发而产生的氧气会吸附在棉衣或头发上，因此在液氧附近停留一段时间的人员，离开液氧现场后 1 小时内禁止吸烟或接近火源。

（7）出现冻伤事件：要尽快将冻伤患者脱离液氧环境，救治的关键是尽早施行快速复温。把冻伤的部位浸泡在 42℃左右的温水中，若受冻者的手套或靴筒被液氧冻住，一时脱不下来，则可连同肢体一起浸入温水中，待融化后脱下。水温要维持在 37 ～ 45℃之间，要尽量避免受冻组织自融或处于 10 ～ 25℃的“危险温度”范围，以免失掉早期复温的时机。早期快速复温，往往可收到良好的效果，若出现水疱或血疱等严重后果，应及时送往医院进行专业治疗。

（二）空气压缩系统

空气压缩（空压）站房应配置相应的空压备用机组，采用分组循环交替使用的方式确保空压系统能保持“一用一备一修”的状态，从而不影响日常保养及维修工作。日常运行中应做到每日定点巡视，巡视内容包括空压机在运行机号、压力、每台空压机及其配套设备有无异常。定期由专业空压机维护人员做好空压机的维护保养以及表计、安全阀检测等工作，内容如下：

（1）对机器内外、散热器进行清洁。更换管道滤芯、三滤、维修包、机器皮带、机油等。定期检查主电箱，测试空压机运行状态。

（2）空压站房所有压力表每半年校准一次。

（3）空压站房所有安全阀动作压力每年校准一次。

空压系统一般出现故障时可开启备用机组供应压缩空气并维修，为防止特殊设备故障导致整体空压站房设备停用，可开启楼宇间旁通或增设空气应急汇流排等方式保障压缩空气的不间断供应。

（三）负压真空系统

负压站房也应配置相应的负压备用机组，采用分组循环交替使用的方式确保空压系统能保持“一用一备一修”的状态，从而不影响日常保养及维修工作。日常运行中应做到每日定点巡视，巡视内容包括负压真空泵在运行号、压力，负压水箱温度，各组负压泵及其配套设备状态。定期由专业负压泵维护人员做好负压真空系统的维护保养及表计检测等工作，内容如下：

（1）定期检查冷凝水分离、冷凝水泵。查看避震装置、真空度、单向阀的排气。测试水平面传感器及各安全连接点。定期更换细菌过滤器滤芯，清理负压水箱。

（2）负压站房所有压力表每半年校准一次。

负压系统一般出现故障时可开启备用机组并进行维修。平时应多关注负压水箱的水温和水位，及时补水，确保负压系统的持续运行。

（四）气体汇流排系统

气体汇流排是医院手术室、实验室用气的主要保障，宜设置成数量相同的两组，满足最大用气量且能自由切换。汇流排间应制定完善的日常巡视制度，工作人员应每日严格按计划巡视，巡视内容包括气瓶压力、气体输出压力、压力表及管道各部件是否正常、管道或气瓶有无出现漏气等。每半年按规定做好气体汇流排间内所有压力表的校准工作。

对于汇流排间日常存在的安全隐患要做到早发现、早解决，及时处理漏气、压力不正常等情况，确保汇流排安全运行。

汇流排所用气瓶应按规定存放在相应的气瓶库房中，制定相应的气瓶安全管理制度和事故应急处理措施，并有专人负责气瓶安全工作。气瓶库房的设置应符合 GB50016—2014《建筑设计防火规范》的规定。气瓶运送人员应熟练掌握气瓶运输、存储与使用流程和应急处理措施。要求气瓶供应商向医院医用气体管理部门提供足够的安全使用信息。气瓶储存区域应尽可能靠近运输点。除了搬运气瓶，车辆不应停靠在存储区域内。气瓶储存的区域应在总平面图清楚标示，当发生紧急事件时能立即识别。应在气瓶储存区域明显的位置使用安全警示标识牌和通告。气瓶库房应为专用空间，储存区域应通风良好，有防盗措施。气瓶库房门应保持锁闭，钥匙应由专人负责保管。不同种类的气瓶应分开存放。同一种类的气瓶储存应分满瓶区和空瓶区。储备气瓶的备用气量宜不少于 3 日。气瓶应按照先进先出的原则管理。

（五）医用气体监测系统

为便于运行管理，医用气体监测与报警系统宜集中设置。可使用医用气体气源报警器并应满足下列要求：气体气源报警器应安装在 24 h 有值班人员不间断监控的区域内，供电应接入医院的应急备用电源。应对每一个气源设备设至少一个故障报警显示，任何一个报警启动时，在气源报警器上会显示相应的故障设备；应每月至少一次对医用气体报警器进行检查和测试。

四、医用气体系统工作人员管理

医用气体工作人员应经过安全技术、操作和维修等岗位的学习，并根据其职责进行相应的培训和考核，分别取得压力容器安全管理人员证书和压力容器操作人员证书；还需通过消防安全的培训，熟练掌握防火和灭火的基本技能，熟练掌握医用气体设备和系统的工作原理和特点，具有安全意识和紧急处理能力。

医用气体系统工作人员应严格遵守有关的各项规章制度，对本岗位的安全负责。应熟练掌握医用气体设备及系统的工作原理和维护保养流程，严格执行操作规程，正确维护和操作设备，正确使用维修工具、防护用具和消防器材。按照巡视流程定期进行设备巡视，发现异常时应按照事故处理流程进行处理，并做好记录。按计划完成设备维护、保养工作，做好设备维护记录，发现故障和隐患及时排除，并做好记录。按照交接班制度进行交接班，详细填写交接班记录。

五、医院供氧系统升级改造

随着医院建设规模的扩大和医疗水平的提高，很多医院面临着新楼启用、床位扩充、治疗带增装等发展趋势，医用氧气的供应面临着很大的挑战。传统制氧机组供氧很难满足大多数医院对于氧气供氧量及纯度的需求，越来越多的医院需对现有的医用供氧模式进行改造升级，采用液氧代替制氧机组作为医院氧气供应的主要来源。

以北京大学第三医院为例，2014 年之前，医院由 8 套总容量为 240 m^3/h 制氧机组进行供氧，两组氧气汇流排用作为备用。随着医院新门诊楼及外科楼的相继启用，院内床位及治疗带数量增加，制氧机组需长时间满负荷运转，高峰时期甚至需要启用氧气汇流排来保障供氧压力和流量。为了满足日常氧气供应、提高供氧安全性和稳定性，医院于 2014 年 8 月完成了液氧站建设项目，使院内供氧模式升级为以液氧为主，制氧机组及氧气汇流排备用的三级保障模式。

在液氧站建设项目中，一般整体面积有限、建筑物间距较小的医院，选址都会成为项目中比较大的难题。《医用气体工程技术规范》的颁布填补了气体工程规范空白，规范规定了防火间距从 15 m 缩短至 10 m。项目组随即进行了多次现场勘测，最终确定了液氧站选址为新门诊楼北侧停车场区域。在工程设计方面，项目组对院区范围内进行氧气综合测算，在与设计院反复论证后，得出了 3 ~ 5 年内医院氧气的需求总量将会攀升至 321 m^3/h 的结论，估算出年用氧量为 1250 t 左右。之后项目组对用氧量和设备结构特点方面进行多次调研和讨论，选择了焊点少、使用寿命长的两个 10 m^3 液氧罐；同时采用 350 m^3/h 的蒸发器，它冗余量大、供氧能力强。项目组设计减压器与罐体分离、故障点分散这样便于维修，提高了保障能力。外围整体结构采用不锈钢围栏、阳光顶棚和铝合金龙骨，不仅美观且能延长设备的使用寿命。与传统液氧系统相比，该项目还增加了避雷系统；监控平台也打破传统，在现场监控的基础上，增加了远程监控与手机终端监控，进一步提高了系统安全管理系数。

此次氧气供应系统升级改造项目的完成，圆满解决了院区内供氧量不足的问题，且液氧系统冗余量大，能够满足医院 5 ~ 10 年内持续增加的用氧需求。三保险的供氧模式以及通过现场、远程、通信终端监控对系统运行工况的实时掌握，极大地提高了医院供氧保障系数。而且液氧系统不需要电力供应，极大地缓解了院内电力消耗和电力资源的占用，为医院节能减排起到了积极的推动作用。

第六节　医院电梯系统

一、医院电梯系统概述

电梯设备是高层建筑中垂直方向的有效交通工具，在医院环境体系中主要负责患者及医护人员往来交通，承担医教研及管理所需的患者转运、医疗物品运输、废物清运以及转运大型医用器材和精密仪器等重要任务。

（一）按功能分类

1．乘客电梯　是为运送乘客而设计的电梯，适用于高层公寓以及办公楼、宾馆、饭店、旅馆等。要求安全舒适、装饰美观。多数安装在医院的行政办公楼宇及员工活动较多的区域，少数部分安装在门诊楼及病房楼。

2．病床电梯　为医院运送病床而设计的电梯，其特点是轿厢窄而深，按照楼层使用需求可要求前后贯通开门。多数安装在医院的门诊、急诊、手术、病房，以及患者及医务人员活动较多的区域。

3．载货电梯　主要为运送货物而设计的电梯，适用于工厂、商店、仓库等，要求结构牢固、安全性好。一般安装在医院的门诊、急诊和病房区域，负责运送大型设备、生活垃圾、医疗垃圾、被服运送等。

4．杂物电梯　为图书馆、办公楼、饭店等运送图书、文件、食品等物品，但不允许人员进入的电梯。此种电梯结构简单，操纵按钮在厅门外侧，无乘人必备的安全装置，一般安装在医院的供应室、食堂、洗衣房等区域。

5．扶梯　是由一台链式输送机和两台胶带输送机组合而成，带有循环运动梯路，用于在建筑物的不同层高间向上或向下倾斜输送乘客的固定电力驱动设备。一般安装在医院门诊区域或人员较密集场所，起到人流分散作用。

（二）按结构分类

1．垂直电梯主要结构包括　曳引系统、导向系统、轿厢、门系统、重量平衡系统、电力拖动系统、电气控制系统、安全保护系统。

2．扶梯的主要结构包括　桁架、驱动机、驱动装置、张紧装置、导轨、梯级链、梯级、扶手驱动装置、扶手带、扶栏、安全装置。

二、医院电梯管理

电梯系统管理是其安全运行的基础和保障，其主要内容包括电梯运行管理、电梯维保管理、电梯设备档案管理。

（一）电梯运行管理

1．电梯日常管理

(1) 电梯设备管理：电梯管理人员处理各项与电梯相关的业务及行政工作，树立预防为主的工作思想。管理人员应掌握电梯的详细工况、性能等，并对维修类别进行梳理、归档、分析、统计，确保电梯安全运行；应对各种电梯制度进行技术把关，监督电梯的消防、安防规章制度的落实情况，协调好各工种与电梯的配合，积极学习国家相关法律法规、业内行业行规，妥善管理电梯等相关档案。

(2) 电梯外包单位管理：管理人员对外包单位负有监督、检查等责任。通过年度满意率调查等各种形式，对外包公司全年服务质量、人员工作水平、业务能力等进行评测，根据评测结果进行合同是否续签。

(3) 电梯卫生管理：所有人员在岗期间要保持双手的清洁，避免用手直接接触眼睛、口、和鼻腔。在饭前便后，接触楼梯扶手、电梯操作面板按钮、扶手后，按照七步洗手法洗手，有效消毒。在设备卫生管理方面，电梯轿厢内及厅门的清洁消毒，工作人员要根据配比浓度进行消毒作业，擦电梯时要佩戴口罩、胶皮手套，依据医院要求及现场实际情况，填写消毒工作记录。

(4) 电梯转运管理：各部门如有患者转运需求，可电话联系运行值班人员，告知所在楼层与需转运楼层，以便就近安排电梯负责接送。如果客流量较大，在电话联系后，规定时间内值班人员未等到转运患者，电梯将自动运行，需科室重新联系。电梯司机需根据科室位置合理调度电梯负责接送，在接到指令后到达指定楼层，将转运患者送到指定楼层后电话报告导梯已完成并做好记录登记。无人值守区域如有需要与电梯班领导联系，值班员接到上级通知根据情况给予安排。

2．电梯应急管理

(1) 电梯突发卫生事件运送管理：针对突发卫生事件期间，为保证电梯组人员及设备安全平稳运行，宜制定应急预案。应急构架内容应包含：应急小组组长、应急小组成员、电梯运行人员、维保驻场员工，应急电话应包含人员电话、电梯运行值班、维保值班、其他院区。

如接上级电话需专梯转运的情况下，电梯司机应手动操作到达指定楼层准备接送患者，并提前按好指定楼层后立即撤离该电梯待门口守候，且电梯操作方式保持在专用运行模式（此运行模式不响应其他楼层外呼）；待患者及医护人员到位后告知陪同人员关门按钮位置，自行运送。同时消毒人员提前至送出层位置守候，并准备消毒工具。待专梯转运完成后，司机立即锁梯停止该电梯运行，消毒人员开始按标准对电梯设备进行消毒通风流程，待消毒工作完成后方可恢复正常，做好相关记录。每栋楼宇应至少拟定一部电梯进行运送疑似或确诊患者，落实“一梯一消，专梯专运”原则。

(2) 电梯跑水、火灾、地震等应急处理预案管理：为了提高应对电梯运行使用中各类伤人和困人事件的能力，规范本单位应急救援预案的具体实施，应建立健全电梯乘客事故应急体系，规范本单位对伤人和困人事故应急处置工作，有效预防、及时控制和消除电梯伤人和困人事故的危害。

应急措施和救援方案是特种设备—电梯在管理运行过程中不可缺少的一项，具体制度与要求在国务院颁发的《特种设备安全法》中第六十九条中明确规定：特种设备使用单位应当制定特种设备的事故应急预案和救援体系。由此可见其重要性，可结合电梯设备实际情况特制定以下应急方案：

1）因停电造成电梯停梯：运行中的电梯如因供电线路的故障或限电等原因造成突然停梯，将乘客困在轿厢内，应采取如下方法处理：如果有司机操作，司机应对乘客说明原因，使乘客保持镇定并与维修人员联系，进行断电（拉闸）盘车放人操作。如无司机操作，维修人员到达现场后应与轿厢内被困人员取得联系，说明情况，使乘客保持镇定等待，若有备用电源应及时起用备用电源；若恢复送电要较长时间，则应进行盘车放人操作，解救被困乘客。

恢复送电后，及时与轿厢内乘客联系，重新选层恢复电梯正常运行。

2）因电梯故障造成电梯停梯：电梯运行过程中，因电梯故障等原因而突然停梯将乘客困在轿厢内时，维修人员应安慰乘客安静且等待救援，不要擅自行动，以免发生不必要的危险。为了解救被困乘客，应由维修人员或在专业人员指导下进行盘车放人操作，具体操作内容依照《故障状态救援操作规程》。在解救之前，主管和维修人员应做好下列工作：若有司机操作，司机应安慰乘客镇定等待，劝阻乘客不要强行扒动轿门；告知乘客不要依靠轿门，不要在轿内吸烟、吵闹；引导乘客务必服从应急救援人员指挥。

3）建筑物或电梯间发生火灾：应立即终止电梯运行，及时与消防部门取得联系，告知火情实际情况，如地区位置、楼层高低、灾情大小、有无困人等情况；并通报院领导及救援小组组长等相关人员。

对有消防运行功能的电梯，应立即砸开消防功能玻璃，并按动“消防按钮”使电梯进入消防状态。此消防状态启用后一般人不准许启动电梯，只有消防人员及有资格人员才能使用。对于无消防运行功能的电梯，应立即将电梯直驾驶或选层到基站，并切断电源，或将电梯停于火情尚未蔓延到的楼层。有关人员组织疏导乘客尽快离开电梯，在步行楼梯安全撤离，并将电梯至于“停止运行”状态，用手关闭轿门并切断总电源。井道内或轿厢发生火灾时，应立即停止运行并疏导乘客尽快撤离，切断电源，用干粉灭火器进行灭火扑救。相邻建筑物发生火灾，也应立即停梯，以免因火灾停电造成电梯停电而造成困人事故。

4）电梯漏水：电梯机房一般处于建筑物的最高层，底坑处于建筑物的最底层，井道通过层站与楼道相连。机房会因屋顶或门窗漏雨而进水；底坑除建筑物防水层处理不好而漏水外，还会因暖气、上下水管、家庭用水及由于施工不当而跑水等，使水从楼层经井道流入底坑。发生洪水时，井道轿厢及底坑各设施、电器开关等也会遭遇水淹。发生漏水事故后除在建筑设施上采取堵漏措施外，还应采取应急措施：①当底坑内出现少量水或渗水较多时，应将电梯停在二层以上，终止运行并切断总电源。②当楼层发生跑水、水淹而使井道或底坑进水时，应将轿厢停于进水层上一层，终止运行，切断总电源，以防止轿厢进水。③当机房或底坑进水较多，应立即停梯，切断总电源，以防止发生短路触电事故；发生漏水时，应尽快切断漏水源，以保证电器设备不沾水或少沾水。④漏水电梯在正常使用前应进行除湿处理，如采取擦拭、热风吹干、自然通风、更新管线及有关部件等方法。确认湿水消除、绝缘电阻经重新测试符合要求并经试运行无异常后，方可投入运行。电梯恢复后，对漏水原因、处理方法、防范措施等应记录清楚并存档。

5）发生地震：当地震震级为 4 级以下，烈度为 6 度以下时，应检查测试电梯供电系统有无异常，电梯主结构如机房、井道、轿厢有无异常。电梯以检修速度上、下全程运行若干次，发现异常立即停梯，由专业维修人员检查修理；电梯以检修速度上、下全程运行若干次无异常现象时，方可进行试运行，经多次试运行后，方可投入使用。

当地震震级为 4 级（含 4 级）以上，烈度为 6 度以上时，应由专业人员对电梯进行全面安全检验，无异常现象或对电梯进行检修后方可运行。

（3）其他应急情况：当扶梯、直梯由于乘客不当操作或者设备出现故障，导致人员摔倒、困人等不良后果发生时，现场人员应及时通知相关外包单位，服务运行单位通过电话或到现场安抚乘客。维保服务人员应设置围挡排查故障、鉴定事故原因，必要时保护好现场。外包单位人员应梳理、记录事件经过（包括记录时间、发生事件、谈话内容等相关信息），通知班组长，再由班组长汇报应急救援小组组长，组长给予对应指示。事件后期由班组人员带领外包单位负责人到保卫处中控室，确定事件影像内容，之后向保卫处申请予以保存。

为保证医院正常医疗秩序，保护自身和他人的安全，如发生乘客、患者等社会人员由诸多原因引起的情绪激动、言语过激，出现危险行为时，现场外包单位立即报告“110”处理。在保证自身安全的前提下，继续或由替班人员维持所在区域电梯运行秩序，保障其他乘客安全疏散。外包单位人员应梳理、记录事件经过（包括记录时间、发生事件、谈话内容等相关信息），通知班组长，再由班组长汇报应急救援小组组长后，组长给予对应指示。

（二）电梯维保管理

电梯维护保养单位需具有中华人民共和国特种设备安装改造维修许可证（电梯）B 级或以上级资质，需在城市范围内设有服务机构，具有工程技术人员及工作场所。

电梯维护保养内容包括但不限于如下内容：

1．保持电梯机房的清洁，对机房和轿厢照明进行维护。

2．对主机、控制柜进行注油和清洁。

3．对轴承和导靴进行润滑或注油。

4．对轿顶上所有安全装置进行检查和调整。

5．检修、润滑和调试层门、门铰链、门插销、按钮。

6．保持导轨润滑、导靴运行正常。

7．检查曳引绳张力和清洁。

8．定期检查维护限速器、安全钳及各项安全装置。

（三）电梯设备档案管理

为便于电梯的维护保养、分析电梯故障原因、及时消除电梯事故隐患、了解电梯日常管理的进展情况，需要对电梯涉及的有关全生命周期的各类文档进行管理与存档。电梯安全管理人员和医院档案管理人员负责电梯档案的收集、管理、存档工作，为电梯的安全运行提供准确的信息资料。需要纳入管理的文档种类如下：

1．技术档案　电梯随机出厂文件（包括产品出厂合格证、安装使用维护保养说明书、电梯主要部件型式试验报告书、装箱单、机房井道布置图、电气原理图接线图、电梯功能表、主要部件安装示意图、易损件目录）与注册登记表。

2．工程档案　包括电梯开工申报单、电梯安装施工记录、竣工验收报告。

3．日常维护档案　包括质量技术部门特种设备监督检验机构电梯验收报告和定期检验报告；日常检查、维护保养记录，大修、改造记录及检验报告；运行情况记录和交接班记录；事故及故障记录；电梯作业人员培训记录。

三、医院电梯设备定检与监督检验

以北京市为例，在电梯安全检验合格标志有效期满前 1 个月，医院应向北京市质量技术监督局特种设备安全监督检验所申请定期检验。电梯停用 1 年后重新启用，或发生重大的设备事故和人员伤亡事故，或经受了可能影响其安全技术性能的自然灾害（如火灾、地震等），须向北京市特种设备安全监督管理部门申请定期检验。电梯经较长时间停用，但尚未超过 1 年时间的，电梯安全管理人员可向医院行政领导提出安全检验申请，认为有必要的可向北京市特种设备安全监督管理部门申请安全检验。

四、医院电梯人员管理

医院电梯从业人员应经过相关技能的培训，取得合格的资质后方能上岗，且要定期参加安全培训和新技术培训，以紧跟现代社会的发展进程。培训后应进行相关知识的考核，考核内容应做到理论与实践相结合。司机及导梯应具有良好的形象、规范的语言和动作，以及合理的疏导方式，并以准确的操作提供优质、快捷、安全的服务。如发现隐患应及时提示、制止，必要时采取紧急措施。

（一）电梯司机服务人员

电梯司机负责为院内电梯提供相关服务，主要包括开、关电梯，合理引导、运送乘客，以及维持乘梯秩序、专梯驾驶，并提示乘客注意安全。从业人员应做到仪容、仪表整洁，举止文雅，服务热情，上岗前应先进行三级教育及岗前培训及考核，其内容应涉及礼仪、语言、电梯安全操作、法律法规等。每日首次开梯后，需操纵电梯至上、下端站空驶一次，确认无异常现象后方可接送乘客。交接班时查看运行记录，认真准确填写各项内容，接班人员未到岗时应继续值守并及时上报，不得擅自离岗。

（二）电梯导梯

领班人员不仅要掌握电梯司机的相关专业技能，还应知晓院区各就医区域的功能，礼貌引导就医人员，以身作则，传达、落实上级领导的工作安排，及时解决、汇报工作中出现的问题，每日巡查并记录，安排人员轮班、替班工作，负责员工的考勤统计上报，协助上级进行培训及考核，对工作中的用品进行申报、领取、发放，从而使用品合理使用不浪费。

（三）维保服务人员

维保服务人员应针对医院电梯的型号，进行有计划的日常保养工作。建立健全电梯系统检测制度，检测分为日常抽检、月检、季度检、半年检、年检。对发现的电梯事故隐患及时报修、及时处理，并认真做好电梯日常检查和维护保养记录，填写报修单。

（四）电梯值班

救援人员应 24 h 驻场（人员依据医院电梯数量而定，但不得少于两人，且应当取得相应的特种设备作业人员证），主要负责突发事件的处理及救援如困人、火灾、水灾、地震等。值班人员应主动巡视人员在岗、设备运行及卫生情况，如有脱岗等情况，应及时汇报并做调整确保医院电梯正常运转。

（五）安全管理人员

安全管理人员应取得特种设备安全管理的相关资质才可上岗，管理电梯的各项工作。熟悉并执行电梯有关的国家政策、法规，对医院所有电梯进行管理；结合医院各电梯的实际情况，制定相关管理制度，不断完善电梯的管理工作；检查和纠正电梯使用中的违章行为；负责各电梯运行的日常巡查工作并做好记录；制定和落实电梯的定期检验、维保计划；检查电梯安全注意事项和警示标志，确保齐全；妥善保管电梯钥匙及其安全提示牌；发现电梯运行事故隐患需要停止使用的，有权做出停止使用的决定，并立即报告上级部门；接到故障报警后，应立即赶赴现场，组织电梯维修作业人员实施救援；实施对电梯安装、改造、维修和维保工作的监督，对维保单位的维保记录签字确认。

五、新技术在医院电梯管理上的应用

（一）电梯优化调度分析

电梯资源的优化配比可以使医院各部门运作协调有序、高效运行，各医院应对现有电梯资源、运行模式、乘客人员等进行实地量化分析。

依据市场主要应用的 4 种电梯运行模式，如随机运行模式、奇偶层运行模式、分段运行模式及随机与分段相结合运行模式，医院可以基于这些运行模式结合医院建筑布局、楼宇性质、电梯数量、人流量等具体特殊情况为前提，在最符合医院患者需求的原则下，引入现有电梯周期（RTT）、5 min 载客率（CE）、电梯时间间隔（AT）参数进行定量分析，并结合实际优化电梯资源配比。

以北京大学第三医院为例，将电梯配置性能指标进行数据分析，首先通过横纵向 CE、RTT、AT 对比来筛选，CE 值越高、RTT（分钟）越少的乘梯方案为最佳方案，再结合医院实际运行工况、科室工作以及患者需求综合对比后确定电梯运行效率最优方案。

医院电梯管理部门只有建立在对环境了解的基础上，科学地安排，才可能有效挖掘资源潜力、提高工作效率，更好服务于患者于医院工作人员。

（二）电梯系统故障率的风险评价

为保障医院电梯运行安全，提高电梯风险评价精度，医院可以采用电梯系统故障率的模糊综合评价方法评估电梯系统。电梯系统风险评价的基本过程见图 4-4。

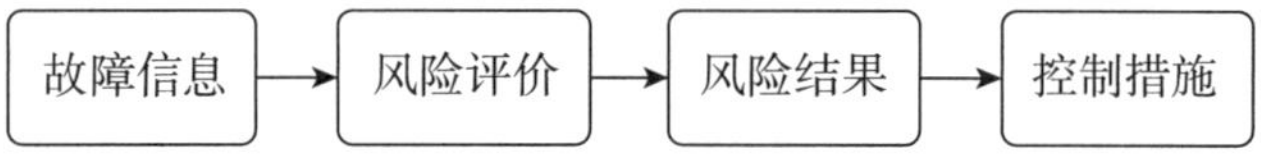

图 4-4　电梯系统风险评价的基本过程

以北京大学第三医院为例，根据医院电梯系统的监测数据，通过统计、分析系统历史运行故障，归纳出典型的故障并确定风险评价影响因素。电梯系统风险评价影响因素体系见图 4-5。

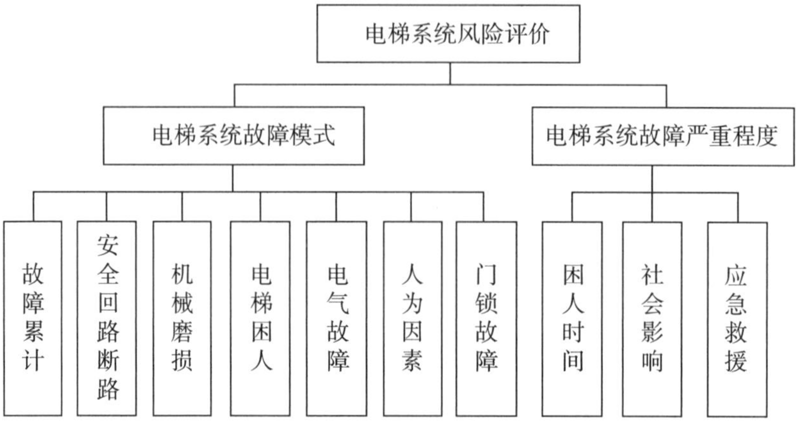

图 4-5　电梯系统风险评价影响因素体系

在此基础上，北京大学第三医院利用风险评价影响因素体系构建电梯系统风险评价模型，并建立相应的风险评价等级划分准则，运用风险评价方法对电梯进行实例风险统计。依据已有研究给出的电梯系统风险等级及相应风险值，综合评估电梯运行情况是否需要管理介入。电梯系统风险评价等级准则及对策见表 4-8。

表4-8　电梯系统风险评价等级准则及对策

评价等级	安全状态	风险值区间	对策
Ⅰ	好	0 ~ 2.5	继续保持
Ⅱ	较好	2.5 ~ 4.5	适当采取措施
Ⅲ	一般	4.5 ~ 6.5	采取对应措施
Ⅳ	较差	6.5 ~ 8.5	急需采取措施
Ⅴ	差	＞ 8.5	强制采取措施

（三）电梯物联网技术

电梯物联网技术是开展特种设备动态监控、风险管理及应急预警的重要抓手。通过应用物联网先进技术，可以实时监测电梯运行状态，同时结合电梯维护保养和监察信息，加强对电梯制造、安装、改造、维修、日常维保及检验检测等各个环节的监管，对电梯故障（事故）进行预警报警、分级响应和应急处置，提高电梯故障处理效率和日常维护保养工作质量。北京大学第三医院利用其监控数据，提升电梯安全监管工作的数据化、精细化水平，提高电梯管理效率、水平，控制和降低管理成本，加强对外包单位日常的维护的监管、使其工作到位，强化应急处理时效，保障医院电梯的安全平稳运行。

第七节　医院通讯系统

一、医院通讯系统发展概述

通讯行业随着使用特点不断演变，现今分为固定电话和移动通讯两类系统。

固定电话伴随着程控交换机问世开始投入应用。医院的固定电话也随着技术设备的不断更新，在便捷性、功能性方面不断演变。目前，程控数字交换与数字传输相结合，可以构成综合业务数字网，不仅实现电话交换，还能实现传真、数据、图像通信等的交换。未来，现代程控电话交换机将趋于向数字式时分制机型发展，采用通用微处理机和分布控制方式，使用高级语言，并采用模块化和结构程序的设计方法。医院固定电话的主要应用为语音通话功能，便于医教研各级工作的有序开展。

移动通讯在这几十年间则发生了深刻的变革，已经从仅支持语音的 1G 时代发展到如今的 5G 时代。1G 时代为采用模拟技术支持语音通话。2G 时代采用的是数字解调技术。支持上网功能，可以支持短信文本信息的传送，为移动网络的发展打下基础。3G 时代，多媒体移动网络开始应用。相对于 2G 手机只能打电话和发送基础的文本信息，3G 手机则已经大大改进了交流方式，能够支持小容量的图片和以 kB 为单位计算的视频传输。4G 时代是移动互联网时代的正式确定。在用户体验方面，4G网络作为最新一代通讯技术，在传输速度上有着非常显著的提升，理论上网速度是3G的50倍，实际体验也都在10倍左右。4G网络支持以GB为单位计算的文件的下载，在线播放数百MB的视频可以非常流畅。如今4G已经像基础设施一样，成为我们生活中交流领域最为重要的组成部分。5G时代为万物互联的时代。5G不再由某项业务能力或者某个典型技术特征所定义，它不仅是更高速率、更大带宽、更强能力的技术，而且是一个多业务、多技术融合的网络，更是面向业务应用和用户体验的智能网络，最终打造以用户为中心的信息生态系统。未来，5G将深耕到社会的各个专业领域，分类拉近万物的距离，通过相互且无缝的融合方式，便捷地实现人与万物的智能互联。鉴于移动办公的需求日益扩大，在医院层面，各大医院2G和3G移动网络覆盖相对完善，以院内语音通话为主的通讯设备也多集中在2G和3G手机。部分医院固定电话和移动通讯采用同一家运营商，实现了“固移捆绑”“组内短号免费互拨”，节约了医院运营成本。随着移动互联网的普及，文件、图片资料相互传递的需求日益增加。2017年，卫生和计划生育委员会发文，由铁塔公司牵头与医疗机构进行对接，采用“三网合一”的方式实现4G移动、电信、联通三家信号的整合工作。该项工作的积极推进，大大加快了医院4G发展的步伐，极大地提高了办公的效率。5G作为专项应用，其应用范围还在探索之中，目前在医院层面已经开通的应用领域包括远程医疗和远程教学等。相信不远的将来医院更多的领域会应用5G。

二、医院通讯系统构成

（一）医院固定电话通讯系统

固定电话通讯系统从外光纤接入至光纤分光器、光电转换器，接程控电话交换机至用户端。

（1）光纤分光器：（也叫分光器）就是实现光网络系统中将光信号进行耦合、分支、分配的光纤汇接器件。

（2）光电转换器：将光信号转换成电信号。

（3）程控电话交换机（stored program control telephone switching system）：简称为PBX，是计算机按预先编制的程序控制接续的自动电话交换机，全称存储程序控制电话交换机。程控电话交换机由硬件和软件组成：硬件包括话路部分、控制部分和输入输出部分，软件包括程序部分和数据部分。主要功能如下：

1）提高电话使用率，医院每一个科室都可以配置多个分机号码，可以选择是否开通外线、长途，便于内外部联系。

2）拥有电脑话务语音，可直拨医院各科室分机号码或人工查询，并进行号码转接至需要的科室，节省时间、提高办公效率。

3）有分机权限控制，进一步节省电话费用。

4）部分机型可以在PC端对程控电话交换机进行实时控制、话单实时查询，适合医院各级科室话费的独立统计核算。

（二）医院移动通讯系统

医院移动通讯系统主要涉及两类设备：发射信号设备和接收信号设备。

发射信号设备又名公用移动通信基站（简称基站），是指在一定的无线电覆盖区中，通过移动通信交换中心，与移动通讯终端之间进行信息传递的无线电收发信电台。基站设备包含 3 个系统：基带处理单元（BBU）、射频处理单元（RPU）、天馈系统。BBU 一般都放置在医院通讯机房，RRU、天线以及 GPS 和一些馈线都外置，一般放在医院弱电竖井和层间吊顶内。基站已经是整个通信过程中的末端部分了，在 BBU 之前还有更复杂的核心网，该部分不放在医院，因此此文不做赘述。

信号接收设备主要指移动通讯系统。它由 4 部分组成，即移动电话、基地站系统、移动业务交换中心、运行维护中心。其中 认证中心（AUC）与设备识别器（EIR）都属于移动通讯系统的数据库。认证中心的功能是为本地用户位置登记器提供一个与用户有关的安全方面的鉴别参数与加密密匙。设备识别器的功能是检查移动通讯的设备识别码（IMEI），以防止非法使用偷盗的、有故障的、未经许可的移动通信设备。设备识别器连接到移动业务交换中心，移动业务交换中心利用设备识别器来检查使用设备识别码的有效性。其工作包括以下环节：

1．开机入网。

2．移动用户登记。

3．移动用户的被呼叫。

4．呼叫寻找。主叫人拨发一个被叫电话号码，移动业务交换中心将被叫号码转换为移动通讯识别码，在基地站通过控制信道发出呼叫信息。

5．寻呼响应。开机后的移动通讯一旦从基地站的下行控制信道上收到自己的电话识别码，就通过随机接入信道向基地站发响应信号，基地站收到该信息后传给移动通信交换中心、根据信息中心的位置登记信号，可确定移动通讯处于哪一个无线区域。

6．建立连接。移动业务交换中心通过允许接入信令，为移动通讯指配一个独立的专用控制信道，建立起能识别的移动用户身份通道和各种数据，最后控制系统为此移动通讯分配一个业务信道。

7．摘机通话。

三、医院通讯系统管理

（一）通讯设备、设施维护和管理

固话通讯设备以程控交换机为主，该设备大多为运营商免费投放，医院自行采购的设备也基本与服务商签订维保协议。移动通讯以基站、天线为主，该设备为运营商免费提供给用户使用，因此在对设备本身进行维护时，需要医院内部维护人员和运营商共同维护。通讯设备、设施维护和管理主要包括以下内容：

1．医院内部人员维护内容

（1）每天巡视程控电话交换机、程控电话交换机计费系统、光纤交换设备、UPS 电池组、话务台、台式计算机是否正常，并清理灰尘。

（2）每天检查机房内温湿度，漏水、防火情况，包括消防器材状况及火灾隐患。

（3）每周对医院院区内部移动通讯信号进行巡视，功率不得低于 −80 dBm；对移动通讯信号机房巡视，保证机房环境整洁、安全。

（4）每月对各机房配线、通讯电缆、电缆的终端设备（接线柜、分线闸、箱盒）进行巡视，并检查触点、焊点、跳线、避雷器、保险器、接地装置，以及其他危险源。

（5）每月进行一次固定电话交换机配线与各楼配线的测试、校对工作。

（6）每季度对固定电话通讯设备进行技术维护，检查和调整触点组的弹簧压力，清理触点和焊点并稍加修理，清理台架和单个保险器的板片件，检查台架的紧固情况，检查、清理、修理配线架。

（7）每年进行一次院内各机房设备的检查、维护，检查、维护内容有避雷线是否连接正常，强电线路、弱电线路、传输机柜、整流机柜、阀控式蓄电池、话务台是否正常工作。

（8）保持机房环境清洁，定期除尘，消除隐患。

（9）保持固定通讯设备机房接地端子牢固，支架牢固，并可靠接地。

（10）保持机房环境温度控制在 20 ℃，温湿度应控制在 40% ～ 60%。

2．运营商或服务商管理内容

（1）保持机房环境清洁，定期除尘，消除隐患。清理设备内外部灰尘，不能用湿毛巾，需要用软布、干布擦拭，严禁液体流入线路。检查机房防盗设施（如防盗门窗）及失盗隐患，检查机房内低压通讯线路电磁干扰情况。对机房所有电源、空调设备工作参数设置点进行检查；对室内防水、防潮情况进行检查，如发现室内积水或屋顶漏水，则应立即通知相关科室组织排水、隔离设备。设备周围不得有杂物。机房是否超温有远程告警。

（2）对机房内外设备的机械部分、外观情况定期检查，关注各设备告警板及各设备单元工作状态、接地情况。检查所有设备电缆头、蓄电池连接条、插接件的完整性和紧固情况。保持排风口通畅，便于散热。定期检查设备的主要备件，出现故障能够在最短的时间内更换，以降低损失和影响。

（3）定期对设备机柜 / 架表面（包括机柜表面、柜顶、设备面板）、蓄电池、电源、微波等设备馈线进行清洁；定期对设备风扇组件及其滤尘网、电源设备滤尘网、空调室内机滤尘网进行清洁；空调室外机冷凝器用高压水枪清洗，冲到滴清水为好。

（4）定期检查市电电压，照明、电源插线板运行状态，为防止断电导致交换机数据丢失，尽量配备 UPS 应急电源。如果较长时间不适用交换机等设备，需要拔下电源，便于延长设备使用寿命。运营商应定期对 UPS 备用电池组进行全面维护，并对交换机板卡、电瓶状态进行测试，保障通讯语音状态稳定。

（5）采用分权限控制程控交换机，保持数据的安全性。同时，交换机的数据应定期备份，防止意外导致数据丢失。

（二）岗位人员管理

1．维护人员的管理要求

（1）医院日常通讯管理的记录：包括设备运行记录、巡视检查记录、值班记录、交接班记录、维护保养记录、维修应急记录、应急预案等运行管理记录，并建立周期性记录制度，记录应清晰、规范、完整，并准确反映事实情况。

（2）医院通讯维护人员应充分了解医院固定电话、院内手机系统的设备结构、性能及系统组成，熟练掌握固定电话设备维修的基本操作，了解院内手机系统设备维修的基本操作，并做好维修记录。

（3）为了保证日常固定电话通讯稳定，应对机房设备环境和分机线路进行定期维护。

（4）维护人员应定期进行中继线路的测试和电脑话务员的测试，发现线路故障应及时报修，以保证通讯线路的通畅。

（5）遇外出工作，维修人员应将报修接听电话呼转至随身携带的手机上。

（6）电话用户报修的故障应尽快安排解决，如遇特殊情况时应向电话用户说明原因。

（7）维护人员每个工作日应对工作站进行寻查和检查，如发现设备工作状态异常或设备工作故障应及时给予排除。

（8）如医院有话费核算要求，对于新装机的电话用户，应在第一时间录入计费系统。

（9）配线架与配线表应保持一致，如遇新装机、移机等线路调整应在配线表中及时更正，以便于今后的维修工作。

（10）遇到较复杂的电话外线障碍必须有两名线务人员相互配合，在确保安全的前提下完成故障的查修。

（11）医院运行通讯维护人员应经过通讯系统原理及日常设备维修维护培训后才能上岗，并定期接受新知识、新技术的培训，实时考核；同时需紧密关注通讯行业发展的动态及进程，将其应用于医院的各个领域，满足各项需求。

2．话务员的管理要求　话务室人员通过熟练掌握医院内部组织结构，保质、保量完成外线电话的接听、转接及内部电话的查号工作。其主要工作要求如下：

（1）对患者的询问要使用服务用语，不得与患者发生争吵，遇重要事件要记录。

（2）定期参加话务员业务专业知识及院内电话相关情况的培训。

（3）对变更后的电话号码要进行数据库的更新工作。

（4）正确操作话务台，掌握话务台的各项功能、操作使用程序和注意事项，操作时懂得充分利用各项功能键及注意事项。

（5）能熟悉医院挂号流程、上下班时间和与医院日常运行相关的知识，对医院周边情况比较熟悉，能热心为来电者规划就医路线。

（6）作为窗口服务部门，规范用语十分必要，以下为标准接听用语：

- 接电话时要说：“你好，这里是 XXXX”。
- 电话转线时要说：“请稍等”。
- 占线时要说：“占线，请过会儿再打”。
- 无人接听时要说：“对不起，电话无人接”。
- 要对方重复时要说：“请您再说一遍”。
- 当电话接通后对方没有声音或不讲话时，要说：“您好，请问有什么可以帮您？”或“您好，您的电话已接通，请问您能听见我的声音吗？”
- 对方表示听不清时，可稍微提高音量，确认对方能够听清了，再说：“请问有什么可以帮您。”
- 对方情绪激动时，可说：“我非常理解您的心情，但为了帮您解决问题，请您慢慢说，好吗？”

四、医院通讯系统应急管理

医院通讯部门属于医院机要部门，负担对内对外通信联系任务。因此，有效避免和快速解决通信系统故障，建立相应的故障应急处理体系十分必要。该应急体系应包括紧急联系电话，如运营商的维护电话、医院总机、保卫处以及重点科室电话号码，并对应急小组成员组成、不同情况下应急处理响应时间、不同范围故障的临时替代措施均有明确要求。在夜间或节假日期间无法短时间进行线路故障恢复时，采用移动通讯替代固定电话，以保证重点岗位通信不受影响。当发生机房火灾和停电事故时应及时采取相应措施。例如机房火灾时立即拨打“119”火警电话，并组织人员进行疏散和救助，同时与运营商沟通受影响的设备以及损坏情况。机房停电时，首先需确保UPS之间充放电正常，供电可靠；其次，查看交换机状态，如需停机重启时，必须按启动操作流程进行；最后，机房内存有易损件的备件（如二次电源和用户板卡），以确保交换机设备不遭到损坏。

第八节　医院物流传输系统

一、医院物流传输系统概述

（一）系统概述

医院物流传输系统是指借助信息技术、光电技术、机械传动装置等一系列技术和设施，在设定的区域内运输物品的传输系统。

我国自20世纪80年代引进了医用物流传输系统，彻底改变了医院的物流运输模式。这开启了医院内部物品运输由传统“专职配送人员 + 推车 + 电梯”的物流方式向自动化物流传输方式的改革，解决了医院传统物品运输中人员成本高、效率低、垂直交通压力大等问题。

医院物流传输系统用于建立医院内部各类日常医用物品的传输通道。采取不同的传输系统，可以进行血液、标本、放射科胶片、纸质单据、药品、器械、耗材、被服、医用垃圾等物品的传送。其应用价值及优势主要体现在以下几个方面：

1. 高效性　医院物流传输系统可24小时不间断地为医院内部物品传送提供强有力的保障。设定好的传送空间可以快速、准确地完成传递，加快医院物流的流转速度，为医务人员救治患者赢得了宝贵的时间，提高医院整体工作效率。

2. 安全性　采用点对点自动传输方式，降低患者及工作人员在院区内的穿插递送，避免了多人接触传输物品的现象。可通过对清洁品与污染品的明确划分进行管理，优化病理科、感染性疾病科等部门对于标本类或无菌类物品的转运方式，最大程度降低医院内出现交叉感染的概率。

3. 稳定性　从技术角度来讲，专业独立的设备系统及传输空间可以保证其低故障率运行；从配送方式来讲，优化了医用物品整体的配送环节，减少了人员配送的中间环节，避免了沟通不当所造成的医疗安全事故。

4. 节能性　利用医院物流传输系统可以大大节约医院在物流配送方面人力资源的成本消耗，降低院内空间的占用，一定程度地降低了电梯的使用频率，避免了电梯运行高峰期可能出现的拥堵，其低功耗也变相节省了电能。

5. 先进性　医院后勤保障信息化、智能化是当前医院建设新的标准。运用医院物流传输系统是提高医院整体运营管理水平的重要体现和保障，也是完善自动化运输配送体系的主要工具，进一步提升了医院后勤管理的现代化建设。

（二）系统分类

常见的医院物流传输系统包括气动物流传输系统、轨道式物流传输系统、自动引导运输车机器人传输系统、中型箱式物流传输系统等。

1．气动物流传输系统 气动物流传输系统是以压缩空气为动力，借助机电技术和计算机控制技术，通过信号网络全程监控，将所有工作站点利用传输管道连为一体，在气流的推动下，实现点对点传输。

2．轨道式物流传输系统 轨道式物流传输系统是借助计算机控制，利用智能载物小车在专用的轨道上进行物品传输的系统。

3．自动引导运输车（AGV）机器人传输系统 医用AGV机器人系统又称自动导车载物系统，是指在计算机和互联网的控制下，运用自主导航、多机调度、自动乘梯、物联网等领先技术，使无人驾驶自动引导车沿设定路径到达指定地点，完成物品搬运工作。

4．中型箱式物流传输系统 中型箱式物流传输系统是以传输箱为载体，通过水平传输轨道和提升机（在井道内“L”型或循环运行）相互协调配合，实现站点之间物品的传输。

每种物流传输系统因其设备组成、功能、工作原理的差异，承担着医院内不同物品的传输工作。最早开始使用且运用最多的是气动物流传输系统，随着医院各项工作发展，对物品传输种类及方式的需求也日益增长，最终形成多种医院物流传输系统综合交替使用的配送方式。几种比较常用的医院物流传输系统的对比可见表4-9。

表4-9 常用的医院物流传输系统比较

类别	传输模式	传输重量	传输速度	传输物品类型	优点	缺点
气动物流传输系统	管道传输	≤ 5 kg	5 ~ 8 m/s	血液、标本、药品、纸质物品等	对建筑结构要求小、造价低、密封性好、传输速度快、运输距离长	运送量小、运送种类受限
轨道式物流传输系统	架空轨道传输	≤ 15 kg	水平1 m/s，垂直0.8 m/s	血液、标本、药品、纸质物品、小型器材等	可连续发车、运量相对较大、稳定性强	速度慢、占用空间较大且受层高限制、不宜传送易碎和滴漏物品、维护成本较高
医用AGV机器人传输系统	无轨地面传输	≤ 200 kg	0.3 ~ 1.5 m/s	大批量医疗用品、手术室被服、供应科物品等	承载量大、信息化、使用范围广、高效灵活	投资成本高、运行维护费用大、安装环境要求配套、系统扩展工程相应复杂
中型箱式物流传输系统	输送线传输	≤ 50 kg	水平0.5 ~ 1 m/s，垂直2 m/s	批量药品、手术室器械包、库房用品等	快捷高效、传输量大、布局灵活	占用一些空间、不太适合作为老楼改造项目

二、设备系统介绍

（一）医用气动物流传输系统

气动物流传输系统一般由空气压缩机、工作站点、传输管道、管道转换器、转换中心、设备监控系统、传输瓶等设备组成。

1．空气压缩机 通过抽取及压缩空气产生正、负压来为整个气动物流系统提供动力，电力要求三相 380 V、50 HZ，功率 3 000 ～ 5 000 W。每台空气压缩机分别带动一条传输线路，20 ～ 30 个站点。

2．工作站点 工作站点一般由电机、转换筒、光电感应器、位置感应器、电机线路板、智能面板组成。根据其结构特性一般分为前置式站点、上置式站点、多发站点。前置式站点传输瓶投掷口在正前方，转换筒位置旋转切换，外观比较美观，适合门诊、病房等对外窗口，是目前使用率比较高的站点类型。上置式站点传输瓶投掷口在正上方，转换筒位置平移切换，相对前置式站点结构简单、故障率低，比较适合医技科室收发使用。多发站点是为了满足检验科等收发量高的科室从上置式站点演变而来，具有多个投掷口和接收长轨道，可一次收发多个传输瓶。

3．传输管道 传输管道采取嵌入式放置，和装修混为一体。一般分为两种材质，一种为聚氯乙烯（PVC）管道，其特点为速度快、载量轻、施工简单、成本低，是目前市面运用最多的管道材质；另一种为铝合金材质管道，其特点为耐磨性高、不易产生静电。

4．管道转换器 转换器是通过“一进三出”实现管线之间不同线路的转换，通过信号和光电感应器控制，按照发送要求自动配置路线。

5．转换中心 转换中心为定制产品，配有防撞模块，有很强的抗撞击性。在系统支路超过两条时，可提高支路之间的转换效率、节约转换时间，且支路之间不受影响，能存储传输瓶，保证管道运输的及时性。由于安装转换中心需要一定空间要求，设备间高度不够可能无法达到转换中心的安装条件。

6．设备监控系统 设备监控系统是一套独立专用系统，负责收集和发送传输指令，同时可以 24 小时监控物流各设备的工作状态，具有故障报警功能。操作人员可通过监控系统手动操作整个系统，也可查询系统运行情况的各项统计数据。

7．传输瓶 传输瓶也称载物瓶，是气动物流传输系统的载体，所有物品必须通过传输瓶来进行传递。传输瓶一般分为卡扣式和侧开式：卡扣式密封性最好，但使用频繁后容易造成瓶盖脱落；侧开式比较耐用，密封性较好，是目前最常用的传输瓶类型。根据传输物品的需求，可以定制不同长度尺寸的传输瓶。

（二）轨道式物流传输系统

轨道式物流传输系统一般由智能轨道载物小车、传输轨道、转轨器、自动隔离装置、操作控制台等设备组成。

1．智能轨道载物小车 智能轨道载物小车是轨道式物流传输系统的载体，材质一般为铝制或 ABS 塑料，主要由底盘和箱体两部分组成。底盘采用高强度全铝结构、高精度机床加工，箱体采用无障碍圆弧设计。小车配有自锁装置，自带红外线感应装置和防撞模块，部分小车选配有紫外线消毒功能。

2．传输轨道 传输轨道一般采用高品质合金，结构设计轻巧、承载力强、稳定度高。利用 CAN 通讯线传递信号，通讯稳定，抗干扰强。导电可采用无铅铜轨，确保环境无污染。

3．转轨器 转轨器一般采用一体化模块设计，非现场组装。采用步进电机编码制动一体化设计，可精确至 0.05 mm，最大化保证小车通过时平顺性，并提高转轨器和小车的使用寿命，大幅降低运行时噪声。

4．自动隔离装置 自动隔离装置一般包括翻轨器、防火门和防火窗等。材质、安装方法均需符合国家相关政策要求，系统可与院区内消防系统联动。

5．操作控制台　一般采用彩色触摸屏；具备通讯录功能；可设置快捷键，以实现快速发送、一键空车调度；可主动诊断与处理故障，实时查询与监控小车运输的整体过程。

（三）医用 AGV 机器人传输系统

医用 AGV 机器人传输系统一般由自动导车、工作站、中央控制系统等设备组成。

1．自动导车　运用激光导航、超声避障、智能传感、物联网等技术，实现无人驾驶的全自动运输配送功能。可根据不同运输需求选择不同型号，具有地图建模、路径规划、安全避障、远程呼叫、自动乘梯、身份认证、条码识别、自动充电等功能。

2．工作站　一般用于存储自动导车，根据导车型号配备对应充电桩方便导车充电。

3．中央控制系统　医用 AGV 机器人传输系统一般由科室在医院信息系统（HIS）中发起物品领用申请，信息系统下发任务到制定机器人。仓库管理通过密码、指纹、人脸、射频识别（RFID）等方式进行身份认证，开启机器人箱门，并扫描物品条码，放入箱体。机器人到达目的地后，语音播报或电话自动通知科室人员取货，取货时需要完成身份认证，完成后机器人自动返程充电。

（四）中型箱式物流传输系统

中型箱式物流传输系统一般由传输箱、水平传输轨道和提升机、双重定位系统、出入站点等设备组成。

1．周转箱　周转箱是箱式物流传输系统的载体，一般为抗冲击改性 PP 或 ABS 工程塑料材质，具有高耐用性，承载力强的特点。根据使用需求可分为标准周转箱（传输一般物品）、大型周转箱（传输大尺寸物品）、保温周转箱（传输需冷链保存的试剂、药品、标本等）、密码锁周转箱（传输贵重、保密物品或精神类药物等）。

2．水平传输轨道和提升机　一般根据建筑结构分为落地式水平传输轨道和吊架式水平传输轨道，水平速度一般大于 0.5 m/s。高速垂直提升机采用循环连续式，实现任意楼层间顺序配送，垂直速度最高可达 2 m/s。

3．工作站点　用于收发周转箱，一般为双层水平设计，可根据不同需求进行定制。

4．双重定位系统　定位系统通过红外线扫描仪和 RFID 识读器，自动识别周转箱，全程跟踪、实时定位，具有自动报警和自动回收功能。

三、设备运行管理

（一）岗位人员要求

医用物流传输系统日常值守及管理人员必须为医用物流传输专业厂家非试用期调试员、维保人员，或者接受过厂家培训后，熟练掌握院内各项物流传输系统操作软件、设备原理和日常维修保养方法的医院工作人员。

（二）人员培训和考核

针对各物流传输系统应制定详细的培训计划并执行，填写相关培训记录留档。培训记录内容包括但不限于培训时间、地点、人员、内容等，并附培训人签字。制定相关系统及消防安全方面的应急预案，每年完成至少 4 次应急演练，填写演练记录留档。应急演练记录内容包括但不限于演练时间、地点、人员、演练内容、问题与改进措施等。至少每月对物流传输工作人员应进行一次考核，考核内容应包括但不限于设备理论、设备实际操作、维护保养、设备安全管理等。

（三）日常操作规范和注意事项

1．医院物流传输系统专管人员必须制定各类物流传输系统的使用说明及注意事项。

2．物流传输系统运行前，需对使用该系统的医务人员进行全面培训，保证所有操作人员可以正确掌握系统的使用方法。

3．对物流传输系统的各类承载装置、工作站点按系统编号做好标识，并制作成表发放给各使用科室。

4．设备运行记录、巡视检查记录、值班记录、交接班记录、维护保养记录、维修应急记录等运行管理记录应齐全，并建立相应的周期性记录制度，记录应清晰、规范、完整，并准确反映事实情况。

5．工作人员应保证物流传输系统的正常运行，保障各科室正常使用，通过值班电话与各科室建立联系，实时了解各科室使用情况，对某些小的故障和问题及时处理、解决。

6．对使用频繁的科室操作、使用终端（例如检验科、特需门诊病案科等）和相对分级重要的科室，要加强进行定期巡视和检查，根据检查结果有计划地进行维修保养和零配件更换，保证这类科室的科室操作使用终端故障率降至最低。

7．应建立健全规范化的维修流程，且维修人员应充分了解医院所有物流传输系统的设备结构、性能及系统组成，熟练掌握物流传输设备维修的基本操作，并做好维修记录。

8．对于设备配件要做好台账明细，严格记录出入库数量，按需补充。

9．对于易造成交叉感染的物流传输设备必须按规定进行定期消毒清理，感染区和清洁区区分明确。

（四）设备维护和保养

1．气动物流传输系统

（1）定期对所有软件部分（主控程序）进行检测，及时升级新版本。

（2）定期对工作站点的机械装置和电子装置进行全面的维护保养并润滑。

（3）定期对转换器的机械装置和电子装置进行全面的维护保养。

（4）定期对风机和变频器进行全面的检查调整、维护保养。

（5）定期对电压进行测试，检查所有电路插头。

（6）定期对传输管道完好度进行检查并进行管道清理。

（7）定期对传输瓶完好度进行检查，做到及时更换。

2．轨道式物流传输系统

（1）定期对轨道小车进行平衡、定位及网络测试和常规清洁工作。

（2）定期检查传输轨道的完好度及各隔离装置工作状态。

（3）定期检查各站点控制台工作情况，对所有小车使用记录进行查看，对异常记录进行追溯。

3．医用 AGV 物流传输系统

（1）定期对引导车各项功能进行测试和调试。

（2）定期检查各站点充电桩工作情况。

4．中型箱式物流传输系统

（1）定期检查各站点周转箱使用情况。

（2）定期查看传输轨道完好度。

（3）定期检查提升机电机工作情况。

（4）定期对工作站点操作面板进行检查。

（5）定期对信息采集系统进行测试。

（五）设备常见故障

1．气动物流传输系统

（1）楼宇或层间内断电或电源盒、站点电源线路故障导致系统信号异常。

（2）线路板、变频器、机械配件损坏导致风机无法正常运行。

（3）线路板、感应装置、转换装置损坏导致管道转换器死机。

（4）电机、线路板、感应装置、转换装置损坏导致工作站点报警。

2．轨道式物流传输系统

（1）单片机损坏、信号异常、碰撞导致轨道小车无法正常行驶。

（2）控制板损坏、位置丢失、卡位或超时导致转轨器失效。

（3）微动开关、烟感器损坏导致防火门故障。

（4）电压过低、通讯异常、任务占用导致站点控制台报错或丢失文件。

3．医用 AGV 物流传输系统

（1）网络信号异常、识别功能失灵、电梯联动异常、碰撞导致引导车故障。

（2）引导车充电设备或充电桩损坏导致引导车无法充电。

4．中型箱式物流传输系统

（1）周转箱外观或开关损坏，影响物品的安全传输。

（2）传输轨道出现破损或断裂。

（3）提升机电机、电路板损坏导致无法正常运行。

（4）站点操作面板触摸不准确或失灵。

（5）传感信号中断或不稳定导致自动识别或收容功能没反应。

（六）设备应急管理

物流传输系统出现系统停用等重大事故时，视情况使用备用设备；如整体系统故障则需联系院内专业配送人员进行人工配送，待系统维修恢复。具体的物流传输系统应急流程见图 4-6。

四、物流传输系统节能分析与技术创新

（一）气动物流系统的节能增效作用

以北京大学第三医院为例，医院气动物流系统自 2012 年 2 月启动以来，一直高效稳定运行。下面是针对系统日常运行数据分析气动物流系统在医院运营中节能和增效方面的作用。

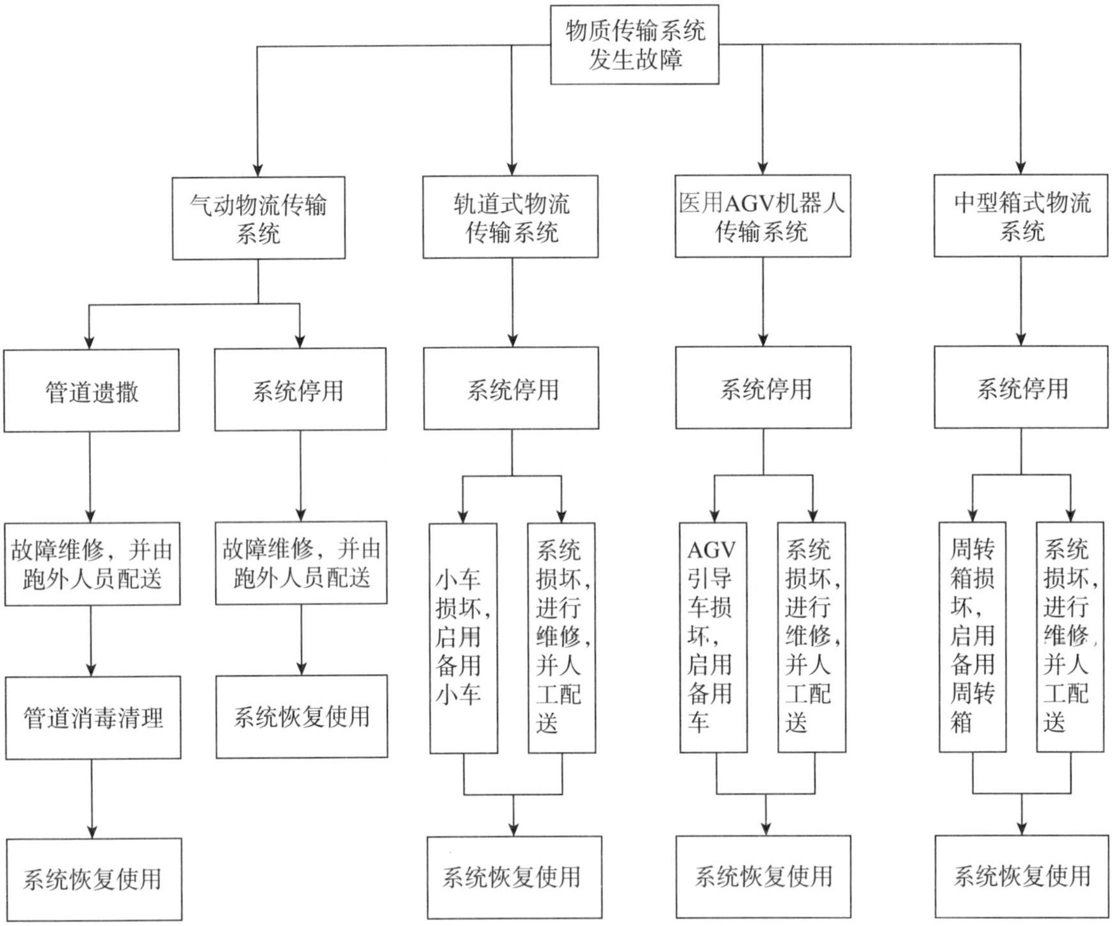

图 4-6　具体的物流传输系统应急流程

1．对日常使用气动物流科室间传输时间进行系统时效分析（表 4-10）

表4-10　气动物流系统运行时效分析

指标	采血室—检验科	病房—检验科	诊区—检验科
人工传送时间	平均 10 分钟 / 次	平均 15 分钟 / 次	平均 10 分钟 / 次
气动物流系统传送时间	平均 1.2 分钟 / 次	平均 1.8 分钟 / 次	平均 1.5 分钟 / 次
传输效率增长倍数	8.3 倍	8.3 倍	6.7 倍

按系统平均单次物品传输时间 1.5 分钟算，目前记录显示平均每天处理的传输任务达到 300 次。如果改为人工搬运医用物品，平均每趟需 12 分钟。传送时间为：300 × 12 = 3 600 分钟 = 60 小时。按八小时工作制算需要 35/8 = 7.5 人，按每人 5 000 元 / 月算，每年可节约人力成本为 5 000 × 7.5 × 12 = 45 万。

2．减少垂直交通压力和使用，节约能耗　北京大学第三医院气动物流传输系统一台风机功率为 5 kw，一般轿厢电梯功率为 11 ～ 13 kw，相差近 3 倍。而且北京大学第三医院日常门诊量很大，电梯使用率高。利用气动物流系统可以减少电梯高峰期拥挤度，尤其在夜间，可以大大降低电梯的使用频率，降低医院的能耗。

（二）气动物流传输血液标本容纳盒的使用

管道遗撒是气动物流传输系统最严重的故障之一，避免或减少此类故障发生，以及降低事故发生后维修的难度，是此类故障的重点。我院气动物流传输管理人员通过深入的方案讨论和市场调研，最终选用了与传输瓶非常匹配的内部容纳盒。随即在特需门诊、检验科开展了测试使用，在投入使用的 1 个月内效果显著、反响良好，逐步向院内有传送血液标本的科室进行了发放并使用。

该容纳盒带旋盖，密封较好，在血液标本传输上做到了双保险。即便出现传输瓶瓶盖脱落，内部标本遗撒的事件，也会是内部容纳盒整体掉出，维修人员将很容易地把传输瓶和容纳盒清理回回收站，不会污染管道。

使用标本容纳盒增加了气动物流传输系统的运行稳定性和安全性，为医院日常物品传输工作效率的提升起到了重要的作用。

第九节 医院楼宇自控系统

楼宇自控系统又称建筑设备自动监控系统（building automation system，BAS），主要是为了解决建筑机电设备运行过程中存在的控制、管理、维护和节能等问题。楼宇自控系统之所以发展得如此迅速，首先是其大大提高了医院设备管理人员工作效率，方便和改善了医院建筑环境；同时楼宇自控系统的出现和发展也是科学技术发展和社会共同需求的必然。楼宇自控系统已经成为能传递信息、能判断决策、能适应各种变化条件的医院建筑环境的智能化系统。今天，伴随着 5G、物联网技术的发展，楼宇自控系统已逐渐走向更宽阔的领域，基于物联网技术的医院设备自动化系统建设已经成为了当前发展的主要趋势。

一、楼宇自控系统概述

（一）系统概述

楼宇自控系统是通过中央计算机系统的网络将分布在各监控现场的区域智能分站连接起来，以分层分布式控制结构来完成集中操作管理和分散控制的综合监控系统。将建筑物内的变配电、照明电梯、空调、供热、给排水、UPS、医院气体、消防、安防等设备的运行状态、安全状况、能源使用状况实行集中监控、管理的医院设备管理与控制系统。对于一座现代化医院，安装楼宇自控系统的主要目标是对建筑物内所有建筑设备进行全面、有效的监控和管理，以保证建筑物中的所有设备处于高效、节能和最佳运行状态。同时，在计算机软件的支持下进行信息处理、数据计算、数据分析、逻辑判断、图形识别等，从而提高现代化管理和服务的水平，使之处于最佳状态下运行，以提高工作效率和服务质量，确保有一个舒适的医疗环境。这些均是维持综合楼的正常营运所必需的。

（二）系统组成

楼宇自控系统主要由中央控制室（中央处理机、人机接口外围设备、不间断电源）、通信网络、现场部分［分站直接数字控制（DDC）、检测元件各种传感器、执行调节机构、调节对象］3 部分组成。楼宇自控系统组成结构如图 4-7 所示。

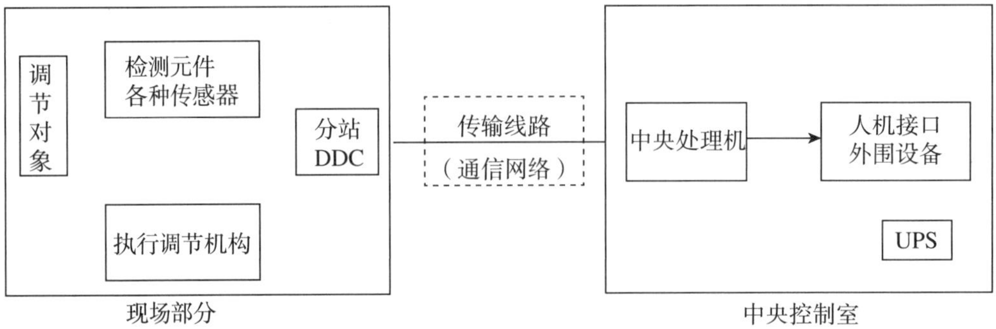

图 4-7　楼宇自控系统组成结构

1．中央控制室包括中央处理机（微型计算机、存储器、磁带机和接口装置）、人机接口外围设备（显示终端、键盘、打印机）和不间断电源 3 部分，将来自现场所有设备的信息数据集中提供给监控人员，并保存记录及连接报警装置。

2．分站 DDC 是整个控制系统的核心，以微处理器为基础的可编程直接数字控制器，它接收传感器输出的信号，进行数字运算逻辑分析判断处理后自动输出控制信号，动作执行调节机构。采用 DDC，它具有 AI、AO、DI、DO 4 种输入 / 输出接口，方便灵活地与现场的传感器、执行调节机构直接相连接，对各种物理量进行测量，以及实现对被控系统的调节与控制。其中 AI 为模拟量输入接口，可用作仪表的检测输入，如温度、压力等，一般为 1 ～ 10 V 或 4 ～ 20 mA 的直流信号。AO 为模拟量输出接口，用于操作控制阀、执行器等，如电动阀、三通阀、风门执行器等，不需要外部电源，输出 0 ～ 10 V 的直流信号。DI 为数字量输入接口，即触点、液位开关、限位开关的闭合与断开，一般用于检测设备状态、报警接点、脉冲计数等。DO 为数字量输出接口，用于控制风机、水泵等的运行，亦可作为输出信号与动作增减量型执行机构。

3．数据传输线路是联系系统各部分的纽带，从各个监控点到分站控制器的线路逐点连接（放射式）。数据中心与各分站通过总线型或环形网络结构进行组网，各分站直接用一回路双芯导线连接到总线上就可以实现分站与分站之间、分站与中央站之间的通信。

4．传感器及执行调节机构。传感器是指装设在各监视现场和各种敏感元件、变送器、触点和限位开关，用来检测现场设备的各种参数（如温度、湿度、压差、液位等），并发出信号送到调节控制器（分站、数据中心等）的设备，如铂电阻温度检测器、复合湿度检测器、风道静压变送器、差压变送器。执行调节机构是指装置在各监控现场，接受分站调节控制器的输出指令信号，并调节控制现场运行设备的机构，如电动阀、电磁阀、调节阀等，包括执行机构（如电动阀上的电机）和调节机构（电动阀的阀门）。

（三）系统功能

楼宇自控系统通常包括空调系统、通风排风系统、热源系统、给排水系统、电梯、照明系统、医疗气体系统、消防系统、安全防范系统等子系统。根据我国行业标准，楼宇自控系统又可分为设备运行管理与监控子系统和消防与安全防范子系统。一般情况下，这两个子系统宜一同纳入楼宇自控系统考虑；如将消防与安全防范子系统独立设置，也应与楼宇自控系统监控中心建立通信联系，以便灾情发生时，能够按照约定实现操作权转移，进行一体化的协调控制。

楼宇自控系统的基本功能归纳如下：

1．自动监控各种设备的运行状态，实现模拟量监测参数报警条件设定功能，发出分级报警信息功能，显示累积运行时间、累积启停次数、累积报警次数。

2．自动检测、显示、打印各种机电设备的运行参数及其变化趋势或历史数据。

3．根据外界条件、环境因素、负载变化情况自动调节各种设备，使之始终运行于最佳状态，同时可按时间程序自动驱动设备定时运行。

4．实现对大楼内各种机电设备的集中启停、参数设定，以及统一管理、联动控制功能。

5．实现对医院建筑水、电、气等能源消耗计量，实现能源管理自动化。

6．实现设备档案、设备运行报表和设备维修管理的设备运行维护管理功能。

7．实现对重点设备可视化管理。

（四）医院楼宇自控系统特点

医院楼宇自控系统运行维护管理既具备与其他公共建筑楼宇自控系统运行维护相似的需求，与其他类别的公共建筑楼宇自控系统相比，又具有医疗行业独有的特点：

1．医院楼宇自控系统运行维护服务难度大　医院患者、家属、医护人员、科研人员、管理人员等人员密集且繁杂，且在医院内部活跃着各类医疗、教学、科研、预防、管理等活动，医院楼宇自控系统内高价值资产密集，运行维护服务难度大。

2．医院楼宇自控系统运行维护品质要求高　医院楼宇自控系统普遍都具有结构复杂、功能多样的特点，由于医疗流程的需要，楼宇自控系统划分为公共区域、专用区域、特殊区域等不同区域，因而对温度、室压、排风、排污、换气等要求各异，运行维护品质要求高。

3．医院楼宇自控系统运行维护安全等级高　医院楼宇自控系统能源形式多样，包括电、水、燃气、蒸汽，这些能源动力支持着诊室、手术室、病房、检查室等各类医疗、科研用房和设备的正常运转，关系着患者生命健康和重要医疗科研标本资料的安全，对其运行的安全保障要求高。

4．医院楼宇自控系统运行维护专业化程度高　医院楼宇自控系统内机电系统繁多，包括冷热源系统、给排水系统、变配电系统、手术室净化空调系统、医用气体系统等各类专业机电系统，对运行维护的专业性和连续性要求高。

（五）系统发展趋势

医院建筑是人类一定时期科学技术和文化艺术的结晶，它必然要吸收时代的先进技术，必然要反映时代生产力的发展水平。医院建筑物由单层、多层、高层向超高层发展。2000 年以来，医院建筑，特别是大型高层建筑，不仅是城市文化的标志，更成为了城市信息化的重要支撑点。计算机技术、互联网技术、通信技术和控制技术的飞速发展使得设备系统安全运行，且给予了医院建筑新的功能，使智能医院不断发展和完善。医院建筑不再是一个简单的遮风避雨、保暖防寒的场所，而逐渐成为能传递信息、能判断决策、能适应各种变化条件的医疗环境，因此很多医院都建立了楼宇自控系统、能耗监管系统。然而，物联网技术正以势不可挡的态势融入了我们的生活，医院楼宇自控系统当然也不可回避，今天医院楼宇自控系统已告别过去的单纯的机电设备管理。正如楼宇自控系统在医院发展中的贡献一样，物联网技术也将在医院设备管理系统的发展中发挥重要的作用。伴随着物联网技术的发展，各类智能化联网设备，将依据大量的设备运行数据为医院决策者提供大量科学的设备情况诊断，将使得医院后勤管理方式由“被动式维修”转变为“预防性维护”，打破医院信息化系统的信息孤岛模式，最终实现医院信息化系统的数据全面融合。

二、医院楼宇自控系统管理

医院楼宇自控系统运行维护管理既有与其他公共建筑运行维护管理共性的需求，同时相对其他类别的公共建筑又具有医疗行业独有的特点。然而，在现阶段还存在一些医院重建设功能、重硬件投入、重建设规模、轻运行维护管理、轻应用开发及集成的情况。调研显示，大量的医院虽然建立了楼宇自控系统，但由于管理经验不足、相关管理标准及规范尚未出台，经过一段时间的运行，各个系统的运行效果参差不齐。有些系统虽然勉强运行，但最初设计的功能逐渐萎缩，由自动运行变为手动运行，渐渐失去智能管理的能力，直至最终废弃；有些系统在运行过程中不断改进、功能拓展、精度提高，运行效果越来越好。可见医院楼宇自控系统的成功与否，除了取决于系统的设计、设备选型、软件编制、功能的实现外，系统的运行维护管理也起着重要的作用，尤其是对系统的运行效果起着关键的作用。运行维护管理部门需参考相关规范，通过设置合理化运行模式、制定人员管理计划、建立运行管理制度及应急管理制度来保障系统正常运行；通过采用先进技术不断优化系统软件功能、管理模式、控制逻辑来提高系统的经济效益，降低医院消耗。以下将从 4 方面详细阐述医院楼宇自控系统管理的重点：

（一）制定系统管理模式

目前，大部分医院楼宇自控系统建成后是委托物业管理部门进行管理的。而物业部门的技术水平不具备管理系统的能力，而且楼宇自控系统涉及多门学科、多种技术、需要各类专业技术人员，因此单纯依靠物业管理很难保障系统的安全稳定运行。楼宇自控系统监测医院大量主要的机电设备，有可能存在报警信息没有及时发现、处理的情况，存在巨大风险隐患，需设置 24 小时工作岗。针对上述情况，建议医院建立部门专管楼宇自控系统、负责系统运行维护的全面管理。由于系统建设厂家在项目技术上有专业性，应将建成的楼宇自控系统与系统建设厂家签订维护协议，由系统建设厂家指派工程师定期对系统进行维护优化，保障系统的稳定运行，实现系统更大的经济效益。

（二）制定系统维护人员管理要求

医院应制定系统维护人员考核制度，系统运行管理人员应经过相关技能的培训考核合格后才能上岗，上岗的维护人员应掌握系统日常操作要领，了解系统网络架构、软硬件基本构成、设备技术参数，具备进行日常巡视检查和定期检查维修中实施的任何维护和修理工作，以及分析解决系统突发问题的能力；由于楼宇自控系统中涉及大量低压电工技术，他们还需具备低压电工证。此外，应对维护人员定期组织标准规范、新知识、新技术等的培训，培训后应进行相关知识的考核，以保障工作人员能按照相关制度规范管理系统，且具备优化系统运行的能力，使系统能安全、稳定、高效运行。

（三）制定设备运行环境管理要求

医院应为楼宇自控系统提供满足使用要求的机房和弱电间，使运行环境达到相应规范的要求。实际上，运行环境包括设备运行的温湿度、电气环境、防雷接地、照明等多各方面。主机房建设在建筑设计中已经给予了相当的重视，但大部分设计施工对于设备机房及弱电间的设置还不够完善。尤其是楼宇自控系统采用分散控制，大量的设备都在设备机房及弱电间，运行环境对设备运行稳定性有巨大的影响。但现在很多医院的设备机房及弱电间对于运行环境没有充分考虑，因此医院需在后期运行时给予重视并进行完善，以保障楼宇自控系统稳定运行。

（四）制定系统运行管理制度

为保证楼宇自控系统安全、经济、稳定运行，医院应建立楼宇自控系统权限管理制度，规范操作制度、运行记录管理制度、维护制度及应急管理制度。

1．权限管理制度　应制定适当的权限管理制度，使系统不被越权操作，从而保证系统的安全，对楼宇自控系统的操作控制应分层次设置操作权限，以避免误操作对系统造成重大影响。

2．运行记录管理制度　应制定设备运行记录、巡视检查记录、值班记录、交接班记录、维护保养记录、维修应急记录、应急预案等运行记录管理制度，记录应清晰、规范、完整，并准确反映事实情况。这些是保证楼宇自控系统正常运行的基本条件。运行记录管理制度中应严格规定对系统竣工资料、产品技术说明书、系统操作说明书、系统参数的设置、密码管理、系统运行数据等管理的细则。完整的操作管理制度可避免人员流动对医院带来的不必要的影响。

3．维护制度　楼宇自控系统运行中，需要进行专业维护保养，以保障系统能实时的反映各类设备的运行状况、数据采集准确性、系统联动功能、运行数据管理分析功能及其他系统建设功能稳定运行。并将系统运行中产生的隐患消灭在萌芽中，实现预防性维护，延长系统和设备的使用寿命。楼宇自控系统维护保养建议制定三级维护制度，即一级保养、二级保养和三级保养。

（1）一级保养，保养周期为月：职守人员应每月检查一次现场的 DDC，查看时要认真检查控制器的运行灯是否正常、电器元件是否出现异常（如变压器是否过热、继电器动作是否正常等），清理 DDC 箱内的灰尘，检查端子上的压线是否牢固，并做维修记录；通过中央工作站对楼宇自控系统的所有监控点及系统操作功能进行检查；现场检查执行器、传感器。

（2）二级保养，保养周期为季度：对楼宇自控系统主机、服务器、工作站、打印机、交换机等设备进行维护保养、除尘、软件维护及备份。检查所有控制器，并对所有控制器进行保养、除尘、检查和紧固接线端子。校准楼宇自控系统执行器和传感器的精度。调校或更换有问题的零部件。

（3）三级保养，保养周期为半年：每年 4 月、10 月（春、秋季过渡季节）运行维护人员要校准所有传感器、控制器、变压器等设备，对设备进行保养，并填写维护记录。每年 4 月、10 月（春、秋季过渡季节）职守人员对所有与程序有关的联动设备进行联动检查（一人在楼宇系统工作站，一人在联动设备现场），并做维修记录。

4．应急管理制度　楼宇自控系统在给医院带来便利的同时，需对系统进行风险及脆弱性分析，制定出相应的应急管理措施。运行中传感器、执行器、DDC、通讯网络及中央管理计算机等设备如出现故障，应根据情况采取相应的应急管理措施，避免对医院财产造成损失。如中央管理计算机故障，将不能监视到设备的运行状态、参数、报警信息。这时需要启动备用设备并启用备份数据修复故障，并指派人员到重点区域巡视来降低运行风险。如控制器出现故障，末端设备及执行器将不能自动运行，需一方面联系维保工程师到现场维修，另一方面启动手动运行模式，增加现场巡视频率，直至故障解除。此外，应急管理措施需在运行中不断汇总完善，才能真正实现智能建筑的安全管理。

三、创新管理

医院的楼宇自控系统在设计阶段由于与后期维护人员沟通不彻底，或在后期系统运行过程中功能需求变更、出现先进技术、出现先进的管理模式及医院节能降耗需求等，都需要后期系统维护人员对系统进行优化调整，才能保障使用部门需求，达到系统高效运行的效果。

（一）优化系统控制逻辑

楼宇自控系统控制着医院绝大部分的机电设备，例如大型冷站、新排风机、给排水系统、照明系统等，随着科学技术进步和管理经验的积累，系统运行管理人员应根据实际情况对系统控制逻辑优化升级，如通过增加照度监视设备，实现自动调整照明回路的启停，使照明更智能化。通过增加环境质量监控设备，智能调节新风系统送风模式，实现自动按需供给。通过增加压力监测设备，优化给排水系统液位报警精度，满足使用部门的定制化需求。通过增加水压及温度监视，调节冷源系统的水泵运行频率，降低低负荷时能源消耗等。楼宇自控系统需要不断的优化，才能达到智能化的效果。

（二）开发优化系统软件功能

随着信息时代的发展，各厂家楼宇自控系统的软件功能也逐渐完善，逐渐升级为一站式后勤管理系统，由单一的设备监控功能增加了工单派工管理、报表管理、设备全生命周期管理等功能。之前需要手工填写的设备巡视维护记录、人员派工工单、设备运行数据记录等工作，同步升级至网上填写，使设备信息更加完整、设备维护维修更及时，为管理者进行设备评估评价提供了大量的运行记录，提高了系统的使用效率、降低了故障风险。

（三）优化系统运行维护模式

随着 BIM 技术在医院的应用，建立基于 BIM 可视化的楼宇自控系统运行维护模式。通过将所有建筑信息、设备信息、管线信息的可视化体现在设备管理系统中，更便于管理者了解设备所管区域及故障影响区域、降低运行维护人员定位设备的难度、提高运行维护效率。通过医院建筑设备信息的互联互通，突破建筑系统孤岛模式，使供能面积、耗能数据、运行参数、耗能设备、建筑材料等大量信息的互融互通，帮助运行维护人员能科学的对运行模式诊断、运行效率判断、运行效果分析，全面提高建筑运行维护的流程与效率。

四、楼宇自控系统节能措施

楼宇自动化系统发挥着医院设备运行中枢“大脑”的功能，医院内部主要用能设备，包括暖通空调用能、照明用能、动力用能、特殊区域用能等设备都由楼宇自控系统自动控制运行。要挖掘节能潜力、实现医院能源供需平衡，就要实现优化各设备系统运行状态的效果。这需要在深入了解医院各项能源需求的基础上，通过精细化的控制模式，在为医院提供舒适的诊疗环境的同时，实现高效、节能的要求。例如通过根据需求，设置全局日程表，将用能设备开启时间与工作时间同步，降低设备使用时间。通过对冷源系统供能模式优化，按需供给、提高能量传输效率，科学选择冷源系统的运行台数及搭配运行模式，降低供冷系统能源消耗。增加照度传感器、人体移动传感器、超声波传感器等设备。智能照明控制系统可自动调节灯具开闭及灯光强弱，达到节能运行的效果，可见楼宇自控系统在医院节能方面发挥着巨大的作用。

第十节　医院房屋及房屋设备设施

一、医院房屋及房屋设备设施概述

房屋是现代化医院医学、科技与管理有机结合的载体，是医院建设与发展的重要物质基础，也是医院固定资产的重要组成部分。随着医院不断的快速发展，为了满足医院各科室、各部门不同类型的用房需求，医院建设了多样化的楼宇建筑，例如医疗用房、教学科研用房、行政办公用房、后勤用房、住宅用房等。因此，必须对医院房屋建立一套科学、规范、有效的管理机制，保证国有资产得到更充分合理的使用，提升医院社会效益和经济效益。

医院的房屋和设备设施管理主要是指医院建设发展过程中新建、改建、扩建的各类建筑物及其维修、维护和与房屋建筑配套的供水、供电、供气等系统的建设与管理。医院应设立专门的房屋管理部门和工作岗位，制定本单位房屋管理细则和房屋管理人员的工作岗位职责：

1．房屋管理部门及人员应该严格贯彻、执行国家、地方及上级房屋主管部门的规定、方针和政策，受上级房管部门的监督和指导。

2．负责管理医院所属的房产，按规定向房屋管理部门申请登记，并办理所有权和使用权的相关手续。

3．建立完善的房屋档案管理制度，进行规范的档案管理。建立工作档案及管理制度，详细记录、及时收集、更新和补充相关材料，确保档案的完整、准确及安全。

4．配合医院和上级主管部门定期进行房屋固定资产清查工作，确保各项信息精准、翔实。

5．进行房屋日常巡视，制定房屋修缮计划。

6．其他日常事务的管理，主要分为房屋建筑主体管理和设备设施管理：①房屋建筑主体管理，主要包括房屋档案管理、房屋信息管理、房屋分配管理、房屋钥匙管理、房屋巡视管理、房屋维修维护管理、房屋装修改造管理等；②房屋设备设施管理，主要包括房屋各类设备设施基本情况的掌握、日常运行及巡视、维护保养、维修与更新的管理等。

二、管理要点

（一）房屋档案管理

房屋档案管理是房屋管理中的重要组成部分和重要依据，也是医院规划建设的历史记载，反映了医院不断建设过程中的演变过程。医院的建设和快速发展对房屋档案及其管理工作也提出了更新和更高的要求。准确、及时地记录、保存房屋档案，为医院各项活动提供依据、证明材料，保护医院的合法权益，具有重要的历史意义和现实意义。

对历年医院房屋基础信息纸质版证件和历史资料进行档案存储，包括对土地使用证、房屋产权证或不动产权证、普通地下空间使用登记备案表、人防工程平时使用证、房屋使用分配决策文件、管理制度、房屋修缮申请及记录、房屋图纸信息等进行分类整理并归档。应建立房屋档案管理制度，明确档案管理工作流程及办法，设立专人负责档案管理工作，对档案内容及时归档、清点和更新。宜留存电子版（扫描件或照片），以防止发生纸质档案因年代久远遗失、损坏等情况而导致档案信息不全的情况，利用信息化手段提高档案的管理水平和利用质量。

（二）房屋信息管理

在医院的基本建设过程中，涉及各类新建、改扩建、装修和修缮工程，提供准确的房屋信息，是保障工程顺利开展的基础。对所涉及的工程规划、设计、施工过程及设备设施安装以及装修、水电气暖、消防、智能化专业系统的建设和现状，都能提供客观、精确、翔实的信息资料。

目前医院房屋资源数量众多、种类繁杂，不仅需要手工记录基础数据、统计、汇总等，更需要及时更新房间数据变动，维护维修信息等，为了提高数据时效性，对房屋资源进行精细化管理，将以往的纸质版记录汇总整理录入电脑，并实地考察房屋基础设施，通过数据采集获取其他房屋必要数据，将房屋基础设施信息（房屋面积、结构、用途、使用科室、图纸等）数据形成电子版，建立信息化档案。

例如通过建立房屋资源管理信息系统，对房屋固定资产数据进行维护记录，对医院房屋进行数据汇总、档案记录等。房屋数据信息化的建立，可以有效提高工作效率，提升管理水平。

1. 房屋建筑管理 房屋建筑管理可实现建筑物的建成年代、用途、高度、占地面积、结构性质、坐落位置、外墙类型、外保温类型、总建筑面积、分层面积、人防空间面积、地下空间面积、外墙面积、外窗面积、平面图等基本信息的浏览、查询、维护管理。

2. 房间属性管理 房间属性管理可实现房间的房间号、房间名称、层高、面积（长、宽）、科室使用人、用途、建筑面积、使用面积、天花板（烟感喷淋、通风口等）等基本信息的显示、查询、维护管理。

3. 房间资源管理 实现房间资源的类别管理、详细信息管理、浏览、查询、信息维护管理。房屋资源分类及具体内容见表4-11。

表4-11 房屋资源分类

房间资源分类	具体内容
水	暖气系统、给排水系统情况，洁具类型和数量，有无热水
电	电源插孔类别及个数、照明类型、竖井情况、现有配电额定负荷
通风空调	有无空调、空调型号、新风系统情况、排风系统情况、排风扇设置情况
通信类信息	电话端口个数、电话号码、网口位置和数量、网口占用情况、IP 地址、无线接入点（AP）位置、交换机位置
医疗气体	氧气、负压、空气、其他气体
装修（其他）	天花板情况、装修情况（包括墙体、地面、吊顶、材质）、门窗属性、贵重设备情况

（三）房屋分配管理

医院应建立规范的房屋分配管理制度，包括对医疗用房、教学科研用房、办公用房、住宅用房等各类房屋的使用分配办法和流程，以保障房屋合理、有效、安全使用。应确定主管部门，他们负责对房屋使用权进行分配。房屋管理部门根据房屋使用权主管部门的分配方案对房屋使用权进行记录备案，并与使用科室或个人办理交接手续，其中包括钥匙交接、水电卡交接（住宅用房）、设备设施现状登记记录、归还时验收检查和记录等。

任何部门或个人不得以任何借口私占医院房产，严禁随意拆改房屋，严禁私下转让、外借、出租房屋，不得擅自改变建筑物的使用功能，不得随意破坏房屋内装修和设备设施等。

（四）房屋钥匙管理

房屋管理部门应对全院的钥匙进行监管和备份，建立钥匙管理制度，设置钥匙库房，设立专人负责钥匙保管、交接、出借、备份、清点等工作，对所有钥匙进行登记造册，严格实行“借出登记，及时归还，定期清点”的工作流程。医院重要部门，如财务处、重要库房、实验室、手术室等房屋的钥匙，可由使用科室自行保管钥匙，不在房屋管理部门备份。

对新竣工的工程项目，由房屋管理部门与医院工程项目建设部门进行钥匙交接手续；房屋管理部门对房间进行统一编号，他们将钥匙进行逐一登记、核对、整理并备份后，与各使用科室进行钥匙交接并登记。

对于门锁损坏或钥匙丢失等需更换锁芯的情况，由使用科室提出需求、上报后勤维修部门，由维修人员执行，同时科室报告保卫处（共同到现场协助办理）。维修人员更换完钥匙后应及时到房屋管理部门进行新钥匙备份，钥匙管理人员对新钥匙进行登记编号、备案，对旧钥匙予以报废处理。

（五）房屋巡视管理

医院房屋及设备设施应落实属地化管理，明确“谁使用，谁负责”的属地管理责任。各科室所辖范围内的常规设备设施如有损坏、故障时，由使用科室或个人自行通知后勤维修部门进行报修。后勤各专业部门对房屋各项设备设施进行定期巡视、维修维护。房屋管理部门主要监管地下空间、人防空间、青年公寓、院内空房、院外空房、公租房等，执行定期巡视、报修监管等。主要巡视内容包括所辖区域的装修、结构、水、电、气、暖、消防、物资等专业系统和设备设施是否完善和正常运转，发现故障损坏等及时进行报修，并对巡视、维修情况进行跟踪记录，保障房屋处于安全、适用状态。

巡视次数根据房屋区域和使用情况不同而有所不同。一般来说，地下空间、人防空间巡视频次为 15 天 / 次，青年公寓、院内空房为 5 天 / 次，公租房及院外房屋为每季度一次；逢重大活动或节假日，应增加巡视频次，并联合保卫处、教育处等相关部门进行联合巡视检查。每次巡视需如实记录现场情况，对于故障问题、安全隐患等做好记录，及时反馈到维修等相关部门，并对维修、整改情况进行跟踪落实。房屋巡视内容见表 4-12。

表4-12　房屋巡视内容

科目	分项	内容
屋面检查	平屋面	1．屋面是否有渗漏现象和部位，隔热、保温状况 2．女儿墙、天沟等非结构构件的鼓胀开裂等损坏情况 3．刚性平屋面开裂、防水构造等损坏的情况 4．卷材、涂膜屋面防水层裂缝、空鼓、翘边及保护层破损、渗漏的情况 5．屋面排水系统情况
	坡屋面	1．屋架、梁、檩条、椽子、屋面板等构件的腐朽、损坏情况 2．屋面排水系统（如瓦片、檐沟、落水口等）堵塞、渗漏等损坏情况 3．屋面附属构件（如天窗等）的损坏情况
外立面检查	墙面	1．墙体渗漏、开裂等情况 2．饰面类墙剥落、裂缝、空鼓等情况，清水砖墙风化、剥落、开裂、色泽变化等情况，抹灰（涂装）类墙体起壳、剥落等情况 3．外墙饰线等装饰物的破损、缺失状况
	外立面门窗	1．外门窗构件的更换、损坏情况，包括样式、规格、颜色等；窗框、框扇、窗台、五金件等的损坏情况 2．外门窗的渗漏情况，开启与关闭性能状况
	附属设施	附属设施的损坏、缺失情况，包括照明、监控设备、管道、空调机架、花架、雨篷等
承重构件检查	砖混结构	1．墙、柱、拱砖石砌体的变形及损坏（如开裂、泛碱、粉化等）情况 2．避潮层的损坏、失效情况
	钢筋混凝土结构	1．混凝土开裂、碳化、风化等损坏情况 2．梁板柱的钢筋锈蚀、开裂、变形情况
	钢结构	1．梁、柱等构件的锈蚀、开裂、挠曲、变形情况 2．钢构件表面涂层的起壳、剥落等损伤情况 3．紧固件和螺栓等节点构件的松动、破损、缺失情况 4．焊缝的锈蚀、缺陷、开裂等情况
	木结构	1．屋架、柱、梁、桁条等的挠曲、开裂、腐蚀、蚁害虫蚀等损坏情况 2．节点脱榫等的损伤情况，杆件、支撑的连接状况 3．木柱的弯曲、开（断）裂及柱脚基础的损坏情况 4．木楼地板、楼梯梁、踏板、梯板等的损害情况
室内装饰装修检查	天花吊顶	1．吊顶损坏情况，如天棚板破损、粉刷脱落等 2．吊顶特色布置、装饰的更换与损坏情况，如藻井、灯饰等 3．卫生间、厨房间的管道及渗漏情况
	内墙面	1．墙面粉刷、饰面材料等的开裂、脱落等损伤情况 2．墙裙、踢脚线、装饰物等的损伤、更换情况
	楼地面	1．木地板开（断）裂、磨损、腐朽、松动等损坏情况 2．水泥、瓷、马赛克地板等的破损、磨损、开裂、更换等情况
	楼梯、栏杆、扶手	1．木楼梯栏杆、扶手、雕饰等的变形、磨损、松动、腐朽等损坏情况 2．钢楼梯栏杆、扶手的断裂、锈蚀、脱焊等损坏情况 3．混凝土楼梯踏板、防滑配件等的损坏、缺失情况
	室内门窗	1．门窗构件的更换、损坏现状及使用状况 2．小五金是否齐全 3．玻璃有无破损，其牢固情况
	其他	表面装饰、细木装修、木雕、砖雕、壁炉及特色物品的样式特征、损伤情况

（六）房屋维修维护管理

房屋的维修维护是为确保房屋的完好和正常使用所进行的常规性修缮和维护管理工作。对于医院房屋的维修维护，分为房屋管理部门监管、使用科室或个人自行报修、维修部门维护等。

房屋管理部门对巡视过程发现的房屋问题、隐患等情况反馈至后勤维修部门，由维修部门进行维修。对于医院的住宅用房，房屋管理部门接收住户递交的维修申请，联合维修部门进行现场核查，做出评估并报请主管领导（根据维修的大小程度逐级上报院领导）；经主管领导（或院领导）批示后，由房屋管理部门将批示文件反馈至维修部门，经维修部门制定维修计划，与房屋管理部门共同与住户协调维修事宜。房屋管理部门应将维修情况进行翔实记录并存档。在满足日常巡检周期的内容外，应对医院内所有房屋设备设施的维护周期进行设定，提前规划好修缮周期及修缮内容，使得后勤工作更加规范化，能防患于未然。

（七）房屋信息化管理

随着近年来医院发展，房屋资源、归属属性、设施配置的内容不断扩展，人员、物品、地点都发生了变更。这些工作虽然投入了大量的人力物力，工作效率却仍然有限，基本上沿用人脑 + 手工 + 电子表格的方法。沿袭原有的台账管理已经不能适应当前工作，无法满足医院后勤科学化、规范化的未来发展要求。为了适应医院后勤管理工作的快速发展，建立房屋资源管理信息系统成为当务之急。通过房屋资源管理系统实现标准统一、业务统一、方法统一的管理模式。开发一套以图形化、数据化为基础，能实现医院房屋资源科学有效管理、合理规划，并与现有机房设备、楼宇自控资源等相联动的管理系统，以实现房屋资源可视化、信息化、自动化，并为医院领导提供辅助决策支持。

通过建立房屋资源管理信息系统，实现医院各楼宇信息、楼层结构、房间属性图形可视、数据支持，并可完成标准的查询、统计功能，还能针对不同情况进行管理授权。院领导和各需求科室可以根据不同情况，获得相应的授权，如查看、打印、调配等。涉及房屋属性及配置资源等的各科室针对管辖范围内的房屋信息，实时提交维护和更新的信息，由数据终端进行统一集中处理。同时这一部分信息作为基础数据，可以支持医院其他信息化平台的建立，如为综合报修信息系统、房屋危险源管理系统等提供数据支持。

当今世界，信息时代所带来的网络化、数字化、智能化，是信息技术广泛应用的具体体现，信息化是社会经济发展的大趋势。利用现代信息技术，建立与房屋管理工作现代化要求相适应的管理信息系统，不仅可以便捷、准确、及时地实现房屋管理的数字化，有效提高房屋管理水平，满足房屋管理现代化的要求；而且可以进一步加强管理，强化管理的依法行政力度，增加房屋管理工作的透明度，提高管理工作的效率。

（八）房屋节能管理

随着人们对房屋装饰性要求的不断提高，现在医院在选择建筑物的玻璃门窗时，除了考虑其美学和外观特征外，更注重其热量控制、制冷成本和内部阳光投射舒适平衡等问题。而房屋外门窗玻璃的热损失是能耗的主要部分，占其总能耗的 50% 以上，医院可以使用 Low-E 玻璃。其热损失的降低可大幅减少因采暖所消耗的燃料，既能保温又能隔热，更加低碳环保。

通过对房屋外墙保温进行适当改造，能有效保护建筑主体结构、延长建筑物寿命。旧建筑物可采用建筑外保温改造技术，由于保温层置于建筑物围护结构外侧，缓冲了因温度变化导致结构变形产生的应力、减少了空气中有害气体和紫外线对围护结构的侵蚀，这样能提高主体结构的使用寿命，减少长期维修费用；除此之外，房屋外墙保温改造项目的实施，增强围护结构的保温、隔热性能，大幅降低采暖、空调系统的负荷，在有效降低了公共区域的热损耗的同时，也提升了医院房屋室内的整体舒适度。

第五章　医院后勤物资管理

医院后勤物资管理主要是指对保障医院正常运行的包括办公用品、被服用品、印刷品、五金、清洁用具、生活防护用品、家具、通用电器，以及维持医院运转的各类后勤大型设备的从采购到发放的医院内部供应链及物资的日常管理、维护、处置等相关管理工作。不同医院由于其组织架构及职能分工不同，物资管理涉及的管理范畴略有不同。按照产品类型划分，后勤物资管理包括固定资产及低值物资的管理，其管理的方法及重点也有所不同。

第一节　医院固定资产管理

一、医院固定资产管理的重要性及难点

医院固定资产的管理是医院管理的一个重要组成部分，是医院开展医疗服务工作最基本的要素，是医疗、科研、教学的基础和保障。医院固定资产是对医院经济实力、规模和医疗水平的重要评价指标。医院固定资产具有价值高、使用周期长、地点分散的特点，能否保障资产安全、完整、准确计量、规范处置、合理配置和有效利用是医院固定资产管理工作的重要内容。实现资产的精细化管理、提高资产的使用效率，可以为医院的运转节省大量的成本。但在实际工作中普遍存在如下问题及难点：

（一）系统外环节多，追溯困难

传统模式下，固定资产预算、采购申请、合同审批及报废申请等均在系统外进行，以纸质单据进行审批，流转效率低，对于历史数据的查找和分析比较困难。

（二）固定资产属性记录不完整，较少关注中期管理

在整个生命周期里，部分固定资产所发生的保养、大修等一系列费用支出可能会接近原始购置成本，运维成本不可小视。医院一般比较关注固定资产的实物属性和价值属性，对收益属性的分析较少，更加忽视了费用属性；他们对维修成本仅仅是简单地报账、记录，缺乏对维修中间节点的追踪及维修成本的分析。

（三）资产实物管理、明细账管理、财务管理脱节，财务信息滞后，“账账不符”，“账实不符”

传统模式下，固定资产管理系统与财务系统各自独立、互不连接。缺乏多部门间流程化管理的固定资产管理软件，使得一次简单的设备购入和使用由于各部门间的信息封闭和不及时处理等原因造成固定资产账目混乱。设备上账时要“凭发票入账”，财务根据发票与记账单手工录入资产相关凭证，这样导致资产上账信息滞后、资产管理与财务记账脱节。

（四）部门职责不明确

资产管理部门和使用部门管理制度不健全，职责和权限不明确，资产购入、领用和保管等环节相互之间缺少制约，从而出现信息和管理产生脱节现象。分段式、条块化的多头管理模式容易产生管理的真空地带。因医院成本核算中科室对购置资产的承担比例较小，科室资产购置比较随意，且购置前的可行性报告及购置后的效益分析处于无科室监管状态、未落到实处，科室购置资产后有可能长期闲置资产，造成了极大的资源浪费。资产管理部门却只负责固定资产的购入和出库以及报废等财务上的管理，并不对固定资产的经济效益进行有效分析和监管，使得部分固定资产不能得到有效的利用，使用频率较低的固定资产在资产使用部门出现闲置、无人过问的现象。科室未设置专门的资产管理员或资产管理员责任心不强，很多科室装修、搬家时未及时办理固定资产转移等手续，造成了拆下的资产随意丢弃，长久之后便无法查找，也会生成资产的浪费。

在重采购、轻管理的模式下，往往会由于信息不对称，导致资产设备使用效率低下。以办公室家具为例，在不断发展过程中，各科室对各种家具的需求也在不断变化调整，因此会有部分家具因为不能继续满足科室的工作需要而要被淘汰或者闲置。在大多数情况下，由于空间有限，对于在短期内无法找到新的用途又无处存放的家具会做报废处置。而同时又有一些科室由于工作要求，需要新增一些家具。可是由于信息不对称，即使有正符合需求的闲置家具，也无法及时得知，而只能重新购置以满足需求。加之随着医院业务量的不断扩大，设备数量和种类的不断增加，快捷、高效、合法、合规报废、报损处置资产，成为提高科室满意度，维护资产安全、完整和保值、增值，避免国有资产流失，提高资产管理水平的必然趋势。医院固定资产原有面向结果的管理模式需要向面向过程的管理模式转变。

二、固定资产的全寿命周期管理

固定资产的生命周期根据不同角度可划分为：①固定资产的财务生命周期，是指从原值计提折旧开始到折旧额为零的整个时间段，按照折旧原则将设备从购入原值通过折旧的形式将其计入医疗服务的成本中，直到提取的折旧额度和固定资产原值相等；②固定资产的技术寿命周期，是指其在技术市场上维持自身的保值的整个时间段，科学技术的进步决定了固定资产技术寿命周期长短。

因此固定资产的生命周期管理属于动态的、全面的管理过程，应以系统的整体目标作为出发点，基于信息化对固定资产的全生命周期内的各个环节进行系统优化、统筹考虑。对每个阶段均采用精细化的动态跟踪管理，对每个过程都进行相关记录，从而实现固定资产在其全生命周期内的效益最大化。固定资产的全生命周期管理要以固定资产的使用效率、使用寿命、生命周期成本和可靠性作为目标，使用统一的管理策略，对固定资产生命周期各个阶段相互衔接的业务流程进行全面、科学的考核，打破目前医院资产管理的物理隔阂，改变财务部门只注重资产的账务、忽略资产的管理与效益的现状。

对固定资产的全生命周期进行梳理，需要从申请购置、验收、入库出库、资产保管、设备维修、调拨、捐赠、处置、盘点、报损等每一环节制定管理制度，找出关键控制点，并优化核心管理流程，绘制流程图，实现固定资产内部控制各环节的风险管理。

资产的购置是资产管理的入口，做好入口的把关，对医院资产管理具有十分重要的意义。资产的购置应编制采购预算及采购计划，建立规范的购置申请流程。特别需要区分新购和报废更新，对于报废更新资产的需求经过资产管理部门的审核；对于新购资产的需求，在意见栏里注明该类资产科室目前实际拥有的数量和使用年限，供分管领导审批决策。对于更新的资产，告知科室必须同时办理资产的报废手续，对科室申购的资产进行量和质的控制，避免科室重复购买造成资源浪费。采购过程应做好多方的市场调研和询价工作，严格按照医院的采购规定进行采购。

（一）验收环节

必须由供货商、资产管理部门管理员、科室资产管理员共同参与验收环节，在验收单上签字确认，如发现型号规格不符，性能不良，数量短缺，质量不符合要求，产品残缺损坏，缺少附件、资料等情况，应立即向采购部门反映，并拒绝签收。为了加强监管，还可以增加监管人员遵照“三不”原则，即“不定期、不定时、不定量”原则对产品进行抽检，以加强资产验收的力度。

（二）入库环节

对已验收合格的固定资产，应及时到资产管理部门办理固定资产入库手续，并领取固定资产管理卡和固定资产标签。固定资产管理卡应由科室固定资产管理员妥善保管，固定资产标签粘贴至对应资产显著位置，以便清查识别。对以上标记或标牌，任何人不得涂改或铲除。

固定资产如需在使用科室之间相互转移，应由转出科室规范填写物资转移申请，待资产管理部门批准后，转出科室和转入科室共同到资产管理部门办理资产转移手续，资产转入科室需领取新的固定资产管理卡，并将新的固定资产标签粘贴至转移资产显著位置。使用科室不得擅自转移资产、不得擅自借用资产。如有特殊情况，应填写申请（写明理由、期限等情况），由科室主管领导签字后交由资产管理部门，待批准后到资产管理部门办理相关手续。

（三）盘点环节

资产管理部门应建立清查核对制度。资产管理部门每年组织全院各使用部门进行对各类固定资产的全面清查工作。在具体安排时，可采取一次性清查，也可以采取分期、分批、分科室轮流清查核对的办法。清查工作要深入到各使用科室、逐一盘点核对，发现已超过使用年限但仍未进行报废，且继续使用的存在安全隐患的资产，资产管理部门可通过安全告知，提醒科室及时进行资产报废更新、排除安全隐患。发现余缺应查明原因、填写记录，对于清查结果进行汇总分析，发现问题及时上报。

（四）维修环节

应确保资产的所有维修维护管理都有统一的管理部门。对于相对复杂专业的设备，应建立设备维护保养制度规范，做好重点设备管理介绍，使用科室不得擅自请维修单位对固定资产进行修理工作。如需要相关操作，使用科室可联系统一的资产维修管理部门；如情况特殊，必须先与资产管理部门进行沟通，待核准后方可进行下一步操作。

（五）处置环节

固定资产的处置主要包括资产的调拨、变卖、报损、报废。其中报废是医院固定资产处置的最主要方式。通常报废年限需根据资产所属类别的不同进行区分。为了避免国有资产的流失、避免资产随意购置造成浪费，原则上固定资产使用年限必须超过规定年限，才能给予报废处理；未达到规定使用年限的，原则上不予报废。医院报废固定资产应由资产管理部门进行统一收回并处理，任何科室或个人均不能自行处理。

三、固定资产的信息化管理

固定资产具有较长的使用周期，在周期内需要对固定资产从其采购、入账、日常维护、管理，到最终的处置都要进行全过程的记录管理。采用信息化的管理手段有助于提升医院固定资产管理的规范化、标准化水平。

以北京大学第三医院为例，医院基于医院资源规划（HRP）系统，构建了一个统一、稳定、可扩展的固定资产全流程管理平台。在此平台之上，实现各部门业务处理流程标准化、固定资产管理与财务管理高度集成。

1．在 HRP 系统中实现资产相关审批工作流管理 资产采购申请与审批、资产转移申请与审批、资产报废申请与审批等，借助于 HRP 系统强大的工作流引擎和灵活的流程定制功能进行线上审批及单据流转，加快业务处理速度。

2．在 HRP 系统中管理固定资产采购、接收、资产卡片创建、折旧、资产相关费用上账与付款及财务相关凭证生成。

3．资产采购与资产台账 合同签署后，根据实际采购进程，由 HRP 系统中的合同标的物生成资产采购单并传入 HRP 系统。到货验收后，设备采购人员将在 HRP 中进行到货确认，在 HRP 中对资产采购单进行接收并创建资产卡片、打印资产条码标签。资产卡片中的资产名称、规格型号、金额、使用科室、资产地点、生产商、供应商、经费来源、合同号等信息均来自于 HRP 中的资产申请，不需要重复录入。发票到达后，财务会对 HRP 系统中对发票与资产采购接收记录进行三单匹配，应付会计对发票匹配记录进行审核和付款。根据《医院财务制度》，需建立健全“三账一卡”制度，即总账、明细分类账和资产卡片（台账）。HRP 系统中固定资产管理部门所做的采购接收事务处理经财务会计审核后传入财务总账生成固定资产相关凭证，切实做到了“账账相符”“账卡相符”，加强了财务内控。

4．资产折旧 除图书外，其余各类固定资产需按月计提折旧。HRP 资产模块可按照医院财务制度与成本管理要求进行固定资产折旧的自动计提，并通过与财务模块的接口自动生成折旧凭证。在 HRP 系统中，根据《医院财务制度》的固定资产折旧年限表及相关规定可设置资产类别，并定义默认的折旧年限，实现资产折旧寿命的标准化管理，避免人为因素导致的折旧计提错误。根据不同的经费来源对应不同的折旧费用科目，从资产管理模块中可查询每件资产的当月折旧额、累计折旧额等信息。

5．资产维护 资产维护分析着重关注以下指标：停机率、维修次数、维修响应时间、维护费用等。资产维护费用包含保修保险费、维修配件费、维修费等直接成本，以及设备管理部门的人力成本等间接成本。医院设备运维主要有以下特点：非医疗设备（一般设备）数量多，价值低，故障率高，运维压力大；贵重医疗设备（专业设备）数量占比小，金额占比大，运维成本高；存在超期服役设备，设备役龄越大运维成本越高。为了管理设备维护的各个环节，作为 HRP 系统的补充，医院启用了设备全生命周期管理系统。设备维护分两大类：突发性维护（即维修工单管理）与预防性维护（即巡检）。

6．维修工单管理 首先基于“1234 维修管理平台系统”记录报修信息，生成工单并分配给维修人员；维修人员通过移动设备接收工单、记录维修进程。对于超时未响应的报修单，可自动提醒。自报修开始至恢复使用、关闭工单为止，设备所属科室和管理者能看到每个维修工单的当前环节和在各节点停留的时间，实现了闭环管理。所发生的维修配件采购及维修费采购要经过 HRP 系统中的审批流程，在 HRP 系统中记录采购接收情况，通过和固定资产模块、财务模块集成，归集资产维修成本。

7. 巡检管理　包括巡检计划安排、巡检任务分配与自动提醒，以及基于移动手持设备的现场巡检情况记录。

8. 资产盘点　为方便了解医院建筑资产详细情况以及固定资产的实物地点分布情况，要对医院建筑的每一个房间及每一片公共区域进行编码。在系统中将设备、家具固定资产卡片与实物所在地点关联起来，由科室固定资产管理员属地化管理维护。资产管理员日常维护资产位置，年度盘点上交至资产管理部门，再由财务部门、资产管理部门牵头抽查盘点情况，这可提高固定资产盘点的准确性。

9. 资产报废　医院各部门在 HRP 系统中发起固定资产报废申请，选择待报废的资产并填写报废理由。系统会自动带出资产折旧年限、已使用年限等信息，经维修工程师填写技术鉴定意见后，提交设备主管部门负责人和相关院领导审批，报废资产根据数量金额分级报上级单位审批结果。审批通过的报废申请单传入 HRP 系统生成报废事务处理。资产报废后，根据资产类别计入对应的固定资产清理科目，并生成固定资产清理凭证传送至总账。

在 HRP 平台之上，医院遵循事前计划、事中监控、事后分析的闭环管理理念，全面管理医院固定资产实物信息、财务信息以及生命周期中的各种变动信息，可提升医院固定资产管理效率与医院资源管理水平。

第二节　医院后勤采购管理

一、后勤采购管理综述

随着现代医学不断发展，后勤物资对于医院临床、科研、教学等方面的发展起着至关重要的保障作用。因此，后勤物资采购在医院日常运转中的起到了不可或缺的作用。后勤物资采购的效率与质量直接关系到医院的医疗水平及发展。医院基于临床需求购入保障物资，这就要求物资管理部门从采购计划、采购预算申报、招标采购等环节实行全过程监管。除此之外，在后勤物资采购的过程中存在许多工作难点，因此医院的采购组织架构、采购的规范化管理以及采购过程中的风险控制就变得十分重要。

（一）后勤采购工作难点

在医院后勤物资保障中，采购的工作是物资保障的重要组成部分，物资品种的涉及面也十分广泛。后勤物资保障的水平直接关系到医院整体医疗工作能否顺利开展。充足的物资供应不仅仅是全体职工工作的积极性和稳定性的保障，更为患者能够在医院安全就医提供全面的保障。为了全面提高后勤保障的能力、适应医院发展的需要，后勤物资采购的难度也随之增加。后勤物资采购的方法是由很多方面决定的，如物资的种类、采购任务紧急程度、物资的专业特性、采购数量等要素。因此，在后勤采购中的难点大致可概括总结为杂、急、专、多 4 个方面。

医院能够正常有序的运行除医疗设备外，还需要用到一次性耗材和小型家具等。因此，后勤部门为全面保障医院能够专业并且高效地救治患者，需要采购的物资品种也十分繁杂，包括一次性综合医用品类、药品包装类、家具机电类、办公用品类、被服类、五金材料类、印刷品类等几大类产品。每大类产品中还包含了许多小杂项，例如办公用品类中包含打印耗材、文具杂项、办公文具、办公纸张、清洁用品、炊茶用品等，五金材料类中包含工具、木工材料及小五金、油漆油料、洁具及水暖材料、电工电料维修耗材等。

随着医疗水平的提高，医院不断地发展壮大，后勤管理需要应对的紧急情况也随之增加。例如新型冠状病毒肺炎疫情期间需要大量防护物资，后勤部门需紧急采购并从其他院区调配物资，以及增加隔离病房等，这些都需要后勤部门团结协作及时联系供应商采购和物流运输。在紧急采购的过程中要简化采购流程、加大采购力度，但是对供应商及产品的资质审核并不能因此放松。要在确保产品质量的前提下尽可能大量采购以满足临床需求，同时协调各部门配合，保障物流以最快的速度将物资送达医院。

另外，后勤物资涉及专业面极广。每一类产品都涉及不同的专业，还包括“水电气暖”等多个大型专业设备，如高低压配电柜、中央空调、电梯、含救护车在内的机动车辆等。在采购过程中需要大量专业调研、咨询专业人士、学习专业知识。在调研过程中，除了基本询价和科室基本需求外，还需要了解产品的适用范围、产品的专业特性、科室对产品的专业需求、产品的专业技术参数，以及特殊的产品资质等专业性较强的产品特点。

后勤采购面向全院科室，需要保障的物资品种繁杂，每个品种所涉及的产品数量极多。以北京大学第三医院为例，后勤采购物资产品种约 50 000 种，其中办公用品类就包含了 1 000 余种。除此之外，某些产品间的细微差别也是值得注意的，如五金类产品的尺寸大小。因此需要采购人员与需求科室确认细节，以确保提供准确的产品。

（二）采购规范化管理

1. 采购规范化管理概述 在医院的采购过程中存在许多问题，例如采购的主管部门分散，未实现统一管理。医院根据不同产品的不同特点实行不同科室归口采购的方式。医院中各业务归口采购部门严格按照《中华人民共和国政府采购法》《中华人民共和国招标投标法》及相关规定实施采购活动；但对于政府集中采购目录及标准外的采购项目，由于缺乏院内统一的采购标准和采购方式的选取规则，不同业务归口管理部门对同一时期的采购项目选取不同的采购方式，造成采购方式的选取因实施部门不同而存在差异。由于缺乏统一的采购信息管理综合平台，导致无统一的采购归口，无法完全做到采购信息的公开、公正、透明；因采购部门分散，部分非常规采购无归口部门管理，而是由需求部门自行采购，导致因对采购政策把握不足，采购的规范性和专业性欠佳，给医院带来风险。针对以上问题，医院可以基于供应链管理的采购集中管理模式，借助采购信息管理综合平台规范医院的采购行为。

为实现采购规范化管理，医院需要修订合理采购制度、严格执行政府采购、执行采购预算管理、上报采购计划、签订采购合同等。医院宜成立采购中心、集中院内采购活动进行监管，加大对采购制度和流程的规范化管理，通过信息化来实现采购的智能化、规范化和标准化，做到数据化管控，以实现采购过程公平、公正、公开、透明。医院可根据国家采购相关法律法规构建三级采购管理制度，其中，一级制度为医院采购管理的纲领性文件，二级制度为采购管理各业务环节的规范性文件，三级制度为各不同采购类别的具体实施细则。医院的采购形式包括政府采购所涵盖的采购形式；在政府采购范围外的采购项目，需要根据医院采购项目特点制定相应规范化采购程序，如比选采购、议价采购和应急采购等。政府采购不仅是指具体的采购过程，还是采购政策、采购程序、采购过程及采购管理的总称，是一种对公共采购管理的制度。公立医院实施政府集中招标采购，可以形成对医院资金使用全过程有效监督和管理，优化配置医院财务资源，减少非合理性开支，最大化支出效益。

规范化的采购制度应包含以下几点：

（1）采购预算管理：采购的预算管理是医院控制成本的重要环节。采购成本控制的好坏直接关系到医院经营的总体支出。采购部门编制预算需按照采购计划、成本目标、市场价格和历史采购价格等确定预算目标。由采购执行部门编制预算方案，并上报审批。需实行月度、季度、年度预算上报及执行考核。如遇到特殊情况需要紧急采购的事件，需提出申请。

（2）采购申请及计划管理：物资采购计划意义重大，是实施采购行为的基础和前提。因此，医院需要加强采购计划编报的针对性、前瞻性，突出其规范性与权威性。采购部门需严格按照采购计划执行采购项目。

（3）采购合同管理：采购合同是采购过程中对买卖双方保障的重要环节。因此，医院管理者及采购具体操作人在签订采购合同时候应谨慎行事，注意参照相关法律法规，维护自身的权益，避免给医院工作带来不必要的损失。在签订合同时，应特别注意产品参数、产品价格、付款周期等信息。除此之外还应注意合同的履行程序、违约责任、验收方法、争议的解决办法等，一旦合同生效，甲、乙双方必须承担相应义务。其中特别需要注意的违约责任部分，甲、乙双方均有可能产生违约行为，院方需要注意的有供货商能否及时交货、供方交付的产品是否符合要求、供方交付的产品数量和到货时间是否和需求一致、供方是否将货品送到需方指定位置并确认收货、供方是否擅自改变交通工具和运输线路等。

2．采购规范化管理举例　以北京大学第三医院为例，2015 年北京大学第三医院总务处为了规范采购管理，成立了采购平台，并对采购平台进行如下管理：

（1）优化采购人员资源配置：采购平台打破了科室的管理界限，直接隶属于总务处决策层管理，为总务处下设科室的平级组织。采购平台设置总负责人一名，采购组员若干名。总负责人由总务处公开竞聘选出，有 5 年以上的工作管理经验，且具备一定的采购工作基础，对于国家相关招投标工作政策有较为前瞻性的认识。采购组员出自总务处下设各科室，由各科室管理层推选，经平台总负责人及总务处处内决策层综合考虑，共同商讨，表决选出。采购组员需涵盖总务处采购部门重点岗位的工作人员。

（2）整合采购项目，协同推进采购活动的科学化管理：采购活动几乎影响甚至决定着所有货物及服务的质量，还在一定程度上影响着总务处的整体工作及未来规划。如何科学化、前瞻化地引进及管理相关设备及服务公司，使医院达到可持续发展，是目前各级医院的目标。只有采购到符合自身需求和区域环境相匹配的资源，才能够为医院的整体发展提供有效的支撑。

总务处采购平台按照《中华人民共和国政府采购法》、《中华人民共和国政府采购法实施条例》、《中华人民共和国招标投标法》、《中华人民共和国招标投标法实施条例》、《政府采购货物和服务招标投标管理办法》（财政部令第 87 号）、《行政事业单位内部控制规范（试行）》等法律制度的相关规定，根据《北京大学第三医院采购管理办法》及《北京大学第三医院采购实施细则》的医院采购制度，结合自身实际情况，制定处内采购制度及相关流程。秉承“统一管理、分类采购”的原则，建立有效的采购运行管理机制。日常采购由组员汇集科室采购需求，上报总负责人，按类分配后由项目负责人进行具体采购活动的跟踪及反馈。在整体的流程中，不仅降低了各级部门的人员沟通成本，还充分体现了公平、公开、公正的民主化采购管理原则，实现了医院的利益最大化。采购平台的建立就是要保障总务处能够在任何时期、任何环境下都能够调集最专业的、最广泛的资源协调各部门的采购活动，以保证各项工作能够集约、高效、健康的运行。

（三）采购风险控制

采购的规范化管理是采购风险控制中的重要项目。采购活动又是医院医疗活动的起点，对医疗安全保障起到了重要的作用。虽然医院后勤采购物资金额所占医院全部采购活动的支出比例并不高，对于医院的医疗保障却十分重要、不可或缺。同时，后勤物资的采购与其他医疗设备、药品、耗材一样面临相同的采购风险。采购风险通常是指采购过程可能出现的一些影响预期目标实现情况，包括人为风险、经济风险和自然风险；也可以分为外因风险和内因风险。外因风险包括：①采购过程中由于自然环境、经济政策等因素导致的意外风险；②由于供应商私下串通故意抬高价格或是由于批量采购所导致的价格下跌等价格风险；③由于原材料或技术问题导致的产品质量风险；④由于技术进步导致的产品更新过快使得原有产品被迅速淘汰的风险等。内因风险包括：①因市场需求变动导致采购计划变动的计划风险；②合同条款不清楚导致的合同风险；③产品的验收风险，因产品数量众多存在鱼目混珠的情况，验收时无法发现个别产品存在质量不达标的问题等。

如医院采购前期对整体实际需求预测不准导致物料难以满足临床要求或超出预算、供应商群体产能下降导致供应不及时、货物质量不符合要求、物料增加、采购人员工作失误或供应商存在不诚实甚至违法行为等情况都会影响采购预期目标的实现。但采购风险也是可以通过一定手段和有效措施加以防范和规避的。常用的防范方法有做好年度采购预算及策略规划；重视供应商的筛选和评级，选择最优供应商；严格审查订货合同，尽量完善合同条款；拓宽信息渠道，保持信息流畅顺利；完善风险控制体系，充分运用供应链管理优化供应和需求；加强过程跟踪和控制，发现问题及时采取措施处理，以减低采购风险；充分利用专业化的信息网站，有助于采购员更准确地获取信息，为评判供应商和产品提供依据；同时对重要的供应商可派遣专职驻厂员，或经常对供应商进行质量检查，建立供应商评价机制；还应减少对个别供应商大户的过分依赖，可采用备选方案及备选供应商，使风险分散。

医院要降低采购风险，最关键的方法是与供应商建立并保持良好的合作关系。建立关系需注意几个阶段：首先是供应商的初步考察阶段，在选择供应商时，应成立供应商评选小组对供应商的品牌信誉、工厂规模、销售业绩、研发能力等进行详细的调查。其次是产品认证及商务阶段，对所需的产品质量、产量、用户的情况、价格、付款期、售后服务等进行逐一测试或交流。再次是大批量采购阶段，根据与供应商合作情况，逐步加大采购的力度。最后对供应商进行年度评价，对合作很好的供应商，邀请他们到医院交流明年的工作打算。采购作为连接医院与供应商之间的窗口和桥梁、作为医院的输入部门（营销为输出部门），不能只考虑预测和防范采购风险，更应该站在整个医院的角度上，考虑由此对医院财务、质量、服务等各方面造成的影响。需注意核算企业总权益成本，而不只是采购成本，使得整个医院的利润最大、成本最低、风险最小，从而由外向内、由下向上对医院的管理进行整合。

为了更好地解决这方面的问题，提高总体利润率、将风险与损失降至最低，医院将采购划分为采购岗位和监管岗位。采购岗主要负责成本控制、风险防范、产品质量把关与产品采购，监管岗位主要负责供应商资质复核、对产品抽检验收、对供应商进行周期性量化考核以及受理针对供应商产品及服务的投诉等。

二、采购的组织形式及适用性分析

医院后勤物资采购涉及范围较广，包含产品的种类较多，但大部分产品单价相对较低，采购项目数量较多。因此对于公立医院而言，虽然产品数量多，但根据《中华人民共和国政府采购法》及相关法律法规规定，需要严格按照政府采购方式进行采购的项目所占比例相对较小。此外有很多采购项目属于政府采购法没有覆盖到的范围，需要医院有明确的采购程序和采购流程，以保障采购项目规范、高效地完成。在设计采购方式时需要考虑公平、公开、公正的采购原则，此外还应该根据医院项目需求的特点，合理控制采购周期和流程要求。

以北京大学第三医院为例，采购工作实行“统一管理、分类采购”的原则。工作机构包含党政联席会、采购中心、业务归口管理部门、采购监督工作小组、采购需求部门。基于“分类采购”的管理规定，医院总务处负责医院后勤保障物资、设备、维修、改造、工程、服务、资源使用等的业务采购。

对于纳入政府采购范围内的各类采购需求，医院应按照政府采购的规定选择公开招标、邀请招标、竞争性谈判、竞争性磋商、单一来源、批量集中采购、协议供货、定点采购等采购方式实施采购。对于未纳入政府采购的各类采购需求，可以参照《中华人民共和国招标投标法》及政府采购法律法规，由医院设计采购组织形式及采购方式，具体有比选采购、议价采购、应急采购 3 种采购形式。

（一）比选采购

院内比选方式采购适用于政府采购项目外，需在一个年度内，单项或批量采购金额在 30 万元以上（含）、100 万元以下（不含）的货物、服务类采购项目和 50 万元以上（含）、120 万元以下（不含）的工程类采购项目。此类采购项目也可采用委托采购形式进行采购。

院内比选采购由医院自行组织，通过公告形式，组织自愿报名的、实质响应不少于 3 家的供应商就采购事宜进行现场谈判、评审后，确定成交供应商的采购方式。院内比选采购执行下述采购步骤：

1．需求部门将技术参数需求、服务要求等提交给采购实施部门，采购实施部门根据参数需求和服务要求编制采购文件，并发出采购公告。

2．采购实施部门在医院采购专家库中抽取专家，组建比选小组。比选小组由 3 人及以上单数人组成，其中原则上应至少有 1 名需求部门的专家。

3．采购实施部门接受供应商资料，并组织与供应商签订廉政责任书。供应商的资料应内容完整、装订整齐。

4．比选小组对供应商进行评议，推荐成交候选人，并形成比选报告。比选报告作为重要的采购记录文档，应认真填写，客观、真实地反映比选过程和结果，严禁涂抹、修改。采购监督工作小组依据医院采购监督检查相关规定进行监督。由业务归口管理部门组织实施的采购业务，其比选报告应提交采购中心备案。

5．采购实施部门审核确认比选结果后，应及时办理成交确认手续，通知被选中单位，并按照医院合同管理办法，于成交通知书发出之日起 30 日内，组织办理合同签订相关事宜。

6．报名响应供应商少于 3 家的采购项目，由采购实施部门填写供应商响应不足 3 家审核表，由采购中心审核，特殊情况报党政联席会审批。评审会现场供应商实质响应不足 3 家的项目，取消评审，由采购实施部门再次审核采购文件后重新组织比选。连续两次现场供应商实质响应不足 3 家的，填写供应商响应不足 3 家审核表，由采购中心审核，特殊情况报党政联席会审批。

（二）议价采购

院内议价方式采购适用于政府采购项目以外，需在一个年度内，单项或批量采购金额在 5 万元以上（含）、30 万元以下（不含）的货物、服务类采购项目和 5 万元以上（含）、50 万元以下（不含）的工程类采购项目。此类采购项目也可采用院内比选采购方式进行采购。

院内议价采购由医院自行组织，结合历史采购价格及市场调研情况，选择符合相应资格条件的供应商，通过网络咨询、电话咨询、现场谈判等方式进行议价比较后，确定成交供应商的采购方式。采用非现场方式需要做好咨询调研记录。院内议价采购执行下述采购步骤：

1．采购实施部门根据采购需求部门提出的技术参数、服务需求，组织实施采购。

2．院内议价由 3 人及以上单数人组成议价小组。

3．议价小组结合历史采购价格及市场调研情况，与符合相应资格条件的供应商进行议价，并形成议价报告。议价报告作为重要的采购记录文档，应认真填写，客观、真实地反映议价过程和结果，严禁涂抹、修改。

4．采购监督工作小组依据医院采购监督检查相关规定进行监督。

5．采购实施部门根据议价结果按照医院合同管理办法，于 30 日内组织办理合同签订相关事宜。

（三）应急采购

院内应急采购适用于药品、试剂、耗材以外的临时性采购或紧急采购，采用“一事一议”的方式，由采购实施部门根据业务需求部门的申请填写应急采购申请表，主管院领导审批通过、提交医院采购中心备案后组织实施采购。

通过规范采购形式，使医院在非政府采购方面建立的规范化的流程管理机制，大大降低了采购风险。同时应急采购通道的设置也保障了医院出现应急采购需求时的规范途径。提高了采购效率。

三、供应商管理

医院后勤物资的稳定供应为医院正常运行与发展提供了重要保障，而能否对医院物资供应商进行专业、有效的管理，对提高医院整体物资供应保障水平起到非常重要的作用。医院可以通过建立统一的标准化服务标准，指导、规范供应商服务行为，再对重点供应商和备用供应商建立绩效评价体系，之后再以评价体系为依据，构建出供应商动态管理机制，形成对供应商的长效激励机制和具有竞争性的选择淘汰机制，为医院成功筛选优秀的供应商，并维持有效向上的长期战略合作建立制度和流程上的保障。

供应商绩效评价及动态分级管理机制的作用有以下几点：

1．建立公平高效的进入退出机制 采购部门要保障后勤物资的正常供应，需要与大量的供应商进行接触，其中既有合格供应商又有不合格供应商。因此需要建立一种公平的优胜劣汰的选择机制，使得不合格的供应商退出选择范围，而绩效良好的供应商则能有机会获得更多的订单。同时通过制定客观、透明的评价体系，使得供应商的选择更加透明公正，从而减少暗箱操作的可能性。

2．对在用供应商的行为给予明确的指导 对供应商进行评价的根本目的不是为了简单地肯定或否定供应商，最终目标是通过对具体指标考核的结果与过程，寻找到供应商不符合要求的具体方面，并通过制定相应的方案，进一步规范供应商的行为，使得供应商服务水平得以改进。

3．对在用供应商形成长效的激励机制 在实际工作中，有许多供应商在取得供货资格之前或试用阶段表现良好，然而在进行供货一段时间之后，逐渐显现出怠惰的现象。因此需要通过构建高效、动态的供应商管理机制，在各供应商之间形成长期竞争关系，以不断激励供应商提供更好的服务。

（一）供应商服务标准化管理

要进行供应商绩效评价及动态分级管理，就要明确供应商需要遵守的服务标准。后勤物资供应商数量较多，为了统一管理供应商行为、提高供应商服务能力与水平，医院物资管理部门应设定供应商监管岗位来管理、监督供应商行为，形成统一的服务标准。

以北京大学第三医院为例，为了规范医院后勤物资供应商的管理，医院制定了《后勤供应商标准化服务指南》来帮助供应商快速了解医院服务的各项相关要求，同时服务标准又会成为供应商绩效考核评价的一部分和动态分级管理的考核依据。这样可以提高供应商的积极性，更好地为医院提供各类产品供应及相关服务。

按照采购产品特性将供应商特定为5类，分别是定制类产品供应商、标准类产品供应商、消耗类产品供应商、驻店产品供应商、维修服务供应商。其中：

1．定制类产品供应商是以供应家具类产品的供应商为代表，产品多涉及定制，售后维修服务要求高。

2．标准类产品供应商是以供应机电类产品的供应商为代表，一般为市场中标准产品，售后维修服务要求高。

3．消耗类产品供应商是指供应产品不涉及或较少涉及特殊定制及售后维修服务的产品。

4．驻店类产品供应商是指长期在医院驻店备货，接受物资管理科管理的供应商。

5．维修服务供应商是指为医院提供各类维修服务的供应商。

针对5类供应商分别制定了响应的日常服务管理规范，并将供应环节的关键点进行细化，规范供应行为。如定制类产品供应商服务规范向供应商明确了从前期需求沟通、方案确定、生产安装、验收结算、售后服务等全过程的每一环节的具体服务要求。特别是方案沟通阶段，在接到采购人员发出需求通知后，供应商应在24小时内与相关科室联系，了解产品需求（包括产品种类、功能、数量、时间），沟通产品设计。未经采购部门通知，供应商不得自行接受使用科室提出的供货或产品设计要求。而且供应商应依据科室需求，在3个工作日内做出产品初步设计方案，并将设计方案及初步预算金额提交采购人员审核。如驻店服务供应商服务规范明确了驻店服务模式基本要求，供应商需派人驻北京大学第三医院驻店库房，提供库房管理及标内产品的供应配送服务，并根据临床科室通过物资管理信息系统提出的请领需求，随时进行产品的配送。送货后供应商需根据科室的签收情况及时与主管部门进行账务核对，所有产品以临床科室实际货物签收为医院实际购买依据。驻店服务供应商对安全库存量、日常库房管理要求、人员服务标准、物资配送要求等进行细化，使其符合医院管理要求。

（二）供应商绩效评价管理

在对供应商进行评价时，采购部门所面对的供应商既包括与医院有重点合作关系的供应商，也包括未曾与医院有过合作经验的备选供应商。由于不同类别的供应商评价依据有所不同，因此采购部门应该为这两类供应商分别构建评价体系。

1．重点合作供应商 对于重点合作的供应商，应该以供应商的实际绩效为标准，对供应商进行评价打分。因此在指标的选择上，尽可能选择客观的历史数据作为评价依据。参考上文综述中对供应商进行评价的 3 个方面，提出相应的具体评价指标，如表 5-1 所示。

表5-1 供应商评价表及赋权结果

评价方面	指标选择	评价方法	权重
质量	使用一段时间后质量 = 故障率 × 故障影响指数 * 100%	以出库明细和故障记录为依据，对使用部门进行访问并打分	0.4
价格	3 ~ 5 家其他供应商价格由高至低排序	依据排名进行打分	0.2
服务	柔性制造能力	根据产品满足医院特定要求的水平打分	0.032
	订货提前期	根据实际订货提前期 / 要求订货提前期的比值评价	0.024
	在正确的时间，将正确的产品送至正确的地点的能力	根据准确送货次数 / 总送货次数的比值评价	0.064
	现场清理能力	依据送货安装现场清理水平打分 对在搬运安装过程中是否对其他家具等造成破坏进行评价	0.038
	服务人员素质	对语言态度、行为规范、专业能力、外表进行评价	0.022
	能较好地配合医院物资管理的要求（完整记录，手续齐备、及时）的能力	对此能力进行打分	0.06
	维修及时性	根据（要求反映时间—实际反映时间）/ 要求反映时间的比值评价	0.06
	维修满意程度水平	由物资科向使用部门打电话询问满意水平来打分	0.1

2．备选供应商 对于没有合作经验的备选供应商，采购部门要对供应商进行调研，通过对影响供应商产品质量和供货水平的各类因素以及其他客户对供应商的评价进行考核，对新的供应商进行打分。当评价得分较高时，我们可以选择新的优秀供应商进行试用，并与目前在用的重点合作供应商进行比较，从而形成一套公平、开放的竞争机制（表 5-2）。

表5-2　备选供应商评价表及赋权结果

评价方面	评价指标	评价方法	权重
产品	质量	调研该公司其他客户进行打分	0.4
服务	订货提前期	根据承诺订货提前期 / 医院要求订货提前期的比值评价	0.032
	人员	针对人员的稳定性与以往合作供应商的平均水平比较	0.024
	柔性制造能力	调研该公司其他客户进行打分	0.06
	配合医院管理的能力	根据承诺配合医院管理规定的数量 / 医院要求管理规定的数量的比值评价	0.06
	风险抵御能力	根据公司的规模、货源等评价公司的风险抵御能力，并进行打分	0.024
	售后服务预期	根据供应商所在位置是否能满足医院供货的频次和售后维修的及时性进行打分	0.2
价格	3 ~ 5 家其他供应商主要产品价格排序	依据排名进行打分	0.2

3．评价指标的权重　在上文中，采购部门针对供应商评价体系的 3 个方面分别选择并建立了具体的评价指标，然而不同指标的权重如何分配，将对最终评价打分结果起到非常重要的作用。医院后勤物资品类众多，各自具有不同的使用特点，因此对各类物资的管理要求有所不同。根据经验，对各类物资的特点进行总结后，将物资进行分类（表 5-3）。第一类物资以家具类产品为代表，这类产品的特点是定制性强，对于供应商的设计研发能力以及柔性制造能力提出了较高的要求，一般生产周期较长，具有使用时间长的特点。由于具有较长的使用周期，对供应商的后期维保服务质量提出了较高的要求。第二类物资以机电产品为代表，这类产品标准化程度高，大部分厂家有备货，订货周期一般较短，但使用周期较长，对售后维保有较高要求。第三类物资以办公用品为代表，其产品的标准化程度高，但使用周期短，对售后维保基本没有要求；但这类物资的需求往往比较紧急，因此对这类物资供应商的及时送货能力提出了较高的要求。此外还有的物资对于柔性生产和送货的及时性两方面因素有较高要求，如被服类产品和印刷产品等。由此可以看出，对于不同类别的供应商，其考核的标准应该根据产品的特点分别定制。但是对所有产品而言，产品的质量水平的重要性都应该是第一位的，特别是对于那些一旦出现质量问题，就有可能对患者或医护工作人员造成伤害的产品，如病床、候诊椅等，应特别加重其质量指标的权重。具体的方法可以应用德尔菲法对各类供应商的评价指标进行赋权。

表5-3　物资分类及类别明细

物资类别	类别明细
家具	板式家具、钢制家具实验家具、病床家具
机电设备	通用设备、电气设备、仪器仪表、电子通信、其他设备
低值耗材	办公文具、五金电料、制成布类用品、一次性卫生用品、工服劳保、药品包装、印刷品、其他物资

以北京大学第三医院某板式家具供应商作为试点，引入供应商评价及动态管理机制。首先选出物资管理部门中的 6 名相关工作人员用德尔菲法对供应商评价指标进行赋权。赋权结

果如表 5-4 和表 5-5 所示。

4．绩效考核评价案例 采购部门以季度为一个评价周期，设立专人负责，对使用的两家板式家具重点供应商（A 公司和 B 公司）进行考核。表 5-4 中的第 1、9、10 项，通过随机抽样进行电话调研，与使用科室进行沟通打分；第 2、3、4、5、8 项，通过与采购人员沟通进行打分；第 6、7 项设计了医院统一格式的送货验收单发给供应商，并在验收单上设计了对供应商的送货服务进行评价的表格，获得送货服务评价结果。本次评价得分结果见表 5-4。

表5-4 服务评价结果

指标序号	指标权重	A公司	B公司
1	0.4	88	73
2	0.2	80	100
3	0.032	96	81
4	0.024	94	73
5	0.064	85	65
6	0.038	75	80
7	0.022	75	70
8	0.06	83	77
9	0.06	85	70
10	0.1	93	80
综合得分		85.848	79.104

A 公司为 85.8 分，B 公司为 79.1 分。经考核分数低于 80 分为不合格供应商，取消 B 公司的供货资格。另外通过考核，发现 A 公司的送货服务有所欠缺，要求 A 公司进行整改。由于 B 公司被取消资格，对备选的 3 家供应商进行评价（表 5-5），其中选择综合得分较高的 C 公司进行试用。

表5-5 备选供应商评价结果

指标序号	指标权重	C公司	D公司	E公司
1	0.4	95	90	90
2	0.032	90	83	90
3	0.024	100	100	100
4	0.06	90	90	90
5	0.06	100	90	95
6	0.024	80	95	90
7	0.2	95	80	85
8	0.2	80	70	80
综合得分		91.6	84.136	87.54

经过1个月的试用，C公司获得86.3的得分，获得重点供应商资质。在第二季度考核中，A公司和C公司的得分分别为88.3分和87.2分，板式家具供应商绩效表现较第一季度有所提升。

通过对供应商服务行为的持续监测，公平、公开、公正地评价供应商绩效，并将考核方法与结果告知供应商，加强沟通，使其了解评价过程。这样，供应商能充分认识到自身服务需要提升的薄弱点，及时改进。做好过程控制是提升供应商服务水平的有效方式，有助于推动供应商进行持续改进。但绩效评价体系不是一成不变的，也需要随医院需求、行业状况、管理模式变化等进行动态的完善与改进，以适应医院和供应商的发展。要通过对供应商的绩效管理，传递医院后勤管理理念，为医院各科室提供低成本、高效率的优质服务，增加医院的竞争力，以实现整体战略目标。

（三）供应商动态分级管理机制

1. 动态分级管理机制的构成　供应商动态管理机制以通过供应商评价体系得到的考核结果为依据。考核评分是整个绩效考核评价与动态分级管理机制的重要组成部分，但不是唯一的因素。动态分级管理还将在每季度考核评分的基础上增加其他因素评分形成供应商年度综合评分表，年度综合评分包括以下几点：

（1）每季度绩效考核评分加总，计算全年平均绩效考核分数。

（2）批次验收评价：监管人员将根据产品采购量、采购金额、供应商供货范围等多因素制定产品现场验收及抽检计划，检查到货产品包装、质量、数量是否符合采购订单，结合送货人员服务态度、是否按约定时间地点送货、对产品熟悉程度等进行综合评价，形成抽检报告存档。全年抽检不少于5次，将评价结果计入综合评分。

（3）特殊事项加分项：主要考评供应商处理应急、危机事件的能力以及支持医院、对医院紧急事件配合程度。在出现应急情况时，如新型冠状病毒肺炎的重大传染病疫情期间，如果供应商能够全力配合、克服困难，为医院提供最大限度供应保障，在当年考核年度应给予加分奖励，肯定供应商的服务。

（4）重大事项处罚项：主要记录供应商在考核周期内出现的社会不良信誉事件或其他重大恶性事件，应根据情节轻重给予减分处罚，甚至终止合作。

以上4部分评分结果汇总后，形成供应商全年绩效考核报告，在每次考核结果出来之后，会对下一考核周期中供应商的供货资质和供货额度进行调整。绩效较好的供应商将获得更多的订单额度，绩效较差的供应商所得到的订单额度则会相应降低，甚至失去供货资格。当然，医院会将考核评分情况在云平台进行公示，各供应商均可以看到自身的评分结果；同时，监管人员会将各供应商全年绩效考核报告发送至供应商管理层，对于考核报告中所反映出的质量问题、服务问题等要求供应商根据考核结果进行整改，并限期给予整改意见。

2. 确定不同类别物资的供应商数量　供应商动态管理机制的构建以供应商的分类为基础，根据不同类别物资的特征，明确本类别重点供应商的数量。为了便于管理、形成规模效应，每类别的重点供应商的数量以不超过3家为宜。以北京大学第三医院为例，不同类别物资的重点合作供应商数量如表5-6所示。

表5-6 北京大学第三医院不同物资类别的重点合作供应商数量表

物资类别	类别明细	重点供应商数量
家具	板式家具	2
	钢制家具	2
	实验家具	1
	病床家具	1
机电设备	通用设备、电气设备、仪器仪表、电子通信、其他设备	机电设备类产品由于差异较大，根据市场实际情况，每种产品确定供应商1家
低值耗材	办公文具	1
	印刷品	1
	五金电料	1
	制成布类用品	1
	一次性卫生用品	1
	工服劳保	2
	药品包装	2
	其他	—

3．建立供应商管理档案 为了保证采购物资符合国家、行业相关规定和医院管理相关要求，监管人员会严格审核新准入供应商及产品的资质，并建立供应商档案目录，将供应商分类编号，建立供应商档案，管理供应商资质。

在产品入院之前，供应商需填写供应商资质审查表，并上交所有资质信息。监管人员会严格审核产品及供应商资质（包括企业营业执照、合法的生产经营证明文件等），供应商的质量管理体系文件，采购物品生产工艺说明，采购物品性能、规格、型号、安全评估材料，企业自检报告或有资质检验机构出具的有效检验报告，其他所需的文件和资料。如对产品的洁净级别有需求，在可能的情况下对供应商的生产条件进行现场审核。根据加工采购物品要求和特点，对供应商的生产过程和质量控制情况开展现场审核。最终将合格产品信息与其供应商资质均记录在档案中并持续更新，资格审核不合格的供应商将拒绝与之合作。

供应商档案的建立除了按照物资类别进行区分以外，还应该根据供应商与医院的合作关系分为重点供应商、一般供应商、备选供应商。重点供应商指与医院有固定合作关系的供应商，即上文中所指的具有编制的供应商；一般供应商作为主要供应商的补充，为医院提供极少数物资的供应；备选供应商则指具有合作意向，但尚未取得供货资质的供应商。

在建立档案时，重点供应商应记录基本信息以及评价记录。其中供应商的基本信息包括注册资本、地址、员工人数、联系人，以及相关资质等信息。评价记录包括每季度的评价计分情况以及投诉或表扬记录。一般供应商和备选供应商则只记录公司基本信息。此外，对于在正式成为重点供应商之前、正处于试用阶段的供应商，其档案信息参照重点供应商建立。

4．供应商动态管理流程 在完成基础工作之后，可以正式实施供应商的动态管理。根据不同物资的重点合作供应商数量不同进行分别管理。单一重点供应商的管理如图5-1所示。一般情况下，管理的起点是原有供应商在考核中出现不合格的情况，则从备选供应商库中依据未合作供应商的评价结果，选择最优者进行试用。如在备选供应商中出现十分优秀的厂家，也可直接进行试用考核，并与目前在用供应商的绩效进行比较，评价结果优秀者作为新的重点合作供应商。

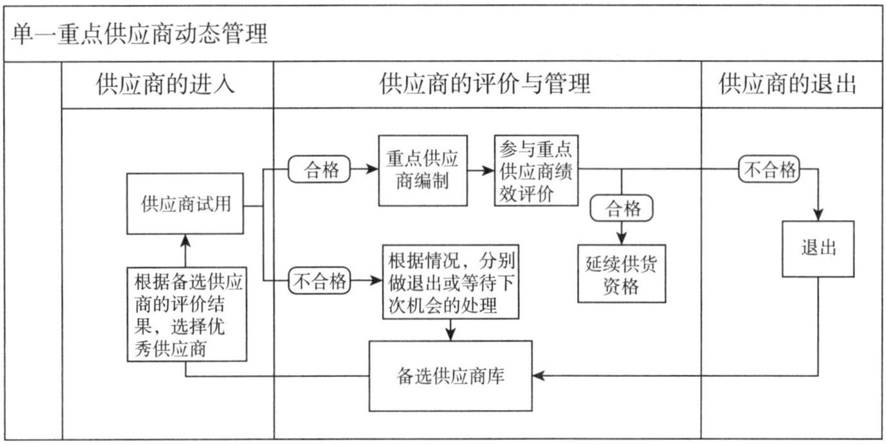

图 5-1　单一重点供应商动态管理流程图

与单一重点供应商的动态管理有所不同，当一类物资有两家及以上合作的重点供应商时，如何进行订单分配成为动态管理的一项重要内容（图 5-2）。为了让供应商之间形成竞争、对供应商实施长效激励，应以供应商评价结果作为依据，实行配额管理。将订单按照比例在供应商之间进行分配。

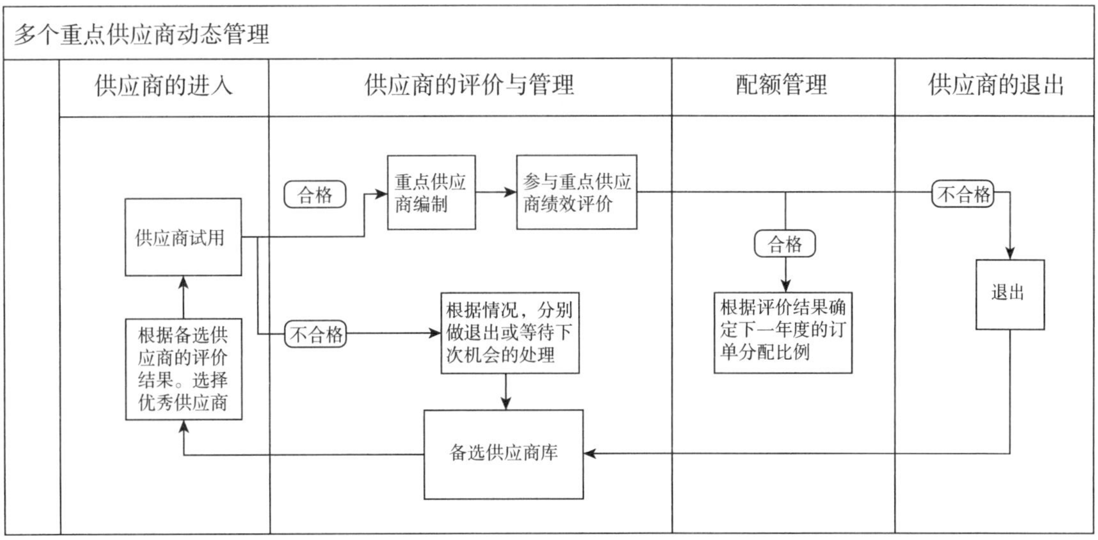

图 5-2　多个重点供应商动态管理流程图

除此以外，在对供应商进行管理的过程中，供应商还应充分重视评价体系得到的考核结果。即便是合格供应商也应参照打分明细分析自己的不足，并提出相应的改进措施，以更好地为医院提供服务。

(1) 供应商的分级以北京大学第三医院为例，它对后勤供应商进行动态分级管理，供应商分为 4 级，分别为 A 级、B 级、C 级、D 级。

1）A 级供应商应满足以下条件：连续 2 季度绩效考核评分均为 90 分以上、批次验收连续 3 次以上综合评价均通过、无不良记录。

2）B 级供应商应满足以下条件：连续 2 季度绩效考核评分均为 85 分以上，但未连续两次超过 90 分；批次验收连续 3 次以上综合评价均通过；无不良记录。之前评为 A 级供应商，但连续 2 季度考核评分低于 90 分、高于 85 分，则自动降为 B 级供应商。

3）C 级供应商应满足以下条件：连续 2 季度绩效考核评分低于 85 分，但均在 80 分之上；批次验收有不通过情况，但未连续 2 次以上不通过；无不良记录。之前评为 A 级供应商，连续 2 季度考核评分低于 85 分，则自动降为 C 级供应商。之前评为 B 级供应商，但连续 2 季度考核评分低于 85 分，则自动降为 C 级供应商。A 级供应商如出现不良记录，情节不严重者降为 C 级供应商。

4）D 级供应商满足条件：之前评为 C 级供应商，但仍在下一季度考核评分低于 85 分，则自动降为 D 级供应商。A 级供应商出现严重不良记录可直接降为 D 级供应商或终止合作。B 级、C 级供应商出现不良记录可直接降为 D 级供应商或终止合作。

(2) 复评与改进：根据历次合作、供应商绩效考核等情况，为实施持续改进，以下情况需要对属于周期内的不良记录进行复评：质量问题频繁或严重、合作能力不能满足医院发展需要、成本控制需要、公司经营策略调整以及其他重要原因。根据动态分级标准，制定《供应商奖惩条例》来对供应商实行奖惩机制以督促供应商行为，加强供应商竞争意识，最终提高供应商服务水平。

1）对于 A 级供应商：①可优先取得采购订单或加大分配采购量；②可优先先支付货款或缩短票期；③可获得产品质量免检或放宽检验；④可获得科室持续关注，了解供应商新产品、新技术；⑤可获得产品交流推广机会；⑥可参加科室组织的产品沟通交流会、供应商培训会活动；⑦可获得采购科室颁发的优质合作供应商证书或其他荣誉证书。

2）对于 B 级供应商：①根据医院流程正常采购、供货、验收、付款；②可参加科室组织的产品沟通交流会、供应商培训会活动；③会适当给予培养和发展，作为 A 级供应商的补充。

3）对于 C 级供应商：①应接受订单减量；②有 3 个月观察期，期内应接受各项稽查；③应接受多项改善辅导措施；④应根据问题提交整改措施，并定期反馈整改进程；⑤ 3 个月观察期后若考核仍为 C 级，则降为 D 级供应商。

4）对于 D 级供应商：①取消当前采购订单，停止供货资格；②发出整改通知，要求限期加强整改措施，如作为替代或过度供应商，则限期不得超过 3 个月；经改进后如供应商服务能力仍不能满足医院管理需求，将其从合格供应商名单中剔除，终止合同，停止合作。

总体来说，根据供应商分级管理策略，医院会根据供应商的评级在采购份额、项目合作等多方面进行相应调整，对于绩效考核评价较差的供应商，会有绩效反馈机制，来督促供应商制定可行的改善计划并持续追踪检测改善结果，但对于连续考核无明显改善的供应商，即可考虑取消其供货资格。医院物资采购并非一次性交易，频繁地更换物资供应商也会给采购管理带来很大的时间、人力成本的耗费和风险。因此，医院应与供应商建立长期、稳定的合作关系，加强医院与供应商之间的紧密联系，加强沟通、协调与合作。同时医院应保证每年准时召开供应商年度培训会议，及时传达医院采购管理和供应商绩效考评最新要求与标准。

表彰年度综合评价优秀的 A 级供应商，树立典范，增加供应商竞争意识；对于评价较差的供应商或年度内出现影响较大的服务问题的供应商，进行不点名批评，以强调问题的严重性，防止类似事件的发生。

自实施供应商动态分级管理后，通过绩效考核、验收抽检等加强供应商监管力度，能够了解到医院各科室对供应商的实际评价，能够实时反映出供应商在供货过程中出现的问题，并及时告知供应商进行整改，有效提高了供应商的持续改进能力。全年绩效考评结果公示以及奖惩机制的推出极大激发了供应商的忧患意识，使得供应商树立了自主提升、持续优化的竞争意识。供应商为了自身长远利益，在供货过程中及时性、准确性等方面都有所提升。

可以说动态分级管理与奖惩机制并行，是医院和供应商共同获利的长期发展战略：对于医院来说，供应商之间的竞争一定会带来更高的服务水平和更好的产品质量，能够更好地满足医院各科室的需求；对于供应商来说，不断地提升自身产品与服务水平，不光是能够在医院获得更多的订单，更可以为其自身在行业中争取领先地位。

第三节 医院院内供应链模式的探索

供应链是在美国哈佛商学院教授 Michael Porter（迈克尔·波特）提出的价值链理论的基础上发展而来的。医院内部的物流涉及物资类别复杂、行业广泛且具有较强的专业性。良好的供应链管理有助于帮助医院有效地控制浪费、节约物流成本、提升管理效率和管理的精细化水平。医院院内供应链管理主要是指以医院为核心的从采购、验收、仓储、科室领用、科室发放，到最终使用人的全流程的物流、信息流、资金流的设计、规划、控制、优化。

一、供应链采购策略

在医院的物资管理过程中，从供应链的角度去理解采购以及供应商的关系与传统的角度有很大的不同。传统的采购和供应商的关系往往是一种对抗、竞争博弈的关系；而从供应链的角度来考虑，采购方和供应商则更加注重整体效益的优化改进，双方更多的是合作关系。对供应链上的供应商管理以及对供应商的定位可以根据不同的维度使用不同的定位分析方法。需要根据医院与供应商合作的情况、供应链的产品对于医院的重要性、供应链产品市场供应程度等多种因素来确定供应商的定位，进而进一步确定采购策略。

按照产品的重要性程度，运用 ABC 库存分类管理法（activity based classification，ABC 管理法）和“80/20”原则，可以将供应商分为重点供应商和普通供应商。进一步按照物资的重要程度和产品市场的复杂度，可以将供应商分为战略供应商、重要供应商、瓶颈供应商、一般供应商。其中，战略供应商是指需求量大、价值昂贵、对医院的持续运行产生重要影响，而同时在市场上的可选择余地也不大的产品供应商；重要供应商是指需求量大、价值好，但同时市场供应相对充裕，医院选择空间比较大的物资供应商；瓶颈物资供应商是指需求量虽然小，但是产品对医院的影响很大，同时市场上的同类供应商较少，医院的选择和谈判空间不大的产品供应商；一般供应商就是指产品价值相对较低，产品对医院的影响程度较低，市场上也较容易获得的产品供应商。

按照医院和供应商双方关系合作深浅也可以将供应商分为短期目标型、长期目标型、渗透型、联盟型和纵向集成型 5 类。其中短期目标型供应商是指医院和供应商是简单的一次性合作关系。这种供应商的管理则更加类似传统的供应商管理，供采双方在谈判中尽可能博弈，使自己在谈判中占据更多的优势、取得更大的利益。双方的合作关系在合同终止时截止，后期医院也不会在这类供应商管理中花费太多的精力和时间。长期目标型供应商是指医院和供应商有长期的合作关系，双方形成了一种合作伙伴的关系，相互之间也不会只考虑自己的利益，会更多地寻求共同的长远利益，共同提高、改进服务质量和产品质量。目前，这类供应商对医院而言是最多的，也是需要我们投入精力去管理和提升的供应商关系。渗透型供应商是双方在长期目标型的基础上发展而来的，并有员工参与到对方的日常工作过程，以便更好地提供服务和了解对方的需求，提出改进的意见和方向。联盟型供应商则是双方从整理供应链的角度出发去考虑整体的利益，对于双方的合作要求更高，并且要有一个供应链的核心组织去协调整体供应链的合作关系。纵向集成型供应商则要求在整个供应链条上的各个企业可以共同了解整个链条的各方需求和利益，大家信息完全透明。这种关系目前更多地出现在理论上，实践中很少见到。对医院而言，更多的是长期目标型供应商，可以有部分渗透型供应商，联盟型供应商则相对较少。

二、供应链仓储策略

医院后勤物资是医院机构运转和开展医疗活动的基础，做好医院后勤仓储管理是保障医院前勤临床科室正常运转的必要条件，建立完善的仓储管理制度可使库房管理更加规范和高效。随着现代化医院建设的发展，医院在提高医疗水平的同时，对后勤物资保障的要求也逐渐提高，管理成本在医院经营成本中的占比不断增加。如何设置合理的安全库存成为后勤仓储管理的难点。

在仓储管理中常用 ABC 库存分类管理法进行管理，ABC 库存分类管理是指将库存物品按品种和占用资金的多少，分为特别重要的库存（A 类）、一般重要的库存（B 类）和不重要的库存（C 类）3 个等级，然后针对不同等级分别进行管理与控制。这样的分类管理法可以实现压缩库存总量、释放占压资金、合理化库存与节约管理投入的作用。ABC 管理法的优点是可以将“重要的少数”库存与“不重要的多数”库存区别开来，把工作重点放在管理重要的少数库存品上，既加强了管理，又节约了成本。但是，这种管理方法容易忽视 C 类和 B 类库存品。

对于物资结构较为复杂的医院，采用 ABC-VED 管理法是更为理想的方式。ABC-VED 管理法是将 ABC 管理法与 VED 管理法结合起来，制定相应的库存和采购管理策略。VED 管理法是将库存物资根据其关键性分为 3 类——极其重要（Vital）、必要（Essential）、一般可取（Desirable），简称 VED。其较 ABC 管理的方法有更好的目的性，ABC 分类中的 C 类物品占有金额较低，从而不被重视，但其中某些物品可能起到关键性作用，从而对其进行最高优先级储备。所以在 ABC 分类中被重视的为物资金额，VED 分类是重点强调物资用途。ABC-VED 综合资金占用情况及医院科室实际使用需求两个方面对医院后勤库存物资进行分析、管控的方法。库房物资管理流程图见图 5-3。

库房管理需设有专职库房管理人员，根据物资请领情况按月统计需求量，并提交采购申请进行采购。库房管理人员需做好每日库存发放记录，每周对发放量较大的物资进行抽盘，并按月进行全部库存物资盘点，做到“账实相符”。此外，通过建立微信交流群，提供线上咨询，提高物资请领效率。

库房安全是保证日常业务顺利进行的基础，也是每一位库房管理人员的职责。做好库房安全管理主要需注意以下几点：①库房员工应具备良好的安全责任意识。熟记防火安全流程

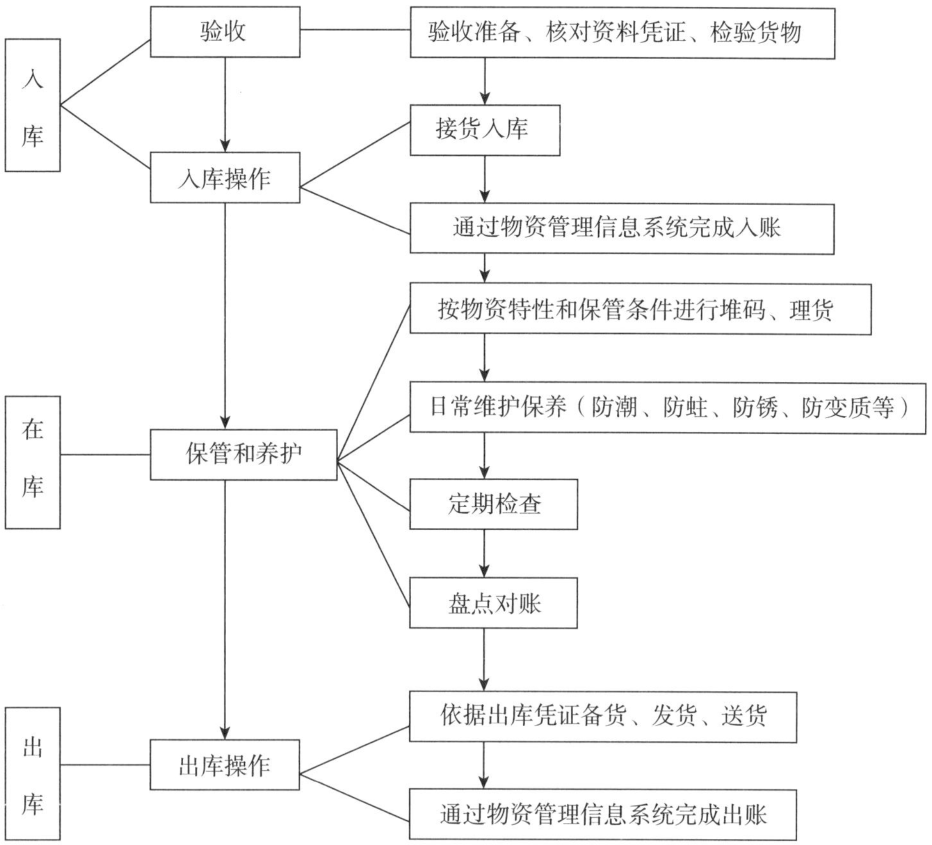

图 5-3　库房物资管理流程图

及简单灭火操作，熟记“四懂四会四能力”，能够坚守岗位，履行职责。②严禁在库房工作区域内吸烟及使用明火，除规定可以使用的电取暖器具外，严禁在库房区域给电动车充电。③加强每日巡视，重点检查电源及用电设备（电脑、排风扇、插座、电线等）的绝缘性，有无损坏及短路现象。④工作完毕后，应关闭各类电器设备（电脑、排风扇、照明灯具等），并断开总闸。电暖器应提前断电冷却。⑤要保证库房清洁、整齐、安全，随时清理工作区域内堆放的杂物，做到货物分区摆放，保证货品之间以及与周围环境之间的安全距离。⑥每日对在库物资进行整理，防止物资灭失（印刷品易受潮、发霉、虫蛀，塑料、橡胶制品易老化，金属制品易生锈，清洁用品易过期等）。⑦当库房无人值守时，应锁闭库门，防止在库物资失盗。⑧有外来参观、学习、检查等相关人员进入库房，需填写来访登记。

三、院内供应链模式探讨与选择

（一）影响供应链组织形式的因素分析

医院院内供应链管理主要是指在以医院为核心的从采购、验收、仓储、科室领用、科室发放，到最终使用人的全流程的物流、信息流、资金流的设计、规划、控制、优化。不同医院对于供应链管理模式的选择需要结合自身的管理特点、信息化水平、供应链产品特点、市场的成熟程度、医院管理的精细化水平等诸多因素综合考虑。

第一，供应链模式受医院自身的管理特点和后勤战略发展选择影响。有的医院以后勤整体外包为主，自身管理人员的数量和能力不足，所有类别的产品统一打包给一家供应商。有的医院则完全自己管理，按产品选择不同的供应商，自行完成采购、仓储、配送等全流程工作；有的医院则选择将供应链上一部分环节如仓储、配送等进行外包管理。

第二，供应链模式的选择受到医院信息化水平的影响。供应链的管理是要对供应链上的信息流、物流、资金流进行集中管理。其中信息化水平的高低直接影响到供应链信息的集成程度，也影响到供应链管理精细化水平。信息化水平高的医院，可以让整个链条上的供应商更快、更直接地了解到最末端的需求情况，进而使整个供应链的管理更加顺畅、供应链实施效率更高、供应商的参与更加深入，这样管理人员对供应链整体运行情况的监管也更加有力。

第三，供应链产品的特点。虽然我们这里说的是医院院内供应链，而并非讨论行业整体的供应链，但不同产品的行业特点也影响到供应链的组织形式。可以说没有任何一种供应链的组织形式可以适用于全部类型的产品。医院需要根据不同产品的供应特点以及该产品在医院的需求情况来讨论使用的供应链组织设计形式。虽然根据自身管理要求，各家医院的后勤物资涵盖范围各有不同，但大部分会涉及办公用品、被服用品、印刷品、五金产品、家具、机电设备等。不同产品的市场供应特征不同，同类供应商所供同类产品品种是否多样、医院的需求覆盖是否完全、医院的需求量是否可以支持医院整体打包都是需要考虑的问题。需要让供应商的供货份额足够、投入更多成本、在供应链上承担更多的责任。

第四，产品的市场成熟程度。对于医院后勤而言，涉及的产品类别众多，供应商的水平及市场的成熟程度也千差万别。对于市场成熟程度较高的产品而言，供应商自身的管理水平较高，医院可以充分利用这类供应商，来帮助医院改善供应链的管理水平。而还有一部分供应商，市场成熟度较低、涉及的产品单一、整个市场上的供应商规模都较小、管理水平和人员能力参差不齐，这类型的供应商就无法在医院供应链上承担更多的责任。

第五，医院的精细化管理要求程度。对于医院的精细化管理要求越高，则要求对供应链管理延伸的纵深管理力度越强。相应地，需要付出的人力、物力都会越多。这时候就需要考虑产品的成本以及管理成本的均衡，避免出现“花了 100 块钱却只管了 1 块钱”的情况。

（二）供应链组织形式

1．传统的供应链组织形式 最传统的供应链组织形式是医院向供应商下单采购，供应商按照医院要求，将产品配送至医院的一级库房，由一级库房的人员对产品的进行验收、分类。临床部门定期上报需求计划，并进行物资的申领。申领审批后，由一级库房的人进行产品的配送，或由临床部门的人到一级库房进行领用。产品从一级库房办理出库后即“以领代消”，计入科室成本。科室领用回部门的产品则由科室自行管理，不同的科室管理水平不同，有的临床部门重视管理，则管理得相对较好；而有的部门管理得则相对较差。由于这部分产品的实际使用情况不在医院的系统内记录，因此实际上处于管理的真空区域，缺乏有效的监管。如果请领的计划周期较长，则可能会造成这一周期内的物资浪费；如果周期过短，则会在物资计划、领用、发放方面花费太多的人力。

2．驻店供应商的管理模式 这一模式是由产品供应商到医院进行驻店，再按照医院要求，提供产品的同时负责该公司产品的库房管理及物资配送。库房内的全部产品所有权都归供应商所有，当产品实际配送到临床使用部门之前，库房内所有产品的保管以及由此带来的一系列库存风险，如库存过多造成的积压风险；库存不足造成的断货风险；库存管理过程中由于管理不当，造成的产品遗失、损坏风险等都由供应商承担。对供应商而言，他们也可以近距离地接触用户需求，更加合理地了解供货需求规律。同时供应商会第一时间了解市场上各个产品的最新动态，如某打印耗材的供应是否会中断，从而及时给医院风险提示，减少整个供应链的备货压力。对医院而言，除了可以有效地消除库存风险以外，还可以减少由于库存产品带来的库存资金占压，实现零库存的管理，并且节省了库存管理人员以及配送人员，在控制成本的同时，提升了服务水平。同时临床部门的领用计划要求降低，使临时的应急需求也可以快速得到解决，也减轻了临床部门的管理压力和管理成本。选择这种模式需要合理进行驻店供应商的分包。如果分包过大，会造成可以参与竞争的供应商数量太少；分包过小，则供应商驻店成本过高，且参与供应商的资质和管理能力的要求也同时降低。如果供应商自身的实力和管理能力不足、人员配置不足，则无法很好地完成驻店任务，也会导致该模式实施的失败。因此需要综合考虑不同产品的供应商，在供应商及产品的充分竞争以及医院管理要求方面进行综合权衡，选择合适的产品进行该模式的实施。

3．SPD 模式　这一模式是集供应（Supply）、管理（Processing）、配送（Distribution）于一体，由医院进行产品的采购并制定供应商，同时，单独将产品的库存管理、配送管理拿出进行外包；另外，从账务方面，医院通常也是跟 SPD 实施公司做结算，避免医院的资金占压。这一模式的优势在于可以整合院内物资的库存管理和配送工作，很大程度上节省了医院的人力、降低了管理风险；但缺点在于成本过高。因此这一模式更多应用于医用耗材，特别是高值耗材的管理，后勤物资的应用则相对较少。同时这一模式在实施的过程中还需要考虑供应商和 SPD 实施方以及医院的责任约定，避免造成三方的管理风险。

四、案例分享

北京大学第三医院整合所需产品及供应商资源，综合考虑市场情况以及不同产品的市场供应特点，将原有的产品进行分类、打包整合，尽可能地减少供应商的数量。将医院后勤所涉及的物资按照大类划分为办公用品、被服、印刷品、药品包装、洗消产品、消毒指示产品、家具、机电产品、五金产品、一次性卫生用品等几个大类。医院通过调研各类产品在医院的临床需求，分析需求的合理性和通用性，去除不合理的个性化需求，整合产品配置标准，按照产品类别和市场特征，确定每类产品的供应商数量和供应商优势，合理进行项目分包。通过招标，确定每类产品的供应商；根据每类产品的不同特点，设计、确定该类别产品的供应链实施流程。

1．驻店供应商模式引入　产品分为办公用品、被服产品、印刷品 3 个类别。由于医院产品需求量较大、种类多、品种较杂，同时，这几类产品市场成熟程度较高、市场竞争也相对激烈，公司有很强的意愿与医院形成长期合作关系。应结合医院供应链的流程设计，让这些公司有机会参与到医院的供应链管理环节。2007 年医院首创驻店库的管理模式，同时启用网上申领模式，让临床部门在网上提出物资需求。需求通过医院 HIS 系统，发送至审核人员。审核人员审核物资需求品种以及数量的合理性后，将科室需求发送至驻店供应商，由驻店供应商根据科室要求备货并配送至使用部门。使用部门验收后在配送单上签字。医院的驻店管理人员在系统上确认，执行入出库的手续，始终保证驻店物资零库存管理。次月驻店供应商和医院对账后进行付款结算。驻店模式以及网上申领模式的引入，在大大减少了医院库房及配送人员成本的同时，有效地控制降低了库房管理风险，还节省了临床部门的工作量，很大程度提升了服务满意度。医院实行驻店模式后，在医院业务量大幅上涨的情况下，医院物料支持不仅较上一年度没有增加，反而节约了10%。

2．自管库物资优化供应流程 对于需求量相对较小、不适于整体打包的产品，医院还是保留了自管库的形式。但为了尽可能地降低库存、控制库存成本和库存管理风险，大部分产品由公司根据订单信息，直接配送至科室，之后再办理库房手续。这节约了二次搬运的物流成本。自管库仅保留部分应急库存，以及部分供应商由于各方条件限制实在无法实现配送到科室的物资。

3．家具机电类产品供应流程 这部分产品由于具有一定的特异性或有定制需求，且单个产品占据空间较大，因此医院不备这部分产品库存。当科室有需求时，由供应商和使用科室确认产品需求，进行现场测量，并报采购部门核定标准，之后按需生产并进行配送、安装。同时因为这类产品往往涉及售后维修，供应商更了解产品，由他们与使用科室对接、提供产品可以更好地为临床部门提供直接的售后服务。

第四节 医院应急物资管理

一、应急物资管理的重要性分析

应急物资是指应对严重自然灾害、突发性公共卫生事件、公共安全事件及军事冲突等突发公共事件的应急处置过程中所必需的保障性物资。医院作为为病员提供必要的医学检查、治疗护理措施等服务的医疗机构，在自然灾害、事故灾难、公共卫生事件等突发公共事件中起着至关重要的作用。

在应对自然灾害和事故灾难时，医院除了需要接收救治伤员外还往往要在第一时间派出医疗救助队。这个时候预先准备好的应急物资就发挥了重要作用，这些应急物资需要为医护人员提供必要的救生工具、自我防护用品以及生活用品，并且随着医护人员第一时间抵达灾害事故现场。应急物资不同于一般防护用品的一大特点就是应急性。应急处置需要在突发事情发生后以最快的速度响应和处理，这除了需要相关部门24小时人员值守和提前准备好应急物资库存外，还需要能够做到预警和提前准备，根据医院的相关应急预案提前做好准备工作。在应急事件发生后，医院应迅速组建应急队伍，并根据预案配备必要的应急物资。

医院的应急物资受到采购难、存储难、分配难、管控难的制约，需要发放物资部门指定人员从采购、验收、发放、存储等各方面进行综合管控，其中包括控制采购成本、检验产品质量效期、降低存储成本和风险、严格按照制度标准发放物资，以及定期对全院的医务人员进行使用和管理培训。

二、应急物资的日常管理与维护

应急物资是指在疫情、严重自然灾害等的应急处置过程中保证救援人员人身安全所必需的保障性物资。

主要按照以下5点进行应急物资管理：①设立应急物资战备库，库房区域相对独立安全，出现应急情况可迅速反应、及时送货。②建立应急物资储备目录，对所有应急物资实行分区、分类存放和定位管理，物资应按照固定货架标签上的物资名称、规格准确放置。③做到按月检查、整理战备库物资，实时记录库存物资储量；同时对物资的保质期限要进行严密管理，每半年更新一次，一旦物资过期应及时上报相关领导处理。④接到医院应急通知后应立即开启战备库、快速响应应急需求、及时发放及时补充。非应急情况下，不得动用应急物资。⑤通过与相关应急物资供应商签订紧急供货协议的方式，保障应急物资供应。

除日常物资维护外，医院还需定期联合医务处、保卫处等相关部门进行核应急演习和培训，让相关人员熟悉和掌握应急知识的同时进行实操演练，加强应急能力、提高应急意识。

三、应急供应链管理

院内供应链管理是指从医院采购、库存、科室领用，到最终发放到医护人员及相应区域的内部供应链的集成管理。要解决医院防护物资紧缺，做到合理配置和有效使用，必须确定应急机制，提升院内供应链管理效率，采用应急状态下的院内供应链管理模式。以新型冠状病毒肺炎疫情期间的医院采购部门为例，医院通过优化内部供应链的管理，从采购端和供应端分别入手，通过组织架构、制度建设、信息集成等几个方面实施防护物资供应链转型，从保障日常需求的内部供应链管理模式转变为精细化的应急供应链管理模式。

（一）采购端积极拓展采购渠道

由于很多高级别的应急防护物资，如 N95 口罩、防护服、护目镜、防护面屏等在医院日常工作中消耗量很小，当出现公共卫生事件后，导致防护物资变成了卖方市场，原有采购渠道和流程无法满足应急物资需求。同时由于应急情况下，供应商具有极大的不确定性，医院日常的采购流程、供应商审核及产品资质审核标准及流程无法满足新市场条件下的供应需求。医院采购部门一方面需要联合感染管理部门，建立产品资质审核快速通道；另一方面产品来源及渠道呈现多样化趋势，采购部门应根据供应市场情况以及医院防护物资的紧缺程度，把关产品核心资质标准，在确保产品质量基础上，增加资质审核弹性。部分产品源自海外，或者为出口生产，其产品执行标准和包装要求等均与国产产品不同，需要采购部门深入研究国家标准和欧美标准的对应关系，并对全员进行培训。与此同时，除了积极拓展采购渠道之外，医院可以接受捐赠并与政府保持沟通，必要时申请政府支持，多渠道保障医院内部供应链的产品供应的可持续性。

（二）建立分阶段的应急供应链仓储策略

1．疫情发展初期　国家及地区的防护指导原则尚未明确，但临床部门的需求反应及防护用品市场十分敏捷，需要供应链管理部门及时调整战略，对需求进行干预控制。此时疫情尚未真正暴发，未来市场供应环境尚不明确，需要严格控制防护用品的发放和配置。此时的整体策略以增加库存储物为主。

2．疫情发展中期　通过政府调节和市场自身调整，防护用品供应逐步恢复；与此同时，感染人数增加，医护人员暴露风险增加。此时，应根据前期的库存存储情况，逐步调整发放策略，适度提升人员防护范围；在风险最大的时候，给予医护人员最充分的防护保障。

3．疫情发展后期　市场供应逐步稳定，医院各项工作逐步恢复常态，工作人员数量及门急诊工作量逐步上升。这时应及时调整库存策略、缩减库存，维持供应链的平衡直至疫情结束。

（三）建立精细化应急供应链管理模式

疫情期间涉及的防护产品种类多、防护等级复杂、产品的配置和使用也与日常医疗标准相差甚远，被保障部门也因为疫情的变化不断调整业务流程、各临床科室的人员部署不断变化，都会导致各部门防护级别及防护物资需求不断变化，这就要求整个供应链需要有足够的弹性保障机制。如何做到既能让临床一线的医护人员以及医辅、保洁等周边配套服务人员得到足够级别的防护，同时又避免防护过度，使得紧缺防护物资得到合理运用，均给整个供应链的实施带来了极大挑战。

1．建立多层级医院防护物资供应链管理机制 从疫情下防护物资供应链管理层面来看，供应链涵盖了医院感染管理、医疗业务流程管理、物资供应管理等多方面因素；从执行层面来看，它也是包含了从院级到部门再到个人的多个层级。因此医院需要建立多层级的物资供应链管理机制确保应急物资的正常供给。

1）第一个层级是院级小组：由医疗副院长统筹主导，包括医务处、感染管理科、总务处、护理部、人事处。各部门分别从岗位职责、院内工作流程、岗位防护级别、人员配置，以及最终供应链物资等不同方面入手，分工合作开展工作。

2）第二个层级是供应链实施核心层级：建立供应链主管部门级的管理小组。小组统筹院内防护物资的供应链推动，并对整个供应链上的物流、信息流、资金流等进行管理。

3）第三个层级是供应链环节末端，即临床各部门：该层级作为供应链实施末端环节，一方面需要严格依据医院要求，进行防护物资发放；另一方面需要及时地统计末端防护物资信息，确保应急供应链的最终成功实施。

2．内部供应链流程标准化管理 为了保障各类防护物资的合理配置，应建立标准化物资申领程序以及物资配置标准。针对疫情，国家和地方都出台了相应的配置标准。但对于医院内部复杂的岗位设置，不同人员的理解千差万别，需要由医院整体把控，根据防控要求进一步细化相应的配置标准并配套相应的标准化申领审核发放流程。第一步，根据各个岗位的感染风险分级，按照岗位确定防护物资配置标准。第二步，科室上报各岗位在岗人数，按照岗位人数进行申领。第三步，制定标准化申领时间和申领周期，全院各部门均按照规定进行防护用品的领用。第四步，各部门领用物资后按照要求发放至个人，并按照标准化发放表格进行登记，以备检查。通过标准化流程设置，实现精确到人、到岗的防护用品精细化管理。

3．建立应急供应链信息沟通渠道 供应链上信息的快速传递和反馈至关重要，影响防护物资供应链实施的变动信息因素包括防护物资配置的级别确定、院内各部门各岗位的人员在岗数量、各临床部门面临的疫情防控任务和业务流程、防护物资的库存数量及采购情况。医院通过建立多级防护物资供应链管理小组，可以有效促进供应链上各相关信息的沟通以及最终决策。此外，在供应链实施过程中，供应链最终保障对象的需求信息也会通过三级小组得到迅速的反馈和支持，以便医院及时调整供应链策略。

4．建立弹性应急供应链 疫情下的防护物资供应链必须具备良好的弹性以应对供应链各个环节的变化。主要有 4 项措施保障供应链的弹性：①缩短申领计划周期，各科室 1 周可进行两次申领，以应对疫情防护期间科室岗位人员数量随时调整的情况。②在常规申领的基础上设计临时增领环节，以应对科室在两个申领周期期间岗位人员增加带来的防护物资不足的问题。③设计紧急增领环节，由医务处直接通知供应链管理部门，进行物资发放，以应对科室突然出现疑似或确诊患者带来的科室人员防护升级的情况。④针对非工作时间出现的紧急增领情况，医院应准备应急箱。应急箱的物资按照出现高度疑似患者需要单间隔离的情况下，10 个医护人员一天的应急防护物资标准进行准备。

（四）供应链实施过程中的监管及持续改进

为保障医院内部供应链的实施效果，可采用多部门联合巡查访谈方式管理。院级物资管理小组应定期组织巡查，对于各临床部门物资发放、使用情况进行检查，并收集供应链上的相关问题，将结果在院会上进行通报。可以督促各个节点及时整改，不断完善并提升整个供应链实施质量。

四、其他管理问题

（一）根据应急要求调整人员配置

在应急状态下，医院物资管理部门作为院内应急供应链的核心推动部门，其日常管理流程和人员分工可能无法适应应急战备状态下的工作要求，需考虑重新规划人员分工，明确工作职责。应增加防护用品的采购、验收、审核、发放、盘点人员。

（二）建立标准化的应急组织流程及人员分工

在疫情防控期间，各岗位人员随时有可能因为各种不可预见的突发情况被隔离，需要确保一岗双人。而一旦骨干人员被隔离，则必须保证正常的工作程序不会中断，可通过建立 SOP 标准化流程，做到岗位工作的无缝衔接。

（三）培训应急供应链人员

院内供应链的管理期间涉及很多以往日常供应过程中基本很少接触的产品的管理。为了更好地推进供应链实施，避免人员由于背景知识的缺失导致错漏，需要针对供应链上各节点人员进行关于产品特征、执行标准、防护使用范围、使用方法等多方面的专项培训，确保供应链上各环节人员对物资的正确管理。

第六章　医院物业管理

医院物业管理是指医院后勤管理人员采用现代科学管理手段和专业技术，将管理、服务、经营融合于一体，对医疗机构的后勤系统实施全方位、多功能的统一管理与服务的活动，为医院正常有序的运营提供保障，是医院日常管理的重要组成部分。

医院物业管理的广义范围是为医院提供基础保障服务，包括：水、电、气等能源保障和物资保障，确保医院运行的设备设施安全、高效运行；根据医院整体发展规划，制定基本建设、房屋设施维修、改造计划并负责落实；为医院提供环境服务，包括卫生保洁、餐饮服务、被服供应和洗涤、绿化养护等；以及为医院提供安全保障，包括消防安全和安保工作。为防止与其他章节内容产生交叉，本章主要针对物业管理部门为医院提供的医院垃圾处理、环境卫生管理、环境绿化管理、医院污水管理、探视管理、医用布草洗涤、车辆管理等服务内容进行分析探讨。

第一节　医院垃圾管理

自党的第十八次全国代表大会（十八大）以来，以习近平总书记为核心的中国共产党中央委员会全面推进生态文明建设，生态环境保护发生历史性、转折性、全局性变化。党的第十九次全国代表大会（十九大）提出，生态文明建设是关系中华民族永续发展的根本大计，并指出生态环境是关系到党的使命宗旨的重大政治问题。“习近平生态文明思想”这一重大理论成果也在之后的全国生态环境保护大会上确立。随着医院的不断发展，医院日常需要处理的垃圾数量也日渐增多，医院实施有效的垃圾管理对于改善医院环境、提升社会环保意识有着重要意义。

一、医院垃圾的分类

医院垃圾分为两类：医院生活垃圾和医疗垃圾。医院生活垃圾和城市生活垃圾分类基本相同，分为可回收垃圾、有害垃圾、厨余垃圾、其他垃圾。医院生活垃圾包括医院和个人在日常生活中或者为日常生活提供服务的活动中产生的固体废物，以及法律、行政法规规定视为生活垃圾的建筑垃圾等固体废物。医疗垃圾是医疗卫生机构在医疗、预防、保健以及其他相关活动中产生的具有直接或间接感染性、毒性以及其他危害性的废物。医疗垃圾分为感染性垃圾、病理性垃圾、损伤性垃圾、药物性垃圾、化学性垃圾和其他垃圾 6 类。对医疗垃圾的有效管理是控制疾病扩散的重要环节和途径。

二、医院垃圾管理要求

（一）医院生活垃圾管理要求

医院应该根据生活垃圾产生情况，建立医院生活垃圾分类管理机制，培训专业人员，负责医院的生活垃圾分类管理工作。工作包括制定各类生活分类处置方案和工作流程；与各类垃圾的回收、处置、利用单位签订垃圾回收合同或协议；根据各种垃圾的产生量准备相应的分类处置工具（容器）、暂存场所，根据生活垃圾分类管理工作制度和流程开展分类管理工作，并不断完善制度建设。

医院作为生活垃圾分类投放的责任主体，应当严格按照相关规定分类投放垃圾，按照厨余垃圾、可回收物、有害垃圾、其他垃圾的分类，分别投入相应标识的收集容器。医院应按照相关法律法规的要求，将医疗垃圾委托给具有国家许可的经营单位处置。废旧家具、家电等体积较大的废弃物品，单独堆放在生活垃圾分类管理责任人指定的地点。建筑垃圾应按照生活垃圾分类管理责任人指定的时间、地点和要求进行单独堆放。

（二）医疗垃圾管理要求

1．建立医疗垃圾管理机制　医院应全面落实《医疗废物管理条例》《医疗卫生机构医疗废物管理办法》等上级文件及医疗废物管理制度，依法管理。应成立医院医疗垃圾领导小组，其具体工作包括：

（1）负责指导、监督和检查医疗废物分类收集、转运、暂存及处置过程中各项工作的落实情况以及工作人员的职业卫生、安全防护工作。

（2）及时分析、处理医疗废物管理工作中的问题，预防出现医疗废物丢失、泄露等意外事件的发生。发生医疗废物泄露、扩散等意外事故时，负责组织有关的应急处理工作。

（3）负责指导组织对有关医疗废物管理的人员，进行医疗废物处理法规和知识的培训工作。对违背管理制度的要求，在非暂存地点丢弃医疗废物、将医疗垃圾混入生活垃圾的科室，给予通报批评和扣发奖金的惩处。对造成不良后果（如污染、扩散、环境污染）、情节严重者，按有关规定给予惩处。

2．完善医疗垃圾处理流程　医疗卫生机构应当及时收集本单位产生的医疗废弃物，并按照类别分别置于防渗漏、防锐器穿透的专用包装物或者密闭的容器内。医疗废物的分类收集、运送与暂时贮存等应符合《北京市医疗卫生机构医疗废物管理规定》要求：

（1）医疗废物应与生活垃圾严格分开，临床各科室应严格依据《医疗废物分类目录》分类处理废弃物，医疗废物和生活垃圾应严格分开，不得混装。

（2）不得私自回收、出售医疗废物：一次性用品属于不可以重复利用、危害人类健康的医疗废物，必须统一收集，集中焚烧、销毁。对于各科使用后的一次性用品，如输液器、注射器、针头、头皮针管等使用后按医疗废物分类收集，锐器部分应放入锐器盒；其他废物应装入有黄色标识的医疗废物专用包装袋内，密封后贴上医疗废物出处条，待医院专人统一收集、运送。

（3）医疗废物收集、运送责任到人：确保管理落实到位，医疗废物产生部门应将医疗废物装入有黄色标识的医疗废物专用包装袋内，在确保包装安全、密封无泄露的情况下，贴上医疗废物出处条，放置在指定暂存点并签字，待医院专人统一收集、运送。没有按照以上要求执行的，收集人员有权拒收。医疗废物收集、运送由医院签约的保洁公司专人负责，穿戴必要的防护用品，每天定点、定时、定路线用专用容器、封闭的垃圾车及时清运、收集全院各单位医疗废物。

（4）做好医疗废物暂存处的管理：医疗废物暂存处应专人负责值守，防止丢失，各合同单位自行送入的医疗废物参照院内科室间交接程序办理相应的交接手续；医院应与由环保部门资质认定的单位办理交接、登记手续，档案资料妥善保存至少 5 年、备查；负责每次运送车辆及暂存处的清洁消毒工作。

3．将新型管理模式引入医疗垃圾管理 各医院的医疗废弃物管理都是重中之重，在管理中会存在一些难点和挑战，如数据保存不完整、培训管理成本高、操作作业不规范、非法贩卖等。以北京大学第三医院为例，为严格进行医疗废弃物管理，医院引进医疗废弃物信息系统，基于物联网云技术高稳定性、高性能、自动优化等特点，按照医疗废弃物管理条例和 JCI 评审标准制定规范化回收流程，实现医疗废弃物分类、打包、交接、运送、暂存、处理等生命周期的有效追溯管理和条码化管理。同时，在系统中可实现医疗废弃物可视化，可进行废弃物统计，包括各科室交接统计，月度、季度、年度汇总统计。

北京大学第三医院从提高医疗质量、保障患者安全的角度出发，将现代管理理念和信息化、数据化管理手段相结合，发展出适应现今医院发展模式的新型后勤管理模式，通过信息化进行数据挖掘，为科室核算成本、为医院决策提供强而有力的支持。

三、医疗垃圾应急处置预案

收集、运送医疗废物的人员应防止医疗废物直接接触身体，在医疗废物处置过程中，发生刺伤、擦伤等损害和有危险的医疗废物泄露时，应当及时上报医院感染管理科，按医疗锐器伤处理。

（一）遗撒泄漏应急预案

1．在收集转运医疗废物过程中发生医疗废物泄漏、溢出、散落时，相关人员应立即向后勤部门及医院感染管理科报告。后勤部门及医院感染管理科应及时赶到现场组织应急处理，必要时向领导小组报告。

2．确定流失、泄漏、扩散的医疗废物的出处、类别、数量、发生时间、影响范围及程度，并记录。

3．指导转运人员对泄漏、溢出、散落的医疗废物迅速进行收集、清理和消毒处理，并对受污染的区域、物品进行无害化处理。必要时封锁污染区，尽量减少对人员和环境的影响。

4．清洁人员应穿戴必需的防护用品（如防护服、手套、口罩等），遵守操作规程进行处理。

5．清洁人员使用工具移除遗撒、泄漏的医疗废物至医疗废物专用包装物中，清洁污染表面后用 500 ~ 2 000 mg/L 的含氯消毒液喷洒或擦拭消毒。清洁消毒工作从污染最轻区域向污染最严重区域进行，完毕后严格消毒使用的工具及物品。

6．医院感染管理科、后勤部门应向医院废物管理领导小组报告已造成危害和潜在影响的遗撒泄漏事故，报告的内容包括以下几点：

（1）事故发生的时间、地点、原因及其简要经过。

（2）泄露散落的类别和数量、受污染的原因及医疗废物产生科室。

（3）医疗废物泄露、散落已造成的危害和潜在影响。

（4）已采取的应急处理措施和处理结果。

（5）处理工作结束后，后勤主管部门及感染管理部门应对事件的起因进行调查，并采取有效的防范措施预防类似事件的发生。

（二）医疗锐器伤应急预案

为维护医务人员的职业安全，有效预防医务人员在工作中发生职业暴露及锐器伤而感染血液传播的传染病，医务人员应当遵照标准防护原则。在接触患者血液、体液及分泌物的诊疗和护理时必须戴手套；有可能发生血液喷溅时，应带防护眼镜或穿戴防渗隔离衣；医务人员的手部皮肤发生破损时，在诊疗护理中应带双层手套；要执行安全注射技术，禁止双手回套针帽；严格执行医疗废物分类处理，使用锐器盒处理使用后的锐器。

当发生职业暴露及医疗锐器伤后，应立即采取以下处理措施：

（1）如无伤口，立即用肥皂液和流动水清洗污染的皮肤，用生理盐水冲洗黏膜，再用安尔碘等皮肤消毒液消毒皮肤。

（2）如有伤口，应当从伤口近心端向远心端连续轻轻挤压，尽可能挤出损伤处的血液，再用肥皂水和流动水冲洗；禁止在伤口局部挤压。

（3）立即向医院感染管理科报告，填写医疗锐器伤登记表，请科室领导签字后送交医院感染管理科。医院感染管理科对暴露级别进行评估后制定并协助实施应急处理措施。污染物来源不明时，按乙肝暴露处理。污染物明确无经血液传播的传染病病原体时，随访观察1年。污染物有明确的血液传播的传染病病原体时，应查相应的抗体并连续追踪1年。污染物高度怀疑含乙肝病毒时，未接种乙肝疫苗或接种时间超过5年且抗体＜20 IU/ml的受伤者，应急接种乙肝疫苗和高效价乙肝免疫球蛋白。抗体＞20 IU/ml的受伤者，无需处理。污染物高度怀疑含丙型肝炎病毒（HCV）或人类免疫缺陷病毒（HIV）时，应检查受伤者的HCV、HIV抗体，前往感染疾病科或传染病医院就诊，及时预防性服药。

对医疗锐器伤登记表做好登记，对相应的检查、治疗及追踪情况进行登记。按照北京市医院感染管理部门的要求每季度网上报告医疗锐器伤信息。

第二节　医院环境卫生管理

医院是各种病原体大量存在的地方，稍有疏忽极易造成疾病的传播和交叉感染。随着社会经济的不断发展，人们对医院环境卫生的要求越来越高。医院环境卫生狭义上是指医院空间环境的卫生，主要包括道路、公共场所、诊室、病房等区域的环境。环境整洁可以有目的地改善、控制和消除环境中的有害因素，以预防疾病、创造有益于患者健康的环境。

一、环境卫生管理工作内容

环境卫生管理主要是调节医院或医院内人员与环境保护的关系，组织并管理医院内的生产或生活活动，限制使用人员损害环境质量、破坏自然资源的行为。物业环境卫生管理是物业管理中的一项经常性的管理服务工作，其目的是净化环境，为医疗服务提供者和使用者提供一个清洁适宜的工作和生活环境。良好的环境卫生不但可以保持物业区域容貌的整洁，而且对减少疾病、促进身心健康十分有益。

医院保洁是从业人员使用工具在作业场所中，为达到卫生洁净程度按照作业流程，而从事的一系列活动。主要包括环境和物体表面的除尘与消毒、废物处置、外墙清洗等。医院的保洁工作主要包括日常保洁和专项保洁两部分。

1. 日常保洁　主要是医院内的外围保洁及各楼宇开荒保洁后的日常保洁工作，包括对医院各病区、科室、手术室等部位的卫生清洁以及对各类垃圾进行收集、清运。在垃圾处理时要区分有毒害类垃圾和无毒害类垃圾，进行定期消毒杀菌。基本的保洁作业服务应符合DB11/T 658 —2009《卫生保洁服务通则》的要求，诊室（区）保洁服务应符合 GB9671《医院候诊室卫生标准》的要求。

2．专项保洁 主要包括医院内玻璃、纱窗的清洗，垃圾清运及对硬地面（花岗岩、大理石、水磨石、PVC 等）的保养、抛光，楼宇外立面的清洗等工作。

二、环境卫生管理要求

（一）保洁服务

医院的保洁不同于商厦、宾馆的保洁，不仅要求达到清洁光亮、物见本色，而且还要符合卫生学要求，具有一定的特殊性。从事医院保洁工作的人员必须执行严格的消毒、隔离和防护标准，防止出现交叉感染的情况。

1．完善各项规章制度 医院应根据《医院感染管理规范》《消毒技术规范》及清洁、消毒、隔离的要求，结合医院的具体情况，建立医院保洁管理体系，包括工作制度、岗位职责、服务规范、服务管理、应急管理、安全管理等。同时，要建立健全各类垃圾收集、转运工作流程及保洁员培训考核制度，制定奖罚措施、清洁卫生检查评分标准等工作流程，建立严格的规范化、标准化保洁管理方式，责任到人，以强化质量意识。做到机制完善、制度健全、措施有力、奖罚分明。这样可以使保洁员在工作中有理论指导，有行动依据。

与此同时，医院应根据《创建国家卫生城市工作方案》要求，完成院内虫控、环境卫生等档案资料的建档工作，进一步规范作业流程、完善行业标准，落实具体工作，提升环境卫生质量，完成创建卫生城市工作要求。

2．建立督导检查机制 医院在引进社会化保洁后，一定要通过完善的质量监控体系及严格的考核机制，对社会化保洁公司进行监督和管理，这样才能保障医院在保洁社会化后仍能有序、高效地运行。

为保证保洁工作质量，医院应采用日常检查和定期检查、考核相结合的方法，建立督导检查机制，每周对操作规范、环境清洁、个人防护用品佩戴等规定内容进行检查，并督促公司对于出现的问题及时落实整改。在质量监控检查中发现问题及时反馈、综合分析，制定整改措施和组织实施，并对整改效果进行跟踪评价，实现保洁工作管理过程的持续质量改进。定期开展服务满意度评价，满意度评价结果与公司考核挂钩，督促公司提供更高效、高质量的保洁服务。

物业管理部门可联合感染管理部门、医务处、护理部等部门进行多部门合作，联合检查考核，为督导工作的顺利施行提供保障。在检查中深入科室了解保洁员的工作情况，指出不足之处和存在的问题，责令其及时纠正并将检查结果反映给保洁公司，从而真正达到持续改进的目的。

3．引入科学管理工具 SOP，即标准作业程序（标准操作程序），就是将某一事件的标准操作步骤和要求以统一的格式描述出来，用来指导和规范日常的工作。医院环境管理的任务就是为职工及患者提供一个舒适、安全、清洁、高效的工作和就医环境。医院应制定切实可行的医院保洁管理标准化操作书，规范保洁工作的程序，科学地安排员工的操作步骤，针对不同区域（门诊、病房、手术室、CT 室等）制定科学、合理的操作流程，积极落实具体监管制度。

“5S”是整理、整顿、清扫、清洁和素养这5个词的缩写，开展以整理、整顿、清扫、清洁和素养为内容的活动，称为“5S”活动。“5S”活动起源于日本，并在日本企业中广泛推行，它相当于我国企业开展的文明生产活动。“5S”活动的对象是现场的“环境”，它对生产现场环境全局进行综合考虑，并制定切实可行的计划与措施，从而达到规范化管理。“5S”活动的核心和精髓是素养，如果没有职工队伍素养的相应提高，“5S”活动就难以开展和坚持下去。应结合医院“5S”管理工作经验，推行保洁“5S”管理。管理内容包括保洁工具的分色、分区域使用、保洁工具车的标准配置、保洁仓库的分类摆放等。“5S”管理可以有效规范保洁工具使用的标准化、提升保洁工作场所的整洁度、有效缩短找寻工具的时间。

PDCA循环是美国质量管理专家Walter Shewhart（休哈特）博士首先提出的，由Deming（戴明）采纳、宣传，从而获得普及，所以又称戴明环。PDCA循环的含义是将质量管理分为4个阶段，即计划（Plan）、执行（Do）、检查（Check）、处理（Act）。在质量管理活动中，要求把各项工作按照计划、计划实施、检查实施效果分类，然后将成功的案例纳入标准，不成功的留到下一循环去解决。这一工作方法是质量管理的基本方法，也是企业管理各项工作的一般规律。日常保洁管理引入PDCA系统来保证持续质量改进，从发现问题开始，到分析问题、解决问题，再到跟进查检问题解决的效果，能重点培养监督管理人员和保洁公司发现问题、解决问题的能力。当保洁质量问题发生后，必须找出产生问题的根本原因，包括一些潜在的原因（制度、流程、人员、设施、方法、环境等），使问题得到解决，确保循环不断优化并持续改进。

4．人员培训 保洁公司招聘的保洁人员普遍存在文化水平低、年龄偏大、流动性大等特点，已成为多数医院环境管理的薄弱环节。因此，提高员工的素质是提高保洁工作质量的关键。

物业管理部门可以通过岗前培训将医院文化理念灌输到保洁员中，使保洁员认同医院工作和医院文化，调动其工作积极性，使他们认识到其工作质量与患者的健康与安全密不可分。可以联合感染管理部门、护理部等部门，采用多学科协作（MDT）管理模式，完成多层次、多渠道、多形式的保洁培训。例如采取拍摄教学视频、图片、现场演示等多样化培训方式，全面提升员工专业能力，强化培训效果。培训可以帮助保洁员掌握清洁、消毒、个人防护等的基础知识，洁污分区管理和清洁消毒方法，生活垃圾和医疗废物分类处置要求，同时还应加强对保洁人员职业防护知识和职业道德的教育。

（二）环境消毒

对于医院保洁工作，环境消毒是十分关键的一环，是医院及其工作人员对诊疗区域的空气、环境以及地面等实施清洁消毒管理，以防控与环境相关感染的发生和传播的重要活动。

环境消毒工作主要包括日常清洁消毒、随时消毒、终末消毒、地面消毒及污染物清理。在管理要求中，需确定实施环境消毒的主体及监管部门，明确各部门及相关岗位人员的职责；确定不同风险区域环境消毒的基本规范、标准操作流程和监督检查的规定，并开展相关培训。监管部门需对消毒过程及效果进行监测和评估，如发生涉疫情况，需制定及严格执行涉疫环境消毒规定及终末消毒处置流程。

根据充分的前期调研及论证，北京大学第三医院引进了过氧化氢消毒技术。该技术主要用于密闭环境中开放表面的消毒，可以保持清洁、稳定、无死角的无菌环境，已通过MET

（MET Laboratories，Inc）认证及美国环境保护署（EPA）的检测，可以一次完成“空气＋环境物表”消毒，是一种安全、环保、高效的环境净化技术。它可实现对发热门诊、CT 室、检验科室快速简便及有效的消毒，大大提升了医院病床及病房、门诊、手术室周转率。在新型冠状病毒肺炎疫情发生期间，北京大学第三医院运用该技术对发热门诊、急诊等区域进行每日固定次数消毒，消毒效果得到医院感染管理部门的认可。

三、医院环境卫生应急预案

医院环境卫生应急事件处置包括公共卫生紧急事件、极端天气等。其中扫雪铲冰工作作为最常见的极端天气应急处置项目，根据《北京市市容环境卫生条例》《北京市人民政府关于扫雪铲冰管理的规定》及相关规范要求，按照“提前预防、充分准备、周密部署、快速反应、协调联动、果断处置”的原则，结合医院扫雪铲冰的工作实际情况部署工作方案。应采用战备结合的方式，平日里由物业管理部门人员通过每日天气预报掌握天气变化，同时物业公司安排人员 24 小时值班。当遇有雪情预报或发现降雪时，立即启动工作预案，做到“雪中除雪”与“雪后清雪”并举，及时进行除雪作业。除雪作业完成后，及时进行清扫，保证路面干净，不积雪、不结冰。清除的冰雪应整齐堆放在不妨碍交通的向阳处所，或堆放在绿地和树池内，保证责任地段内行人安全通行。

第三节　医院环境绿化管理

环境绿化作为医院的重要组成部分，要着重体现“以人为本”的人文关怀精神。现代医学已证明舒适愉快的室内外环境可以调节患者紧张的情绪，加快其康复。医院环境绿化首先要考虑在满足医疗机构建筑内部环境需求的前提下，充分利用室内外空间，达到内外环境的相互协调、统一，为患者营造一个健康、美观、温馨的生态环境，进一步塑造和提升医院形象，增强医院核心竞争力。要有效开展对医院公共区域的绿化美化工作，定期对树木和绿地进行养护、灌溉和修剪，杜绝破坏和随意占用绿地的现象。

一、医院环境绿化工作内容

（一）绿化设计、布置工作

医院绿化设计应与主体建筑的风格协调，考虑医院建筑特征，与建筑物协调统一，并处理好与照明、交通设施、地上杆线、地下管线等的关系。总体规划要充分体现医院特色，以植物造景为主，创造一个安静优雅的绿化环境。通过以点带面的方式，提升整个医院环境质量，创造既适合于患者恢复身体健康，又有利于医院职工工作、生活的良好环境。良好的院区绿化设计有助于塑造现代综合医院的新形象。

室外绿化是医院环境主要的组成部分，医院绿化设计应结合患者安全、环境保护、医院美化等要求，选择种植位置、种植形式、种植规模。应选择有净化空气作用、具有观赏价值的花木，以本地树种为主，配合适合本地生长的花木，体现植物多样性；同时考虑采光、通风、遮阴、防风等不同功能的需要，配置适当的植物。

不同的绿化布局会产生不同的绿化效果和空间层次感。利用高低不同的乔木、灌木逐层搭配，再配以立体的修剪，形成多变的层次景观，使绿化效果表现出强烈的秩序感、主次分明、疏朗有序，增加视觉体验。利用不同叶色的乔木、灌木进行搭配，从而达到景致明晰、整洁、有序的绿化效果。医院的绿化空间主要在医院门诊部、病房部周边、主要道路两侧及绿地面积相对集中之处。门诊区患者流动性较大，绿化空间宜采用简洁明快的形式，打造出积极的氛围，使患者在进入医院时，能被绿化环境气氛所感染，不至于紧张、烦躁。住院部要充分考虑患者休养的需要，着重营造祥和的气氛，让患者能感受到自然的变化。其形式及色彩的过渡相对和缓，不宜对比强烈。病房前的绿地可配以花、灌木或草坪的简洁搭配。

植物的配置要有季节性。植物合理配置可体现“时景美”，为整个医院营造宜人、舒适的景观。乔木、灌木、花草的科学搭配，创造“春花、夏荫、秋实、冬青”的四季景观。绿化树种以生长健壮、病虫害少、易于养护的品种为主，根据配置上的疏密，形成开放和封闭的空间对比；还要使患者能感受到季节变换的节奏感，在精神上、情绪上舒缓、放松，达到辅助患者疗养的环境绿化功能。

良好的室内环境是大自然的延伸，可以起到增加室内自然气氛、装饰美化的作用。室内建议多配置具有杀菌功能、净化空气功能的植物，如千屈菜科、卫矛科、松科、柏科等。要做到平面绿化与立体绿化相结合，植物高低错落、疏密有致，实现“医院 - 环境 - 人”的统一、协调。

（二）绿化养护工作

绿化养护工作内容包括修剪、施肥、除草、抹芽、病虫害防治、抗旱抗涝等。

1．修剪　根据各类植物的生长特点、立地环境、景观要求，按照操作规程适时进行。

2．施肥　根据各类植物的生长特点及植物对肥料的需要，要求年施肥不得少于 2 次。新种植物视生长情况，适时、适量进行施肥，以保持各类植物的生长旺盛，达到一定景观效果。

3．除草　各类绿地、树穴、绿带要结合松土，及时清理各类杂草。

4．抹芽　主要用于乔木、大型灌木。对不定芽要及时清除，以保持树木骨架清晰，使生长形态美观、营养集中。

5．病虫害防治　病虫害防治是园林植物养护中较为重要的手段和内容，要根据各类植物的寄生对象及时做好预测、预报，及时采取措施防治。

6．抗旱抗涝　旱季及新种植物要及时进行灌溉，防止植物因脱水而造成枯死。

日常养护中，定期检查花卉生长情况，及时浇水、施肥、病虫害防治、修剪整形、清洁叶片等；并清洁花盆、盆托；定期喷叶片增亮剂，保持叶片干净亮丽；剪除黄叶，发现有病虫的花卉及时调整及更换。

二、医院环境绿化管理内容

（一）医院环境绿化管理特点

1．医院绿化的复杂性　医院不同于一般的建筑，其内部部门繁多、功能复杂、专业技术含量较高。在制定绿化方案、制定租摆及养护计划、配备人员物料和制定维护方案等方面必须根据环境特点进行具有针对性的调整。

2．服务对象的多样性　医院不仅是患者诊疗康复的场所，也是医务人员工作活动的场所。绿色植物的枝叶能吸收声波、降低噪声水平，平静心情、促进血液循环，有利于疾病的治疗和康复。选用不同色彩、形状的植物并进行合理搭配，营造景色宜人的优美环境，可以使人心情愉悦、促进身心健康、提升工作效率及工作体验。

3. 文化内涵的特殊性 在历史发展进程中，医院形成自身独特的历史沿革及文化特色。所以医院的绿化工作需体现出文化的传承性。在施行标准化、高品质绿化工作的同时，医院各职能部门的有效配合和协调、对医院的精神文明建设的参与、对与医院文化相符的就医环境的创造，有助于进一步提升医院的品牌形象和建立患者对医院的信任感。

（二）管理内容

为了保证医院绿化工作的质量，确保每一名绿化人员都能遵循岗位工作流程和标准操作规范开展养护工作，物业管理部门应建立一套完善的管理体系。第一是管理岗位的设置，根据医院各功能区域的人员流动规律、养护要求的不同，可采取按功能区域划分管理范围的方式，同时采用二级管理制。这样可保证主管领导及时掌握现场工作情况，并做出相应的调整。第二是管理制度的建立，制定合理、有效的管理制度是对质量控制工作的重要保障，而在制定制度之前必须充分考虑到服务对象和管理对象的特点。

管理工作应遵循《园林绿化养护标准》进行日常养护，在保证足够的补水、防风治虫、除草更新等养护基础上，加强人员的巡视、及时补植、合理施肥、修剪。使用杀病虫害药剂时，要选择对人基本无影响的药剂，且与主管部门协调时间进行喷施，以免产生不良后果。

三、医院环境绿化应急预案

（一）各季应急及防护预案

1. 旱季养护时应加强巡查力度，对抗旱性、抗风性较差的植物应采取必要的措施，如进行遮阴、修剪、抹芽和加固支撑，保持苗木的通风。

2. 高温季需合理安排工作时间，尽可能采取每天早上提早作业，晚上延长作业时间的办法，选择合理的时间段对苗木进行浇灌。在浇灌作业时，应浇足、浇透，避免苗木因高温、缺水导致大面积受损情况出现。

3. 雨季应密切注意天气预报，做好短、中、长期气象预报的接受与传达工作，结合气象资料调整有关养护范围。对乔木采取固定措施，同时组织抢险队伍，准备足够的防雨器材和工具。绿地内发生“积水成涝”时，及时疏通排水沟，并用水泵及时排水。

4. 出现大风天气时，对易受风害的乔木（如新种树、浅根系树、树冠过大的树等）进行全面的支撑、加固。临时性加固措施应当增设醒目标志，避免伤人。剪除树木上的枯枝、病虫枝，对树冠过于浓密或可能对周边建筑物造成影响的乔木进行适当的疏枝，以减少受风面积，达到防风、保苗的效果。

5. 冬季需减少树木蒸腾面积以及人工落叶，预防低温伤害，同时加强病虫害的防治。在土壤封冻前灌冻水，保持土壤的温度和湿度，使苗木增加抗冻和抗风能力。将树干涂白以防冻，为不耐寒苗木搭建防风障和防寒棚。雪天应预防树冠积雪过多造成的压裂、压断及冻害。雪前设立支柱，对枝量过多的树木进行适当修剪；雪后及时将雪压倒的枝条扶正，震落积雪。要及时清理被压断的枝条，及时消除安全隐患和确保道路畅通。

（二）火灾应急及防护预案

1. 一旦发现绿化植物发生火情，应即时拨打火警“119”，通知主管部门人员，并及时将情况报告上级领导。迅速组织人员灭火，及时关闭、切断电、气等系统。

2．灾情解除后，应自觉维持秩序、保护现场，协助专业技术部门做好调查、取证工作。积极协助相关部门做好善后处理工作，维持人员稳定，并清理容易引起火灾的杂物。事后对火灾事故现场做调查分析，寻找失火原因；并针对问题进行整改，避免再次发生。

（三）事故灾害应急及防护预案

1．树木倒伏占压道路或砸压建筑物应急处理　若发现树木倒伏占压道路或砸压建筑物要立即向主管部门报告，立即进行抢险和排险。第一时间控制现场，划出警戒区域。配合做好抢险区域的交通管制和交通疏导。认真做好事故现场的调查与分析，排除险情。做好倒伏树木的处理与加固，并检查周边区域是否存在倒塌风险，落实安全措施。

2．树木倒伏砸压电力线路应急处理　若发现树木倒伏砸压电力线路要立即向主管部门报告，迅速通知电力部门，配合进行抢险和排险，避免触电事故发生。要第一时间控制现场，划出警戒区域。树木砸压电力线路或者高压线断折落地，在未采取安全措施前，任何人员在未经电力部门同意的前提下，不准进入危险区域，避免触电事故发生。配合做好抢险区域的交通管制和交通疏导。要服从电力部门的统一指挥，配合电力部门进行树木的抢险。

认真做好事故现场的调查与分析，排除险情。做好倒伏树木的处理与加固，并检查周边区域是否存在倒塌风险，落实安全措施。

第四节　医院探视管理

探视管理最初是护理行业衍生的工作内容，即术后患者在病房住院观察、亲属前往医院探望患者时，为保证患者及同病房其他患者享有必要的休息时间，护理人员劝说患者亲属结束探视。从这个层面来说，探视管理从属于社会学的范畴，在微观层级上是一种社会行动或人际互动。经过长期的经验，医院逐渐形成了一套行之有效的探视管理流程；岗位人员也从最初的护理人员兼职管理，逐步规范为探视管理岗位。就目前行业形势来看，大部分医疗机构设立的探视管理岗位均由社会一般从业人员经过内部培训后安排上岗。

一、探视管理工作内容

探视管理是医院后勤管理中的重要组成部分，主要服务于患者亲属和病房医护人员。探视管理通过对探视家属的有效疏导和管理支持以保障护理治疗工作的正常进行、确保病房环境的安静、降低由于人员进入带来的交叉感染的可能性。探视管理的宗旨在于更好地服务于住院患者及临床医护人员，解决患者家属伦理情感与医疗秩序的矛盾问题，维护医院病房环境。

二、探视管理的要求

为营造有利于患者康复的病房环境，同时使医疗护理工作正常有序地进行，各医疗机构应当根据实际情况，增设探视管理部门和岗位。已设立探视管理部门和岗位的各级医疗机构，应当合规、合理地建立和完善探视管理制度。这里的“规”指的是一般医疗类和护理类的技术规定，以及感染防控方面的管理规定；而“理”指的是情理，提示不应该在规定中漠视人情世故，这也是很多学者在解决探视管理矛盾的过程中，经常讨论的关键问题。

（一）探视管理的标准

1．时间和时长 探视时间的一般选择会考虑到患者应处于普遍得到充分休息的情况下，同时还要考虑到医护人员要对患者进行必要的查房和换药等诊疗行为，和一部分患者要办理出入院手续，因此上午病房人员密度会较高，不宜作为探视时间。一般来讲，每日16时至19时，是一日之中最为合适的探视时间。此时患者得到了必要的休息，精神较为充沛。每次探视时长不宜超过1小时；对于特殊病房，如ICU病房，探视时长不宜超过30分钟。同时应该在制度中明确规定，非探视时间不得探视，以保证正常的诊疗秩序，避免病房出现管理混乱的现象。

2．陪住要求 需家属陪住的危重患者由病房主管医生开出医嘱，主管护士遵医嘱签发陪住证，一位患者仅限一证。陪住人员凭证进入病房，每日由护士长评估患者是否需要继续陪住；如不需要继续陪住，应及时注销陪住证。

陪住人员在外出时，应与值班人员说明情况，取得同意后方可离开患者。陪住人员不得将陪住物品带入病房。陪住人员在查房、治疗、换药、检查期间，应离开病房。如需了解治疗情况，需待工作结束后，再向医护人员询问。陪住、探视人员必须遵守医院病房有关规章制度，听从医护人员的指导。不得擅自翻阅病历和其他医疗记录，不得在浴室洗澡、洗衣服，不得随地吐痰，禁止吸烟，不得乱丢果皮、纸屑，不得随意进出其他病房，不得在病房内大声喧哗，不得在病房蒸煮食品。陪住人员须爱护公共财物，节约用水；如损坏公物，须按制度赔偿。

3．探视其他注意事项 每个患者一次最多可有2名亲友进入探视，离开病房时应将探视证交回探视处。ICU、母婴病房、新生儿病房、隔离室的探视者，需遵守部门特殊规定和要求（病房的特殊规定应当在探视管理部门备案）。新入院患者或手术患者一次最多有2名亲友陪同，陪同亲友在安排就绪后应立即离开。亲属在进入病房前，探视管理人员应该登记探视人员姓名、联系方式和准入时间：这一方面便于控制探视时长；另一方面如有突发事件，可以联系到探视者本人。学龄前儿童不宜进入病房，传染病患者、精神病患者不得进入病房探视。为保证病房安全，应当在制度中规定禁止携带鲜花等探视患者，以防发生过敏、哮喘、窒息等医疗事故。

（二）人员培训

探视管理从业人员尚无准入制度，也没有社会统一的培训和考核制度，属于一般性社会从业人员。但由于医疗行业的特殊性，各级医疗机构在设立探视管理岗位后，应当每季度为探视管理人员安排统一的培训课程，并考核培训效果。培训内容可大致从以下几方面开展：

1．首先是沟通培训 探视管理从属于社会学的范畴，是微观层级上的一种社会行动或人际互动。人际互动最大的特点是沟通，是通过恰当的语言表达，解决人际互动的矛盾问题，是最有效、最低成本的一种方式。探视管理员如具备较好的沟通技巧，可以避免出现患者投诉或其他恶性事件。

2．其次是制度培训 通过严格落实探视管理制度，可以规范探视管理员的行为、活动，做到有据可依、有章可循，避免出现管理混乱的情况。

3．最后是案例培训 在社会学的研究过程中，群体的人际行为通常是不可测的。此时，就要求探视管理负责人不断收集和总结日常中的案例，为探视管理员提供解决问题的思路。

第五节　医院污水管理

一、工作内容

随着我国经济的快速发展以及综合国力的逐步提升，生态环境问题也在国家战略规划中占据越来越重要的地位。习近平总书记在十九大报告中指出，要加快生态文明体制改革，建设美丽中国。在2019年中华人民共和国第十三届全国人民代表大会第二次会议和中国人民政治协商会议第十三届全国委员会第二次会议政府工作报告中，李克强总理提出要强化水、土壤污染防治。由此可见，污水治理是生态环境问题中需要相对优先解决的问题。

医院污水是指医院（综合医院、专科医院及其他类型医院）向自然环境或城市管道排放的污水。其水质随不同的医院性质、规模和其所在地区而异。每张病床每天排放的污水量为200 ~ 1 000 L。医院污水中所含的主要污染物为病原体（寄生虫卵、病原菌、病毒等）、有机物、漂浮及悬浮物、放射性污染物等。未经处理的原污水中含菌总量超过108个 / 毫升。医院污水中含有病原体和其他复杂的有害成分，这就导致对于其处理的要求更加严格。医院污水管理就是采取科学有效的管理方式，提升污水的处理效果，促进医院和社会的绿色健康发展。

二、管理要点

（一）设备管理

污水处理站的所有设备都有其运行、操作、保养、维修规律，只有按照规定的运转规律正确地操作和维修保养，才能使污水处理设备处于良好的运行状态。在实际工况中，设备在长期运行过程中，在摩擦、高温、潮湿和各种化学效应的作用下，不可避免地会出现零部件磨损、配合失调、处理效果逐渐下降的情形。因此加强设备管理对于医疗污水的管理利用具有重要的现实的意义。

1．使用设备　各种设备都应有操作规程、规定操作步骤。主要根据设备制造厂的说明书和现场情况相结合制定《设备维修操作流程》，工作人员须严格按照操作规范进行。设备运行使用过程中每天要进行工况记录，如《设备运行记录》。

2．保养设备　管理部门应对不同设备制定保养条例，保养条例中须包括设备清洁、调整、紧固、润滑和防腐等内容。保养工作可分为例行保养、定期保养、停放保养、换季保养，每次保养过后须做详细记录。

3．检修设备　管理部门应对主要设备制定检修周期，实行定期检修；对于常规修理，要制定检修工料定额，以降低检修成本，每次检修过后都须做详细记录。

4．管理设备　管理部门应从设备的购置、安装、调试、验收、使用、保养、检修、报废以及更换的全过程进行管理工作，制定完善的设备管理台账。

（二）水质管理

出水水质是检测评价医院污水管理质量的重要指标，水质管理是整个管理工作中的重中之重。

1．严格执行污水排放和检测标准 污水排放应严格遵照GB18466—2005《医疗机构水污染物排放标准》的相关要求，医院污水站需取得城镇污水排入排水管网许可证。以北京地区为例，医院要依据北京市环境保护局印发的《北京市固定污染源自动监控管理办法》，设计日废水排放量达到1 000吨及以上的（含设计日处理能力1 000吨以上）的集中污水处理设施，或重点排污单位需安装在线水质监测设备，监控项目至少包含化学需氧量、氨氮、pH值和流量，并符合GB18466—2005《医疗机构水污染物排放标准》中的检测频次，每月还需接受第三方中国计量认证（CMA）检测机构抽取水样检测。

2．合理选择处理工艺 医院污水处理工艺的选择需要参考医院的规模、性质和处理污水排放去向。医院污水处理后排放去向分为排入自然水体和通过市政下水道排入城市污水处理厂两类。

特殊性质污水应在预处理后进入医院污水处理系统。传染病医院污水应在预消毒后采用二级处理＋消毒工艺或二级处理＋深度处理＋消毒工艺。非传染病医院污水，若处理出水直接或间接排入地表水体或海域时，应采用二级处理＋消毒工艺或二级处理＋深度处理＋消毒工艺；若处理出水排入终端已建有正常运行的二级污水处理厂的城市管网时，可采用一级强化处理工艺＋消毒工艺。

根据相关医院污水处理经验和《医院污水处理技术指南》（环发［2003］197号），医院污水处理采用的4种处理工艺路线和排放要求如下：

（1）一级处理：化粪池→调节池→消毒，目前通常作为一级强化处理和二级处理的预处理。

（2）一级强化处理（物化法）：化粪池→调节池→混凝沉淀/磁分离→消毒，适用于排放要求为预处理标准的非传染病医院。

（3）二级处理（生化法）：化粪池→调节池→生化处理→消毒，适用于排放要求为预处理标准或直接排放标准的各类型医院。

（4）简易生化处理：化粪池→调节池→沼气净化池→消毒，作为欠发达地区医院污水处理的过渡措施，目前已极少使用。

（三）人员管理

医院污水管理人员的任务是充分发挥各种处理方法的优点，根据设计要求进行科学管理，在水质条件和环境发生变化时，充分利用各种工艺的弹性进行适当的调整，及时发现并解决异常问题，使处理系统高效、低耗地完成处理工作。

第六节 医用布草洗涤管理

医院交叉感染除有空气、医疗器械、食物等途径，还有一个非常重要但极易被忽视的途径，即医院的布草。布草包括病号服、工作服、床单、病房布巾、手术布巾等在医院内被洗涤的所有织物。医院布草洗涤工作包括全院工作人员及患者被服的洗涤，管理不善极易造成交叉感染，是医院感染防控工作中不可忽视的环节。

一、医用布草洗涤工作内容

医院布草洗涤工作主要包含病房和医院其他部门的下收、下送工作和所收医院布草的分类、洗涤、烘干、熨烫、整理工作。

1．下收、下送工作　每天定时按规定路线收取各个病房和其他职能部门的布草并清点，洗涤整理后按规定路线将清洁布草配送到各个需求部门。此工作主要包括：①病区脏被褥用品的收集、清点、分类放袋、分类处理等，感染性衣物及被血、便、脓污染的衣物要密封。回收各类被褥、工作服，进行洗涤。患者衣服与医护人员工作服要分开，要遵守衣物分类洗涤原则，回收的脏被褥要及时消毒浸泡。②将干净被褥分类、分科；将各病区干净被褥分送，要按时下发到科室，并做好清点登记；每天做好破损物品的修补等记录。

2．所收医院布草的洗涤等工作　可复用的医用织物均统一回收洗涤，将从医院各个部门收集回的布草按规定进行分类（重度污染、轻度污染）。重度污染的布草要先进行消毒浸泡，按规定分类后进行洗涤、高温烘干、熨烫、整理、清洁物品分配等工作。

二、医院布草洗涤管理模式

20世纪90年代我国医院后勤服务从大而全逐渐向专业化、精细化发展转变，社会上开始成立专业的洗涤公司来承担医院各类医用布草的洗涤工作，逐渐形成医院自管洗衣房和社会专业洗涤公司同时并行的洗涤管理模式。我国医院医用布草洗涤运行管理模式有3种：由医院直接管理、内部承包或社会承包管理、招标采购由社会洗涤公司提供洗涤服务。由于受到各种因素的制约运行模式在工作实践中都存在着各自的优势和不足。下面对洗涤业务社会化外包、医院自管模式进行研究探讨。

（一）布草洗涤社会化管理模式

医院布草洗涤业务外包给社会上具备资质的公司运行，有节省医院后勤人员编制，节省医院洗涤服务的管理环节、房屋场地、洗涤设备投资、维护保养费用等优势，受到诸多三甲医院的青睐。

同时，洗涤业务外包也存在着各种问题：①运输过程中因集中装运而造成不同病房、不同种类医用布草间的交叉感染风险；②社会专业洗衣厂家的管理人员和操作工人普遍缺乏必要的医学基础知识、欠缺必要的隔离消毒观念，更缺乏定期的专业基础知识的培训，易造成操作技术人员的自身伤害和交叉感染事件的发生；③社会专业洗衣厂多建设在城市的郊区地带，存在着运输路途远、时间长的问题，从而增加了医院医用布草库存量；④有调查发现有些专业洗涤厂家将洗涤过程中的污水未经任何消毒处理就直接排放到生活污水的下水道，给居民的正常生活带来了极大的安全隐患。

（二）布草洗涤自管模式

布草洗涤自管模式的优势有：①医院自管洗衣房服务有条件借助医院感染管理科、护理部等资源为医院洗衣房的管理人员和操作技术工人进行定期、专业的消毒、隔离知识的系统培训；②由于医院自管洗衣房多建设在医院内部，缩短了医院布草的运输路径，大大降低了不同种类、不同病房污染布草间的交叉感染风险；③医院自有洗衣房在医用布草的下收、运输、分类、洗涤、烘干、整理折叠、库房存放等重要环节都可以做到全程质量监控，可以有效地避免院内因洗涤物品造成感染事件的发生；④医院自有洗衣房工作中可以根据医疗需要随时下收使用过的布草，避免由于污染过的布草在医疗科室的堆积诱发的交叉感染；⑤医院可以做到每日的医用布草当日下收、当日洗涤、当日下送，最大限度地避免清洁医用布草在库房长时间的存放而造成二次感染；⑥医院自有洗衣房具有收送路径短、时效强的特点，进而可以大幅度降低医院各个使用科室的周转库存量。

自管模式也存在不可避免的劣势，如洗衣房工作是劳动密集型工作，从业人员具有学历低、整体素质差、流动性高的特点；且工作环节多、工作量大，工作实践中管理难度较高。

（三）医院在选择布草洗涤管理模式时考虑的因素

综上所述，医院在布草洗涤业务管理模式上，应充分结合医院现状、风险及优劣势进行考虑，主要因素应包括以下内容：

1．医院空间布局的条件。

2．医院布草洗涤量。

3．医院后勤服务人员编制情况。

4．医院后勤服务监管体系的建设水平。

5．外部专业洗涤服务公司与医院的服务距离。

6．区域内专业洗涤公司的整体服务水平。

三、医院布草洗涤管理要求

在医院布草洗涤管理中，要严格规范可复用医用织物的洗涤消毒工作，严格防控因医用织物复用带来的医院感染风险，保障医务人员和患者的身体健康。在制定日常洗涤质量规定时需要参照《中华人民共和国传染病防治法》[中华人民共和国主席令（第十七号）]、《医疗废物管理条例》[中华人民共和国国务院令（第 380 号）]、《医院感染管理办法》[中华人民共和卫生部令（第 48 号）]、《医疗机构消毒技术规范》（WS/T367—2012）、《医院医用织物洗涤消毒技术规范》（WS/T508—2016）等文件要求。

（一）下收管理

医用织物应分类收集，收集时减少抖动。普通污染织物用布袋包装放置于织物暂存车里。感染性织物由科室用黄色塑料袋在床旁收集，双层封装，织物不得超过收集袋的 2/3，且要明确标识感染物性质；收集袋被感染物污染后，应再外加一个收集袋收集。洗衣房收集人员统一使用专用车辆回收医用织物，回收车辆每天清洁消毒，运送感染性织物后立即清洁消毒。可重复使用的布袋必须用过一次即消毒，使用后的布袋应连同织物进行消毒洗涤处理，使用后的塑料收集袋按医疗废物处理。

（二）洗涤环境、路径管理

复用的医用织物均应由医院洗衣房工作人员统一回收洗涤。要保持工作区域布局流程合理，清洁区和污染区分区明确；定时通风，保持空气清新。物流要由污染区到清洁区，不应交叉、不应逆行。两区人员分工明确，不应交叉；如交叉，应洗手更衣。保持工作环境清洁卫生，污染区每日用 500 mg/L 含氯消毒液湿式拖地和擦拭物体表面。有明显血液、体液污染时，应用有效氯 5 000 ～ 10 000 mg/L 的含氯消毒剂及时覆盖、收集，消毒 60 min。清洁区要保持整洁干燥。

（三）洗涤消毒过程管理

洗衣房应严格按照洗涤消毒标准操作规程，根据医用织物的污染性质、程度和使用对象进行分类洗涤消毒，日收日洗。洗衣机应定期自洁。普通污染织物和感染性织物应分批清洗；感染性织物应先预洗，特殊感染如甲类传染病病原体、朊病毒感染的织物和气性坏疽等污染的织物在清洗前应先消毒。新生儿用织物、婴儿用织物、手术室织物、医务人员工作服应用专机清洗消毒。

1. 预洗　先用冷洗涤液或冷碱水将血、脓、便等有机物洗净。感染性织物可使用 500 mg/L 含氯消毒剂浸泡消毒 30 min 后再常规预洗。

2. 主洗　温度≥ 70 ℃，至少持续 30 min 或温度≥ 80 ℃，至少持续 10 min；然后用清水漂净。一般感染性医用织物采用热洗涤方法时可不需再做化学消毒处理。

3. 漂洗　一般温度为 65 ～ 70 ℃，每次漂洗时间≥ 3 min。每次漂洗间隔应进行一次脱水，漂洗次数≥ 3 次。最后一次漂洗时进行中和。

4. 烘干整理　洗净的织物用干净的车载送到清洁区烘干机高温烘干、整熨、折叠。该区应当有专人对其性状，是否有表面污渍、破损等进行检查，将不合格的剔除重洗、修补后再整理。

（四）清洁物品存放管理

洗涤清洁区应设专门存放货架，货架离地≥ 20 cm，离墙≥ 5 cm，离天花板≥ 50 cm；物体表面每日清洁消毒一次；保持清洁区整洁干燥，严禁堆放无关杂物；严禁任何人员在该室内休息与饮食；保持存放间的门处于关闭状态；织物发放执行先进先出的原则，储存时间不应超过 1 个月。

欧洲 EN 14065 *Textiles-Laundry Processed Textiles-Biocontamination Control System* 明确规定了医用织物洗涤必须遵循的七大原则：①设定微生物危害目录和防治措施目录；②确定危害防治点；③建立每个防治点的目标水平和容许限制；④建立每一个防治点的监控体系；⑤建立补救行动；⑥建立风险分析和生物污染防治体系检查程序；⑦建立文件管理体系。这些原则也充分反映到医院洗衣房流程管理的实质工作中。EN 14065 标准同时进一步规定各类医用纺物的消毒流程。我们在洗衣房管理实践中也要结合布草洗涤管理模式的不同特点，在严格遵守相应国家和行业相关规定的前提下，制定相应的医用布草洗涤消毒质量的相关管理规章制度，建立有效的洗涤质量控制体系。

（五）布草洗涤服务人员的培训、考核

在医疗体系中处于最基层的布草洗涤服务却在医院医疗卫生安全和预防交叉感染中有着举足轻重的地位。管理人员和主要工作人员必须经过专门的洗衣技能和技术培训，并通过不断的培训和指导来巩固布草洗涤技能。医院要对洗衣房的工作质量、操作环节、制度落实情况加强监督和定期检查，使其工作做到有章可循。

1. 感染控制知识培训　建立由医院感控管理人员、护理人员和洗衣房管理人员组成的专业培训人员体系，结合医院布草洗涤管理实践对员工进行感控知识、防护知识等专业知识的培训。培训需保证每季度进行一次。

2. 岗前培训　所有工作人员上岗前均应接受健康检查和岗前培训，熟练掌握医用织物洗涤消毒技能和医院感染防控基本要求。工作人员在进行用后医用织物分拣和装机洗涤过程中，应遵循“标准预防”原则，穿工作服，戴手套、口罩、帽子，必要时穿隔离衣、防水围裙和胶鞋，并认真执行手卫生。急性传染病及化脓性皮肤病或渗出性皮肤病患者不应参加直

接接触清洁织物的工作。

3．设备设施的操作培训 医院洗衣房是设备密集型场地，洗衣房常年运行的设备包含水洗机、烘干机、滚屏熨烫机、蒸汽烫台等设备。洗衣房需定期由设备厂家技术人员、设备维护技术人员，以及洗衣房内部技术人员对洗衣房全体职工进行设备操作培训、设备日常维护培训以及设备故障应急处理培训，培训周期每季度一次。

4．其他培训 对新入职的洗衣房职工进行消防培训、工作制度培训、劳动纪律培训，培训合格后才能上岗。

医院是赋予生命尊严的地方，是尊重生命的体现者、执行者。医院里的任何工作容不得半点大意，医务工作者对生命和健康的珍惜和尊重应该体现在每一个细节之中。在庞大、复杂的医疗体系中，洗衣房流程管理的工作相对而言并不需要很高的技术含量；但对于患者的生命健康来说，洗衣房流程管理承担的责任和其他科室同样重大，需要医院的管理者和工作人员付出同样的爱心、关心、细心，也需要同样高水平的专业知识和能力。

第七节　医院车辆运输管理

一、工作内容

近年来，随着各地大型综合性医院规模迅速扩大及业务量的不断攀升，车辆保障任务日益繁重，在医院后勤保障过程中扮演着重要的角色。

目前大型综合性医院的车辆任务可分为以下 4 类：①患者转运任务，主要由救护车承担此类任务。现不少大型综合医院下设分院、病区，患者在分院病区间的转诊、检查、接送，也是医院运输任务的一种特殊形式。②货物运输任务，主要由大型货物运输车承担此类任务，负责运送医疗设备、普通物品、医疗废弃物及生活垃圾、短距离的物品配送等。目前一部分医院的货物运输大多由供货单位及专业服务单位负责。③公务用车任务，主要由小型车辆和商务车承担此类任务，公务用车是处理日常公务时使用的车辆，包括学术活动、讲学、参观学习、急会诊及相关业务活动。④工作人员班车任务，主要由大型客车承担此类任务，有些医院是根据职工的住所、职工人数、居住地理位置、路线，设立临时站点，为职工提供上下班班车。

二、管理要点

（一）加强车队人员、车辆成本及运行效率考核

评价车辆服务工作的效率必须采用一系列的评价指标，只有这样才能从数量上分析车辆的现有数和运载能力，以及车辆在时间、速度、行驶、载重量等方面的情况，为车辆指挥、调度、检查计划以及人员考核分析、改善和提高医院车辆服务管理提供可靠的依据。车辆利用效率一般可通过车辆使用率、平均车日行程等指标来考核。运输成本需要考虑工资、职工福利费、燃料、轮胎、材料、修理费、养路费、运管费、事故处理费、车队经费及其他费用。

（二）加强特种车辆管理

医院车辆有别于其他企事业单位之处在于拥有各种特种车辆，对于救护车辆，除必须遵

守医院用车的要求外，更需要强调司机的出车准点率、行车的安全性，以及警灯使用、道路交通规则遵守情况等。救护车辆应停放在便于出车的专用通道上，原则上应固定驾驶员，并需做到 24 h 值班。医院内自我管理的其他特种车辆不仅必须遵守一般车辆司机要求、行车安全要求外，还必须遵守医疗物品、食品运送所强制规定的相关制度，包括押运人员要求、消毒隔离要求等。

三、应急预案

（一）车辆起火应急预案

机动车辆若在停车场内发生自燃事故，第一目击者应迅速利用停车场常备灭火器灭火，并立即通知车辆应急领导小组，视情况拨打“119”火警电话。机动车辆应急领导小组接到报告后，应立即组织人员参与灭火、疏散停车场车辆，并安排专人引导消防车辆。

机动车辆在行驶过程中起火，驾驶员应立即靠右侧停车，并使用车载灭火器灭火。车上人员迅速离开车辆，请求过往车辆和群众的帮助，报告机动车辆应急领导小组，视情况拨打“119”火警电话，并向保险公司报案。失火车辆如随车带有贵重物品或货物时，随车人员应负责警戒，在保证人身安全的前提下，抢救随车物资。机动车辆应急领导小组接到报告后，应立即组织人员迅速赶赴现场参与灭火，保护好现场重要物资，必要时进行安全转移。

发生机动车辆纵火事件时，若纵火者仍在现场，第一目击者和随车人员应首先制止其纵火行为，灭火自救，并报告机动车辆应急领导小组，同时拨打“110”和“119”报警电话。在灭火的同时，参与灭火人员需注意保护现场，以便公安机关取证。机动车辆应急领导小组接到报告后，应立即组织人员迅速赶赴现场参与灭火，保护现场重要物资，必要时进行安全转移。机动车辆起火后，机动车辆应急领导小组应及时向保卫部门报告，并通知保险公司，核实损失。

（二）车辆故障应急预案

车辆行驶过程中发生故障时，驾驶员应立即将车停靠到道路右侧安全地带，在道路来车方向距故障车 50 ～ 100 m（高速公路不低于 150 m）处摆放故障车警示牌，亮起示宽灯。妥善安置故障车后，驾驶员应初步判定故障原因，排除故障。驾驶员难以自行排除时，应维护现场秩序，确保车辆、人员、随车物品的安全，同时报告机动车辆应急领导小组，等待支援。机动车辆应急领导小组接到报告后，通知并组织专业维修人员，及时赶赴车辆故障现场，帮助排除车辆故障；现场无法排除时，应请求修理厂或交警帮助，将故障车送修理厂进行维修。送货车辆或紧急任务车辆发生故障时，车辆应急领导小组接到报告后，要立即派出备用车辆赶赴现场进行替换。

（三）车辆交通事故应急预案

发生未造成人员伤亡的交通事故时，司机或随乘人员应注意保证自身安全，保护好现场。立即拨打“122”报警，并向保险公司报案，同时向机动车辆应急领导小组报告。因特殊情况需改变现场的，要做好标记，尽可能找到证明人，取得联系方式。

当交通事故造成人员伤亡时，应视情况开展自救或拨打 120；当司机或随乘人员生命受到威胁时，可视情况离开现场，但需要保持和机动车辆应急领导小组的联系。

机动车辆应急领导小组接报后立即组织相关人员迅速赶赴现场，积极采取应急处置，同时及时报告保卫科。机动车辆应急领导小组根据现场情况，及时通知伤者家属赶到就治医院，配合医疗救护人员开展医疗救护，并及时开展善后处理。

（四）车辆盗抢应急预案

发生机动车辆盗抢事件，驾驶员及随车人员在确保自身安全的前提下，采取相应的措施实施正当防卫。应立即拨打“110”报警电话，尽可能记住盗抢嫌疑人的相貌、体态特征及逃逸方向和使用交通工具的车种、车型、颜色、牌号等，并及时报告机动车辆应急小组。若出现人员伤亡，应及时拨打“120”急救电话，并视情况进行现场施救。

机动车辆应急领导小组接到报告后，立即组织人员赶往事发地，同时向保卫部门及上级有关部门报告；到达现场后，组织现场人员尽力控制事态的发展，保护好现场，禁止无关人员出入事发地。公安机关勘察取证后，机动车辆应急领导小组应组织相关人员对被盗抢车辆上的物品进行盘存清点，列出损失清单，做好善后处理工作。机动车辆应急领导小组配合政府有关部门进行事故调查、处理，与保险部门协调相关事宜，将事故发生、处理的全过程书面上报相关部门。

（五）车辆遭遇自然灾害应急预案

机动车辆行驶途中遭遇洪水、山体滑坡、泥石流、恶劣天气等自然灾害时，驾驶员应迅速将车辆开至安全地带，等待救援，并及时向机动车辆应急领导小组报告。当情况紧急、危及生命安全时，驾驶员和随车人员可当即弃车，撤离至安全地带，并随时保持与机动车辆应急领导小组的联系。

机动车辆应急领导小组接报后，应立即组织人员、车辆抢救被困人员和物资。情况危急时，可请求地方政府支援。应急处置工作结束后，机动车辆应急领导小组与保险部门协调相关事宜，将事故发生、处理的全过程书面上报相关部门。

第七章　医院工程建设项目管理

第一节　医院工程建设项目管理概述

随着我国经济的不断发展和医疗水平的不断进步，患者对就医环境的要求也随之不断提高，医院的工程管理人员也面临了更大的挑战。医院建筑建设相对于其他民用建筑建设而言，更为复杂，既要满足医疗、科研和教学需求，还要能够满足医院未来的发展的可持续需求。当然医院的建设也不是一蹴而就，需要医院工程管理人员不断提高建设水平、项目管理水平，并根据患者、医务工作者的要求，秉承“以人为本的原则”，对医院进行不断的建设和完善，以便更好地服务社会。

一、医院工程建设项目现状

医院工程建设项目包括既有建筑改扩建，还包括新建的医院建筑。总体来看，它涉及范围广，所涉及的专业也较多。其中，考虑医院多建设在市区密集区域，空间面积有限，因此既有建筑改造项目占比较大。项目涉及的专业主要包括内部装修、结构加固、洁净室净化、屏蔽防护和设备安装等。以北京大学第三医院为例，它在 2010 年启动内科病房楼改造工程，将使用近 20 年的近万平方米的病房楼改造一新，既提高了医疗质量，也改善了患者的住院条件，此项目获得了北京市建筑优秀装饰工程奖。根据以往承接的工程项目并结合其他医院建设项目进行分析，将医院工程建设特点概括如下：

1．极少有新建工程，大部分工程项目都是在原有建筑基础上进行改建，且需要在不影响医院运营、不停诊的条件下进行改建。

2．由于医院建设的特殊性和复杂性，其涉及的专业较多、系统复杂，专业性较强。

3．随着行业规范的不断完善，各种规范对于医疗建筑的要求更为严格。这对于改扩建如何在满足最新规范和现有建筑的实际情况之间找到最优解存在一定难度。

医院工程项目管理的综合性较强，要求工程管理人员既要有相关工程技术水平，也要有一定的管理水平，除此之外还需要有一定的医学常识。面对本院工程项目建设的特点和难点，医院的工程管理人员的项目管理水平和项目管理方式也面临着更严峻的考验。

二、医院工程建设项目管理现状

随着专业人才的不断引进、工程管理经验的不断累积，工程管理模式也随之改变，由粗放式转变为精细化管理。项目的全过程管理使得总务处工程管理的理论技术和施工管理经验得到了显著提高，也使他们随之摸索出一套工程管理模式。工程管理人员对建设工程项目的可行性论证、立项、规划、勘察、设计、预算、施工、监理、财务等方面进行管理，确保符合医院总体规划、控制建设成本和投入、保证工程质量、按时完成建设任务。项目建设可以不断地提升工程管理人员的管理素质和水平、合理发挥工程建设项目的预期功效、实现医院管理者的自身价值，同时也为医院的高效运转提供了有力保障。

1．管理理念 工程建设项目是一种临时性、一次性的活动，每一个项目都是一次创新性的活动，面临着前所未有的环境，以及资源不确定、存在多重目标的问题。例如医院某个手术室的改造项目，不仅要满足手术室的使用及专业要求，还要在项目实施过程中对成本、进度进行控制。不同目标之间相互影响、制衡，某一目标的强化会造成另一方面的让步，所以多重目标之间的统筹也是工程建设项目管理的难点。医院工程建设由于专业化程度高、系统配置复杂、使用功能特殊、医疗设备多等特点，对其的管理主要表现在以下几个方面：

（1）进度管理：先对医院工程建设项目的需求进行全面了解、明确各个目标内容，再制定包括项目论证、立项、招投标、实施、竣工验收及质保期在内的全过程计划。使用甘特图等管理工具可以将过程计划直观地表现，并且能根据实际发生情况及可以预见的因素及时调整计划，对相关节点有效控制，达到进度管理目标。

（2）质量管理：工程建设项目作为一次性活动，质量管理至关重要。需要注意的是质量管理应该从设计阶段开始，平面的布局、材料的选择、结构形式等都会对工程质量产生影响。在实施阶段，对施工质量的管理是重点，根据项目的体量及内容需要组织不同专业的工程师及监理工程师来对各个细节严格把关，材料进场报验复试、隐蔽工程验收等关键节点的控制也必不可少。

（3）造价管理：作为项目的 3 个相互影响的方面——进度、质量、造价之一，造价管理需要从制定预算时就保证其合理性。由于医院工程项目的复杂性带来的不确定性，一般建议按一定比例预留暂估金额。同时，在项目前期应尽量把所有因素考虑充分，减少后期的变更及调整。需要注意的是，造价管理不是一味地降低项目造价，而是把项目造价在预算内进行合理的控制。

（4）合同管理：合同作为发包方与承包方之间的契约协议规定了双方的责任及义务，具有法律效力。工程合同按类型一般分为总价合同、单价合同及成本加酬金合同，其中总价合同及单价合同又可以分为固定总价合同、可调总价合同、固定单价合同及可调单价合同。项目策划阶段也包括对合同的策划，策划的结果可具体通过合同文件体现出来。

（5）安全管理：项目安全管理分为人员安全管理及环境安全管理，人员安全管理包括对各参建单位所有人员的管理。管理包括对人员身体健康状况、专业的资格证书是否齐备等情况的了解，对进场人员的安全教育培训也必不可少。环境安全管理包括内部环境安全管理及外部环境安全管理，以施工围挡范围为界，内部环境安全主要包括“三宝”“四口”“五临边”等内容，外部环境安全为施工项目对周边环境噪声、空气质量等方面的影响。

（6）信息管理：随着区块链、建筑信息模型（BIM）等概念的兴起和发展，工程建设的信息管理也越来越智能和便捷。之前纸质的图纸、档案资料等越来越多地被电子格式的文件替代，方便查阅和调取、编辑。对项目的信息管理也贯穿项目全过程。建立项目信息管理系统，能够有效地对信息分类汇总、编辑目录、及时收集信息、方便共享，能提高项目管理的时效性和准确性。

（7）组织管理：工程建设项目不仅包括建设单位、施工单位、设计单位、勘察单位等参建各方，还有使用部门、建设主管部门、城市管理部门等外部单位。要保证项目目标的完成，必须要有良好的组织结构。各参建单位内部应该有明确的组织结构分工，才能完成各自的任务，保证项目执行到位。同时，与外部各部门的协调沟通也对项目目标的完成起着决定性的作用。

三、管理工具

“百年大计，质量第一”是我国建设工程一贯坚持的方针。医院的工程管理人员，尤其应该注重工程质量的管理和控制，基于PDCA循环，因地制宜地选择管理工具对工程项目进行全面的质量控制。所谓进行全面质量管理，就是把影响工程质量的各个要素按照一定的方法、过程、规则，通过计划、组织、协调和控制的过程来进行。具体来讲就是在建设的全过程，运用质量管理的循环进行全面的质量管理。所有的质量管理均可通过质量分析、原因查找来找出其中主要的影响质量的因素，并针对性地提出改进质量的措施，并及时加以执行。此过程结束后我们还不能忘记对实施效果的检查、总结经验、完善措施，进一步制定标准，为下一次的质量改进提供必备的参考。当然，不是每一次的质量管理循环都能够解决所有质量控制中存在的问题；对那些在此之前质量的PDCA循环中没有解决的问题，我们还可以在下面的环节继续进行分析研究，探寻解决的办法，制定相适应的措施，始终对过程仍然存在的问题跟踪解决。使用管理工具会有效提高工程建设的质量管理水平，这里仅对工程中常用的质量管理工具，如4M1E、甘特图、AHP层次分析法、SWOT分析法、品管圈（QCC）进行介绍。

1．4M1E　4M1E包括人（Man）、机器（Machine）、物料（Material）、方法（Method）和环境（Environments）。质量控制应贯彻预防为主与检验把关相结合的原则，在项目形成的每一个阶段和每一个环节，都应对影响项目质量的人员（人）、机械设备（机）、物料（物）、方法（法）、环境（环）因素进行控制，并对质量成果进行阶段性验证，以便及时发现问题、查明原因、采取措施、防止类似问题重复发生，使问题在工程初期得以解决，从而减少经济损失。项目的进行是个动态过程，所以围绕项目的质量控制也具有动态性。

建筑工程项目质量控制是建筑工程项目管理工作的一部分，而建筑工程项目管理是建筑工程项目过程和管理过程的有机结合。建筑工程项目管理和质量控制随时间、地点、客观条件、人的因素、物的因素的发展而变化，因此，建筑工程项目质量控制必须是动态的控制。建筑工程项目质量控制图见图7-1。

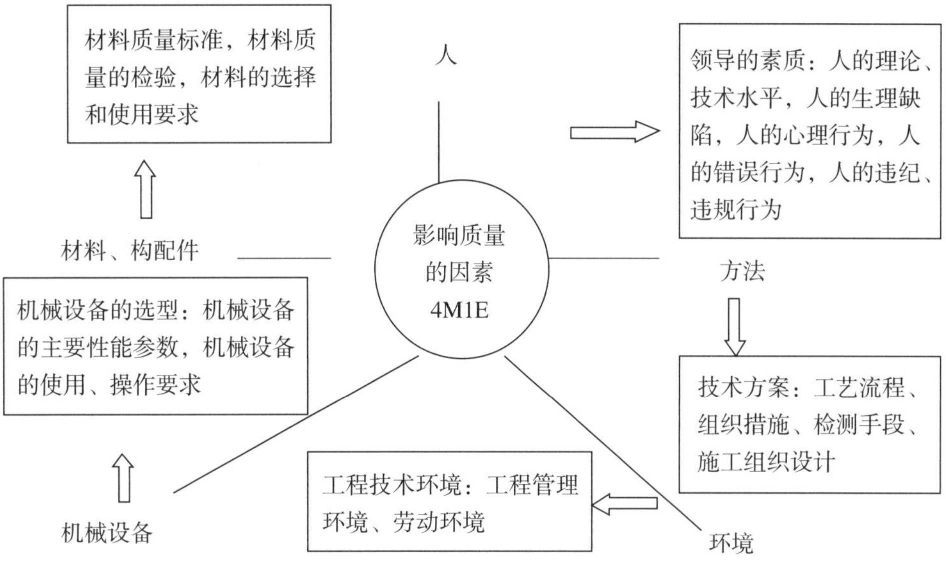

图7-1　建筑工程项目质量控制图

2．甘特图 甘特图内在思想简单，即以图示的方式通过活动列表和时间刻度形象地表示出任何特定项目的活动顺序与持续时间。它基本是一条线条图，横轴表示时间，纵轴表示活动（项目），线条表示在整个期间上计划和实际的活动完成情况。它直观地表明任务计划在什么时候进行，以及实际进展与计划要求的对比。管理者由此可便利地弄清一项任务（项目）还剩下哪些工作要做，并可评估工作进度。

甘特图是基于作业排序的目的将活动与时间联系起来的最早尝试之一。该图能帮助工程管理部门描述对如工作重心、超时工作等情况，可用于检查工作完成进度。它表明哪件工作如期完成，哪件工作提前完成或延期完成。

3．AHP 层次分析法 其为解决较为模糊复杂的问题的一种简洁方便的方法，一般适合用来处理一些非常难定量分析的问题。这种简便实用而又灵活得多的决策方法是由美国著名的运筹学家 T. L. Saaty 教授于 19 世纪 70 年代初所提出的。围绕建设项目的质量管理体系建立起质量管理评价指标和层次结构，不仅奠定了对建设项目的各项质量管理的整体效果进行全面综合评价等工作的基础，同时还可计算出各类评价指标的权重。

4．SWOT 分析法 工程管理人员依据项目建设，通过分析，优势（Strength）、劣势（Weakness）、机会（Opportunity）和威胁（Threats）来制定其资源配置和施工方案的手段。SWOT 分析是从实际出发对项目内外部环境进行研究分析的一种方法。一个项目的实施要想在变化的环境下获得良好的实施效果，首先要对项目情况有一个清楚地掌握，据此才能提出有针对性的措施来提升建设质量。

5．品管圈（QCC） 品管圈（quality control circle，QCC）就是由相同、相近或互补的同一工作场所的人们自动自发组成数人一圈的小圈团体（又称 QC 小组，一般 6 人左右），然后全体合作、集思广益，按照一定的活动程序，来解决工作现场、管理、文化等领域所发生的问题及课题。它是一种比较活泼的品管形式。品管圈的特点是参加人员强调领导、技术人员、员工三者结合。现代的 QCC 管理内容和目标突破了原有的质量管理范围，向着更高的技术、工艺、管理方面扩展。

第二节 医院工程建设流程

工程项目建设程序一般分为前期调研、建设实施、竣工使用 3 个阶段，一般包括策划、调研、立项、设计、招投标、实施、验收、试运行等具体步骤，各个阶段按时间及逻辑顺序发展，可以合理交叉。医院工程建设遵循同样的规律，但需要根据医院的特殊性和专业性整合医务管理、规划、建筑、设备与环境，进行综合统筹，根据相关规范及规章制度有序进行。

一、可行性研究

可行性研究作为项目的第一步，需要综合考虑医院现状、总体规划、现有问题、类似项目调研、解决方案、项目难点、项目概算、周期等因素，为决策提供准确有效的方案。

策划新建医院项目时应结合我国公立医院体制和医疗分级制度而确定的综合医院建设标准，中医综合医院、综合性教学医院、研究型教学医院、各类专科医院等，都应按照医院特点，根据规模、功能特点、运营方式等进行策划。

随着城市化进程加快，人们对健康程度的要求越来越高，现有的医院规模难以满足医疗需求，再加上建筑及设备寿命带来的安全隐患等因素，医院改扩建及迁址新建迫在眉睫。于医院改扩建项目，由于涉及问题复杂、限制因素多等原因，给管理者带来了很大的改造难度。医院改扩建的策划者，应当深入进行现场调查情况，与医院管理层、执行层不断沟通，共同研究、讨论，从实际出发，提出各种解决方案，再不断优化，直至现场施工放线验证；同时挖掘现有建筑空间资源，暂时保留对改扩建施工面影响不大的老建筑，妥善安排改造过程中的各项业务，尽量不影响正常医疗秩序。方案必须具有可操作性，不仅能满足目前的需求，还应该考虑未来发展的需要，具有一定的前瞻性。

在对改造项目的实际操作过程中，医院执行部门需要组织各相关部门（包括医疗科室、医务部门、医用设备管理部门人员及工程专业人员）进行多次会议及现场勘察；同时对类似项目进行调研，尽量多的收集相关信息，科学地制定可行性方案。例如某医院病房楼整体加固及装修改造项目，需要从规划、预算、工期、环境影响、使用需求等多方面进行评估，同时还应考虑到给排水、暖通、电力、信息、消防、动力等各专业情况，提出是否需要外围管线扩容的意见。应在项目前期将工作精细化、准确化，尽量减少后期增补、变更的情况。

二、工程设计筹备阶段

工程设计阶段决定了项目的造价约 80% 的影响因素：它能基本决定使用功能，对工期、质量有着重要影响，因此设计管理是全过程管理的着重点。我国医疗服务体系及模式正在进行一系列改革，医学及医疗技术也发生日新月异的变化，这就使得医疗规划设计要随之变化。工程的目的不仅是医院规模的发展，也是医院内部功能布局和技术设备的更新，因此更应注意医院内部空间的可调节性。模块化的空间设计思路是一个很好的解决方案，对于更新的流程或设备只需要对一个模块进行改造而不会影响整体运行。

现代医院强调综合治疗，不仅从生物学角度而且从心理学、社会学以及建筑、环境、设备设施等方面为患者创造良好的整体医学环境。设计人员水平参差不齐可能会对项目造成影响，所以要求设计者必须熟悉其受控参数，秉持安全、实用、节约的原则，为医疗创造最有利的工作环境，选择合格的、有经验的设计单位是非常重要的事情。从专业角度，设计单位需结合医院现有规模及改扩建需求、未来发展空间、现有的建筑布局等因素，设计出符合国家规范要求的平面初稿图。召集医院各专业人员从流程、实用、节能、工作习惯等方面，对多家平面设计初稿图进行选择，达到设计最优化。方案设计论证时要能保证功能合理、有足够的层高、层面设备部位承重和排水系统等设计合理。在土建施工时应该预留洞口、进行预埋工作和防水层施工等工作。总包单位安装施工时应进行总体的科学规划，统筹安排各专业承包单位、其他配合单位。设计方的设计图纸深度要具备施工要求。医院建筑与普通民用建筑相比，最大的区别就是医院功能复杂、流线复杂。在确定布局合理的平面布局后，再进行装饰装修、医用气体、暖通、电气、给排水等专业设计，以满足功能需求。

医院洁净区域不宜边设计边施工。现在许多医疗大楼由非医疗建筑专业设计院设计，设计院由于对医疗净化专业了解较少，将净化部分甩给施工单位进行“二次深化设计”；或是有的项目在设计、论证时赶工期，造成了许多遗憾，如风管洞口预留问题、手术室内墙砌土建墙问题、设备层防水及排水管问题。总之，前期考虑得越细致，后期使用过程中的遗憾就越少。合理设计是实现建筑节能的主要途径。设备选型、自然新风利用、余热回收等节能系统都是在系统设计时就决定了其到底能否实现节能。

三、工程招标采购阶段

（一）工程招标概述

招标采购是由招标方发出采购招标通知或公告，邀请投标人前来投标，再由招标方对投标人提出的价格、性能、交货期等各种因素进行综合比较分析，确定其中优者作为中标人，并同其签订供货合同的整个过程。由于招标采购有公平、公正、公开的特点，并有有效的监督机制作为保障，它已经逐步成为政府和企业单位普遍采用的采购模式。

医院工程招标采购主要包括政府采购、公开招标、院内比选、院内议价 4 种形式。属于政府采购范围的，按照《中华人民共和国政府采购法》以及相关法律法规的要求进行采购。除此以外，不属于政府采购范围的，可参考《中华人民共和国招标投标法》以及医院采购规章制度中规定的竞争性方式进行采购。

（二）工程招标过程中注意问题

1．加强对工程造价编审的重视　标底是招标的核心，是考核投标单位的主要指标，也是业主掌握工程建设投资规模的依据。因此编制标底是一项非常重要的工作，要求工程管理人员在前期对于工程项目有详细的了解，反复确认改造范围，并选择专业能力过硬的咨询单位进行控制价编审。

2．需对投标单位进行严格审查　由于医院工程的特殊性，它对施工单位的技术和管理水平有着较高要求。在招标过程中，施工单位的技术力量、机构装备、历年来的经济效益及信誉等情况可通过标书反映，但有些单位实际上根本不具备相应的施工能力和管理水平。尤其是外省、异地参与投标的单位，要了解其施工业绩与信誉情况比较困难，所以应该对资质审批进行严格把关。

3．招标文件编制做到科学、合理、充分、严密　保证招标文件的质量，除可避免招致索赔和施工期间互相推诿外，也是投标者编制标书的依据。如果招标文件不能做到科学、合理、充分、严密，便会导致投标和报价混乱，并可能让一些施工与管理水平低劣的队伍凭运气而中标。

四、工程实施阶段

医院的建设项目，尤其是改扩建项目较普通民用项目而言，更为复杂、困难。所以对于工程实施阶段的管理至关重要。要做好工程实施阶段的管理，就必须要做好进度、质量、安全和成本控制这四个方面的管理工作。

（一）进度管理

工程实施阶段的进度管理，在医院建设项目中至关重要。医院的建设项目越早投入使用，越能更好地突出社会效益。施工进度的合理安排，对保证工程项目的工期、质量、成本有直接影响。

1．编制阶段进度计划　在项目实施之前，首要任务是根据招标文件及施工合同的约定、要求施工。建设单位在熟悉图纸的基础上，结合实际施工条件，制定一个科学的、切实可行的总进度计划表，作为整个工程建设进度目标。要求施工方根据总进度计划，制定月计划、周计划，用周计划确保月计划实现，用月计划保总计划实现；同时还要根据具体施工条件协助、督促施工单位对进度计划及时进行调整、优化。

2．及时采购材料设备　根据工程进度，要敦促施工单位提前做好材料设备的采购工作，并会同监理人员做好材料设备的进场检验。做到即保证工程所需的材料设备符合质量需求，又符合施工进度的需要。

3．做好项目配套工作　医院建筑配套项目众多，除了给排水、消防、暖通、电梯、供配电等配套工程外，还有弱电、医用气体、手术室净化等专业配套工程。工程管理人员要根据工程总体进度，制定了详细的招标采购计划，保证及时地完成各配套专业的方案设计和招标工作，以保证安装顺利而不耽误工期。

4．按时支付工程进度款　建设资金不到位，会影响施工单位的材料、设备进场，乃至施工人员的及时到场。因此建设资金及时到位是保证工程工期的重要前提。所以除了要求施工单位按合同要求确保工程进度和质量，建设单位也要严格按合同要求及时支付工程进度款。

（二）质量管理

医院建筑的质量直接关系到患者这一弱势群体的安全，一旦建筑出现质量问题，不但会直接损害到医患自身的安全，也会使得公共利益遭到损害。又因为医院本身建筑系统十分复杂，存在射线防护系统、空气净化系统、医用气体系统等一般公共建筑中不涉及的系统，所以对于医院而言，如何对工程质量进行全面、科学的监督、管理和控制是院方工程项目管理人员必须面对和解决的问题。

1．做好图纸会审和技术交底工作　医院工程施工过程中，技术方案如果缺乏针对性，技术交底走形式、不落实，跟踪检查少，发现问题不及时，会造成返工较多，严重影响工期和施工质量。因此在进行图纸会审和技术交底时，工程管理人员会组织由医院各专业相关专业人员以及设计院相关设计人员组成的项目组，进行严格的图纸会审和技术交底工作，交代清设计意图，做到让专业施工技术管理人员心中有数。除此之外，还要做好施工过程中的跟踪管理，尽量杜绝质量问题的发生。

2．实行全过程质量控制　除了要求施工单位做到三级质量控制管理外，医院工程管理项目组也要对工程实施过程（包括设计、招标、施工、验收、变更洽商等）采取全程管理、协调，对工程实行全面质量监督和控制。尤其在施工过程中，项目组每周要组织质量检查，检查施工单位是否按照规范要求施工，并根据现场出现的质量问题，及时进行讲评和处理，要求施工单位及时整改并形成制度。

3．严把材料质量关　在施工过程中工程管理人员除了加强对进场材料质量监控外，还要求监理人员严格执行材料进场验收制度，对外观不合格或检测不合格的材料，坚决清退出场。

（三）安全管理

在医院的施工项目中，安全管理也是重中之重，由于大部分工程项目都是在不停诊的情况下进行施工，工期紧张，这给施工安全管理带来极大挑战。医院工程管理人员一直坚持把安全放在首位，反复强调“安全第一”“安全无小事”，督促施工单位对安全给予高度重视。

1．明确安全目标，健全安保体系　要求施工单位严格按《建设工程安全生产管理条例》的要求，建立健全安保体系、应急预案；签署医院消防安全协议和施工安全备案表等，并将施工人员的身份信息、特种作业操作证进行备案。

2．配备专职安全员，加强安全教育培训 要求各参建单位严格按有关规定配备专职安全管理人员，班组要配备兼职安全员。认真做好安全三级教育，医院工程管理人员要配合监理人员经常进行督促检查，力争在施工过程中把各种安全隐患消灭在萌芽状态，确保施工安全。

3．确保安全设施投资到位 要求施工单位按要求配置安全网、安全帽、安全绳、围栏、灭火器等安全设施。同时还要搞好文明工地，定期组织检查，使施工人员有一个心情舒畅的安全施工环境，使患者和医护人员有一个安全放心的就诊和诊疗环境。

（四）成本控制管理

成本控制管理贯穿于工程项目的全过程，须从项目决策、设计及实施阶段进行控制。在项目实施过程中，把合同履行、施工进度、设计变更等方面作为成本控制管理的重点内容，将投资规模有效地控制在项目总概算内，能够更好地节约建设资金。

五、竣工验收及试运行

（一）竣工验收计划

1．验收原则及标准 工程项目竣工验收是建设全过程的最后一道程序，是全面考核工程施工质量的重要环节。医院工程管理部门应当切实把好这一关的质量控制，防止将质量缺陷带入到项目的使用中。工程验收应按照 GB50300—2013《建筑工程施工质量验收统一标准》进行。该标准是建筑工程各个专业施工质量验收规范编制的统一准则，各专业工程施工质量验收规范应与该标准配合使用。正确地进行工程项目质量的检查评定和验收，是质量控制的重要环节。

2．验收程序 施工单位的工程项目需全部完成设计图纸和工程合同规定的各项内容，完全满足建设单位的使用要求，具备水通、电通、窗明、地净等正常使用条件后可以申请竣工验收。验收工作应按照竣工验收工作程序，应由建设单位牵头，会同工程管理项目组中各专业人员、监理单位、施工单位、设计单位和建管部门进行。此阶段工程管理部门除了按程序组织各参建单位对工程实体质量进行检查验收，还应该重视检阅工程质量保证资料，以发现资料中反映的实体建筑质量的内在问题，为质量评定做好准备工作。在工程竣工验收前，建设单位应按照竣工验收程序督促承包方做好内部预检并组织监理、施工单位现场进行初验，对其中存在的质量问题要提出整改意见并限期解决，最终确保工程总体质量达到施工规范和验收标准，为工程顺利验收打下良好基础（图 7-2）。

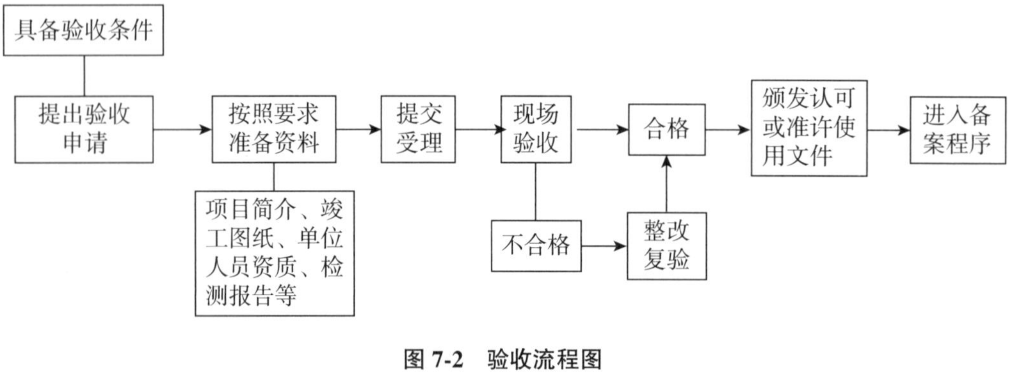

图 7-2 验收流程图

3．验收内容 项目施工完毕后，需要进行项目启用之前向当地主管部门申请的国家安全验收、防雷装置验收、节能验收、规划验收、环保验收、消防验收、人防验收、竣工验收8项验收工作。

（1）国家安全验收：该项验收由当地国家安全局组织。一般对建设项目的通信、监控、音响、报警、识别查验等弱电系统、办公自动化系统、信息网络系统或技术防范设备、设施等内容进行核查。

（2）防雷装置验收：该项验收由当地气象局组织，根据防雷建筑物类别，主要会对接地装置、引下线、均压环、浪涌保护器、接地电阻值等方面进行重点检测。在项目建设初期应将防雷装置设计资料报送气象局办理《防雷装置设计核准意见书》。该环节在设计、施工阶段容易被忽略。

（3）节能验收：该项验收由建设局组织，主要验收内容为墙体、幕墙、门窗、屋面、地面、采暖、通风与空调、空调与采暖系统的冷热源及管网、配电与照明、监测与监控等建筑节能工程。当建筑节能分项工程的工程量较大时，将分项工程划分为若干检验批进行验收。评审依据为建筑图纸节能设计专篇和施工图审查时的公共建筑节能设计审查备案登记表以及热工计算书等相关材料。

一般由当地建设部门组织相关专家召开评审会的形式进行验收，会前编制节能验收评审报告书，验收现场评审专家根据验收标准，结合评审报告书、现场实际情况进行评审。值得一提的是外墙保温和屋面保温施工属于隐蔽工程，一般要在保温材料施工阶段邀请建设局节能部门人员来现场检查材料类别和厚度等指标是否满足设计要求，并将材料合格证、检测报告和施工影像资料等一同放入节能验收评审报告书中。

（4）规划验收：该项验收由当地规划局组织。规划部门的验收重点主要是核对建设工程规划许可证、建筑专业报审图纸数据与竣工验收报告书上的现场测量指标是否一致。在规划验收现场察看前，建设单位一般先委托具有资质的勘测部门对建筑物位置、立面、层高、面积、使用功能等指标进行测量，并编制规划竣工测量报告书；该阶段同时可申请院区景观、绿化同步验收。

（5）环保验收：该项验收由当地环保局组织。环保验收前要委托有资质的第三方（需具有省级质量技术监督部门认定的计量认证证书）对建设项目现场指标进行验收监测并编制验收监测报告。

（6）消防验收：该项验收由当地消防部门组织，一般分为两个阶段：第一阶段为委托有资质的第三方对建筑消防自动设施进行的检测，第二阶段为当地消防部门专业人员现场验收。第一阶段验收主要从火灾自动报警系统、消防供水系统、消火栓、消防炮系统、自动喷水灭火系统、机械加压送风系统、机械排烟系统、火灾应急照明和疏散指示标志系统、消防应急广播系统、消防电话系统、防火分隔设施、漏电火灾报警系统等方面进行检测。第二阶段验收分为两方面，一方面是对消防产品的验收，主要是核对防火门、消防栓、水带、灭火器、应急灯等消防器材是否为消防备案产品；另一方面是检查现场疏散标志是否明确、疏散半径是否满足规范要求、各种管道井及开洞防火泥封堵是否密实、排烟口风力是否达到了设计要求、建筑物周围是否具有满足消防车通行和转弯的消防车道、建筑物周围是否具有消防登高扑救的场地等内容。

（7）人防验收：该项验收由当地人防质监站组织。验收内容主要核查人防工程是否按审查过的人防设计图纸施工、核查人防设备是否安装到位，验收流程基本同建设部门质监站验收类似。值得一提的是人防工程图纸设计、审图机构、监理公司等均需委托具有人防资质的单位。

(8) 竣工验收：竣工验收是全面考核建设工作，检查其是否符合设计要求和工程质量的重要环节，对促进建设项目及时投产、发挥投资效果、总结建设经验有重要作用。工程竣工验收须在建设单位已取得政府有关主管部门（或其委托机构）出具的工程施工质量、消防、规划、环保、城建等验收文件或准许使用文件后进行。

工程项目竣工验收合格后，才能进行工程项目的移交，其移交是指由工程项目管理部门组织验收合格的工程项目向资产管理部门和使用科室移交。移交工作应由主管院长主持，工程项目管理部门、财务部、资产管理部门共同参与，并在纪律检查委员会（纪委）监察室、设计单位的监督下进行。

（二）系统试运行

在建设项目竣工使用前要进行系统的试运行。对医院建筑而言，主要是查看满足医疗使用各项要求的水、电、设备等的运行情况。如给排水是否畅通，用电负荷能否满足医疗、教学、科研等需求，各项设备如电梯、空调、锅炉等运行是否正常等等。在建设项目系统试运行检查中，工程管理人员需依据工程的特点略有侧重地进行检查和调试工作，用以检验项目各项使用功能是否达到设计要求。特殊使用需求房间，如生化实验室，要注意检查给排水、通风工程运行和使用情况，检查其能否顺利地将各项化学废液和废气及时有效排出。

这些专业工程虽然在施工过程中都进行了及时的质量控制和检验，但是工程的整体使用效果却还没有通过系统试运行的方式来进行检验。例如生化实验室没有正式使用前，通风设备的安装是按设计和规范施工的，其使用效果符合设计要求，但试用后发现部分房间气体排放的效果不好，影响实验人员的正常使用。查找原因时发现设计中设备选用以及施工中通风管道安装不能满足实际排风需要，需要进一步加大排风量。而这些暴露出来的矛盾如果不经过系统试运行是不能充分反映的。所以，做好建设项目系统的试运行工作很有必要。

在进行建设项目试运行前，监理单位应负责组织施工单位的负责人和其他相关人员、设计人员、监理工程师、建设单位项目代表准备好相应的器材和资料，提前制定好系统运行的各项措施，尤其应制定详细的系统运行的方案和措施，保证系统试运行的质量和工作效率。在试运行工作中，医院工程管理部门和监理单位相关专业人员要到现场进行旁站检查和验收，做好运行情况记录，及时发现运行和调试中存在的问题，并根据问题的性质和产生的原因提出意见。施工单位根据检查意见进行再次调试直至系统运行良好。

六、项目管理评价与质保期

（一）项目质量控制效果评价

工程质量控制效果评价是指工程实体质量的符合性，即工程质量满足有关技术规范、质量评定标准的程度。其目的是对项目实施绩效进行客观的评价，总结项目管理的经验教训，改进管理方法，为后续工作水平提高提供依据。项目竣工后，针对施工质量控制的目标采取过程评价和使用效果评价相结合的办法进行工程质量控制效果的评价，通过评价来促进我们自身的工作质量，发现工作中的不足，进一步提高自身质量管理水平。一般主要从单位工程质量检验评定和使用效果评价两个方面进行质量控制效果评价。

1. 单位工程使用效果评价 单位工程使用效果评价就是对工程投入使用后质量的综合评价，其评价应该包括结构的可靠性，使用的适用性、耐久性以及建筑的美观性等方面。由于医院是诊疗、教学、科研的综合性场所，因此所有建设项目都需围绕这一使用需求进行总体规划，还要兼顾考虑环境适宜性、美观耐久的实用性原则等。建设项目需经过各使用部门的楼房外观、房间数量、面积要求，特殊用房的使用要求、实验设施设备的运转效果、水暖电通风的运行效果等多方面考核，使该项目完全满足使用要求。同时也可根据使用单位满意度来评价，若各方都反映良好，由此也可以判定该工程施工质量控制良好。

2. 单位工程检验评定 单位工程质量评定是从分部工程质量统计、工程质量保证资料的审核、观感质量评定 3 方面来综合评定的。因此我们要将这三方面工作作为单位工程检验评定的重点。首先，要判定单位工程质量就要对分部工程质量等级的资料进行统计汇总，只有分部工程质量等级达到了单位工程质量等级才能确定。其次，详细审阅单位工程质量保证资料，查看资料是否齐全、真实，对涉及建筑结构、建筑材料、设备性能、使用功能等方面的资料重点核查。最后，认真进行工程实体的观感质量检查。通过此项检查，我们可以对分部、分项工程进行宏观、全面的检查，我们既要检查分部、分项工程中质量评定内容是否与工程实体质量符合，又要检查分部、分项中不能做出检验评定的内容，从而对单位工程的外观和使用功能等总体质量做一个全面评价。

（二）质保期阶段质量控制

虽然工程项目通过了竣工验收阶段的各项检验，但由于某些项目质量问题的暴露存在着一定程度的滞后性，因此在投入使用一段时间后这些问题可能会逐步体现出来。此阶段工程管理部门需强化回访制度，做好回访记录，督促承包单位根据国家规定的质量保修期限对发现的质量问题及时进行质量保修；同时认真做好项目总结，为改进今后其他建设项目的质量积累宝贵经验。

在竣工使用前，工程保修阶段的质量控制是工程管理部门派专人负责督促承包单位提交完整的竣工资料，提供建筑及设备使用说明以及相关的注意和维修服务事项。基建部门也会同承包单位培训使用单位的管理和操作人员，尤其要对消防、通风、电梯、配电、供水等重要设备的操作进行培训和指导，减少因使用操作不当导致的质量问题。

首先，竣工并交付使用后，工程管理部门应该定期对已经完成的项目进行质量回访，及时发现问题并加以解决。质量回访过程中应派专人负责，会同施工单位维修负责人员共同进行。在冬雨季来临前应及时进行季节回访，了解雨季屋面、墙面的渗漏情况和冬季采暖系统或夏季制冷系统的运行情况，及时组织施工单位对发现的问题采取切实措施加以解决。其次，还应做好技术性回访工作。技术性回访的目的是了解和掌握完成项目中所使用的新技术、新工艺等出现的问题，同时对这些问题采取措施以及时解决。在解决问题的过程中，应当善于总结问题、积累经验，为改进今后项目质量管理工作创造条件。最后，要做好保修期满前的回访。这种回访一般在项目保修期满前进行。其目的是为了解保修期满前工程质量还存在哪些问题，并对发现的问题及时督促施工单位加以解决。

第三节　医院专项工程建设案例

一、医院装修改造项目

下面以北京大学第三医院生殖医学中心改造为例，介绍医院装修改造项目。

（一）项目背景

北京大学第三医院生殖医学中心日门诊量2000余人次，为简化初诊患者就医流程、缓解候诊空间不足、解决排队等候时间过长等问题，应科室需求与发展需要，北京大学第三医院决定将东升乡新技术产业楼一层原工商银行区域改造为生殖医学中心门诊。本项目使用面积约为540平方米，建筑面积约为720平方米。

（二）项目可行性研究及立项

东升乡新技术产业楼（原工商银行区域）毗邻北京大学第三医院生殖医学中心，根据前期和水、电、暖通、等各专业人员进行现场踏勘与前期调研，医院认为东升乡新技术产业楼符合改造为生殖医学中心门诊的条件，并初步确定进行装饰装修、电气、暖通以及消防4个方面的改造。

（三）项目设计

医院建设项目的设计是工程建设的重要环节，设计的水平直接影响了医护人员以及患者的安全以及使用感受，如果设计阶段不能充分和使用科室沟通以及对就医流程、工程现状未充分了解，就会造成投资增加、工期延误，除此之外也会对投入使用后的后期维护造成诸多不便。因此设计阶段一定要了解就医流程、明确使用功能、充分与使用科室进行沟通，进行有效的建设项目设计管理。

1. 方案设计阶段　在方案设计过程中，需要对使用功能进行反复研讨。本项目中工程管理人员将图纸和科室工作人员直接对接，并根据使用科室工作人员的使用习惯进行调研沟通、完善功能。工程管理人员从专业人员的角度与之沟通诊室、检查室的面积比例，空间布局的合理性，并对项目的整体装修风格进行确认；还要始终保证设计能够遵循国家法规政策以及相关医院建设的标准规范（图7-3、图7-4）。

2. 初步设计阶段　在初步设计阶段，需要对诊室、检查室以及预约收费处的房间内部布置进行细化，并进行水电空调系统选型。在初步设计结束后，需要使用科室和生殖医学中心装修改造项目组内的水、电、暖通、消防、信息等各专业人员对图纸进行审核，并提出修改意见，使得图纸能够既满足响应的医疗流程需求，也能够符合响应标准。

3. 施工图设计阶段　在施工图阶段，工程管理人员需要重点关注房间尺寸和设备选型是否匹配，后期运行成本，以及水、电点位等具体问题，并且需要审核图纸是否能够与施工技术条件要求和工期要求匹配。

（四）项目招标

设计概算采用公开议价形式。

施工概算采用院内比选形式。

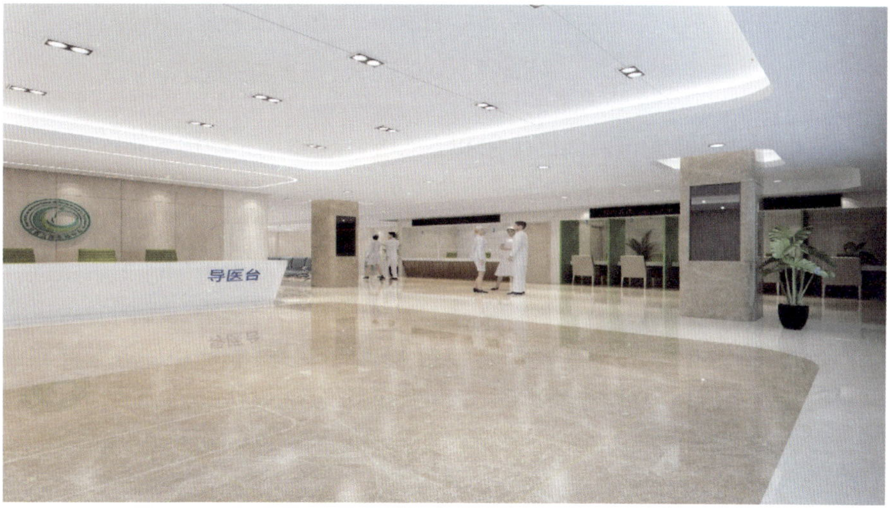

图 7-3　北京大学第三医院生殖中心一层门诊大厅效果图

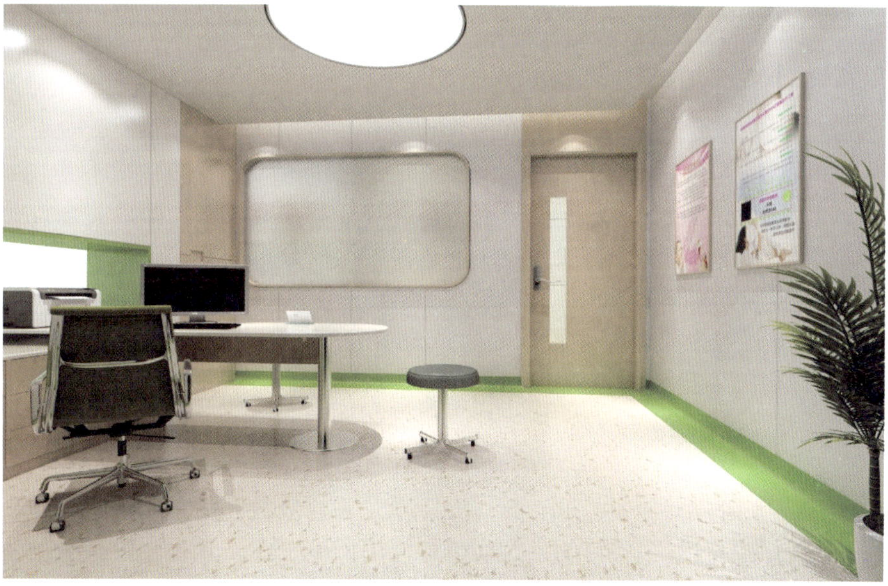

图 7-4　北京大学第三医院生殖中心一层门诊诊室效果图

（五）项目实施

在施工阶段，力求摆脱简单粗放的管理理念，在“以人为本”思想的指导下，开展本项目的改造施工工作。只有这样，才能够真正提高管理水平，减少工程施工对于医院运营的影响，保证患者、医护人员的权益。

1．施工组织　施工组织设计是指施工人员通过要与施工单元管理人员通过技术选取、方案编制等对施工活动的全过程进行科学管理。在医院施工改造项目动工的前期，针对工程特点、施工具体环境，合理编制施工组织设计，能够有效地降低施工队对患者、工作人员的影响。针对本项目，要合理安排现场施工资源，兼顾边营业边改造的特点。装修期间，采用围挡施工、材料进出以夜间为主、减少施工人员日间在诊区周围出现、噪声较大的工作严格按照工作人员和患者休息时间相应调整安排，使得医疗和施工部分相对独立，尽可能减少相互干扰。

在施工过程中，要及时预见未来的医疗治疗台位置，以便日后水电安排及综合布置等；要预见护士站的位置，以便安排网线的走向和方式等；还要预见病房走廊的患者扶手高度等。预见表面上看是“小事”，但如果处理不好，会严重影响日后的使用效果。

2．进度管理 在项目的施工过程中，应重视改造的进度控制，应该在项目开展的前期，与施工单位一共探讨研究，合理编制施工进度计划；并且针对关键的施工难点进行研讨，防止因工期延误造成的患者不能正常就医。本项目在土建施工过程中，要同时考虑装饰的整体设计，及早对门、窗、地面、电料等材料进行把关并询价。这既能很好地保证质量，又能节约大量时间。施工材料除一些常用的以外，还有如调光玻璃等特殊的施工辅材。为了能够按时完成施工任务，在工程前期，针对调光玻璃的调研、采购就已经开始，从而保证材料在安装时间节点前顺利进场。

3．质量管理 医院的建设工程随着患者的就医需求而不断增加，但工程质量并未得到重视，在工程的各阶段都有可能存在着不同程度的问题，导致工程的质量不符合验收标准，甚至会影响到医院的正常运作。因此对医院建设工程质量进行客观、科学、全面的监督、管理和控制十分重要。针对本项目，工程管理人员主要依据事前、事中、事后 3 个阶段的质量控制原理，根据不同环节的特点进行管理。

（1）在施工准备阶段，医院建设工程的管理者要对各项准备工作以及影响工程质量的几大因素（人、机、物、法、环）进行分析，还要结合项目所处地段的自然环境、医院的施工环境、投资环境等进行综合分析。不能只追求标准规范和功能要求，而是要查找项目的相关图纸和资料将设计尽可能完善。在项目开工前还要根据所分析的施工环境，制定质量管理保证措施，认真做好设计交底工作。

（2）在施工过程中，要对实际投入的生产要素和施工工艺进行控制。作为工程管理人员，要定期进行监督，定时巡视施工现场，及时发现安全隐患，并尽早排除。要盯紧每一道工序和每一次检测，包括材料复验、施工材料进场的检测、隐蔽工程验收等，并做好质量检查记录工作。

（3）在工程竣工阶段的质量控制，按照施工质量验收规范和各类质量验收标准对施工项目进行全面质量检验，对整个项目的各方面进行使用调试工作。验收合格后由监理方和施工方提供竣工文件资料，包括施工过程文件、材料的检验合格证、设备的技术文件等。要按照要求完成，整理移交至建设单位，还要提供资料的电子版本，并由建设单位组织各方完成城建档案的竣工验收备案及档案移交工作。

4．安全管理 “预防为主”是实现“安全第一”最重要的安全管理手段，采取正确的措施和方法进行安全控制，从而减少甚至消除隐患，尽量把事故消除在萌芽状态。施工过程中的安全管理，一是要防止人身伤亡事故，做到合理施工，不违章操作；二是要防止财产损失，重点是防止发生火灾，尤其电焊火灾。要想做到这两方面的安全，就必须加强施工的监管，使其遵章守纪。本项目在安全管理上，认真落到实处。在施工过程中，工程管理人员对周围环境进行了详细调研，如电气管道、电力设施、给排水设施、人流组织等，并与项目所在地的物业进行详细的沟通，做好停水、停电的紧急预案。除此之外，他们还与施工单位签订了《北京大学第三医院消防安全协议》，让施工人员规范填写北京大学第三医院施工安全备案表，并将施工人员的身份信息、特种作业操作证进行备案，将北京大学第三医院的施工安全管理制度落到实处。

5．项目竣工验收及试运行 本项目验收主要分为3个阶段：①分专业验收，项目组内各个专业负责人分别进行验收，并对竣工验收文件、隐蔽验收材料、进场材料等进行二次核实；②预验收阶段，除总务处内各专业人员到场外，保卫处、信息中心、使用科室等人员也需要到场，对项目质量、就医流程、安防、消防等根据相关规范标准进行验收；③消防、建委联合验收。本项目顺利通过消防验收，按时、按质完成了新诊区的改造工作。在新诊区，初诊患者可实现挂号、就诊、预约检查的全流程服务。同时，生殖医学中心全方位推广信息化服务，患者可以利用自助一体机完成办卡、充值、挂号预约、缴费等一系列便民项目（图7-5、图7-6）。一站式全流程服务在保证患者就医质量的同时，缩短了患者候诊就诊时间，改善了患者的就诊体验，得到了医患的一致好评。

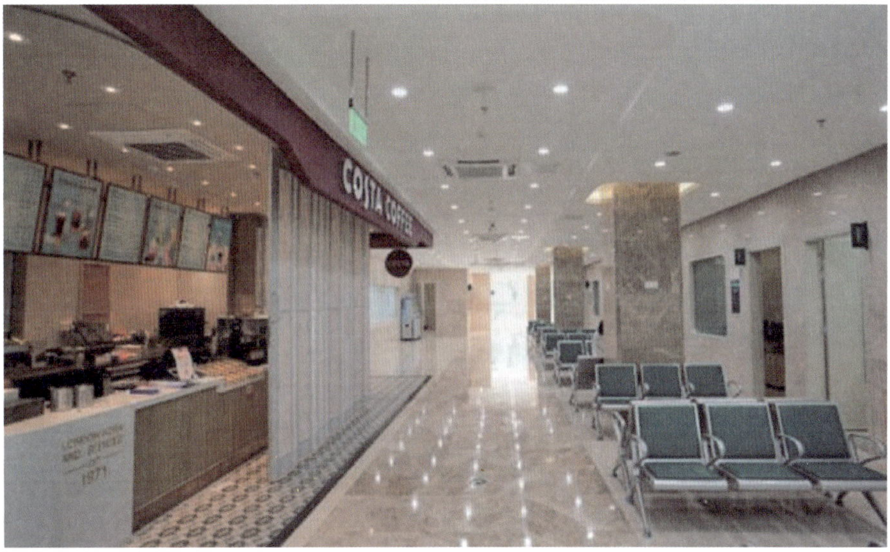

图7-5 北京大学第三医院生殖中心一层门诊公共区域实景图

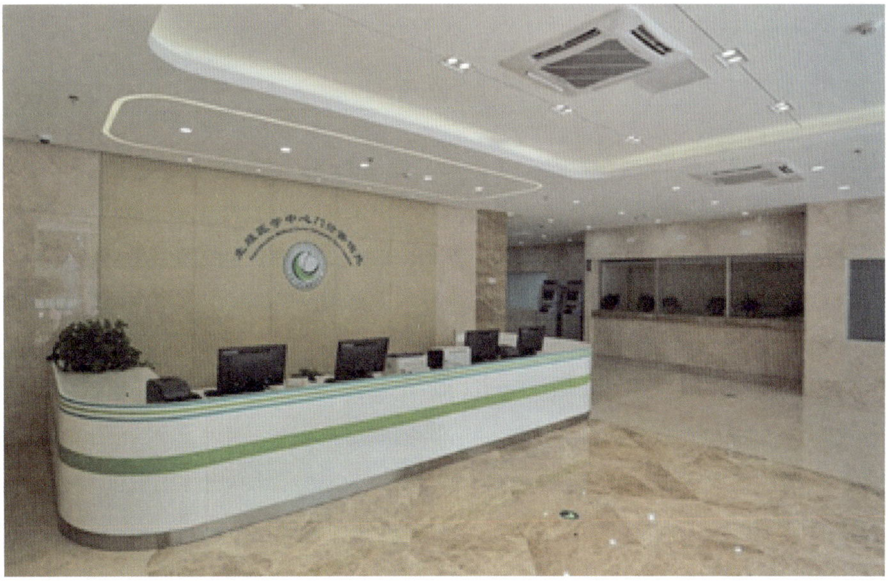

图7-6 北京大学第三医院生殖中心一层门诊护士站实景图

二、医院洁净用房建设项目

随着现代医学研究的不断深入，适合手术治疗的疾病谱不断扩大，高新技术在医疗设备领域的应用，使得众多新型医疗设备研发成功，为手术治疗提供了可靠的硬件支持。与此同时，高风险手术的开展对手术部的配套环境，如室内洁净度等方面，提出了更严格的要求。传统式手术部逐步被洁净手术部所取代，洁净手术部的新建或改建已成为我国各级医院建设的新热点。在北方院区手术室改造项目中，工程管理人员充分借鉴相关领域的先进设计理念和建造技术，系统梳理洁净手术部设计、施工和管理经验，为医院基础建设和管理人员提供参考意见。下面以北京大学第三医院北方院区病房医技综合楼三、四层手术室装修改造项目为例，介绍医院洁净用房建设项目。

（一）项目背景

工程名称：北京大学第三医院北方院区病房医技综合楼三、四层手术室装修改造项目。

随着医院集团化发展，原兵器工业北京北方医院也纳入了北京大学第三医院管辖。为满足医疗业务需求、保障患者手术安全，院领导统筹规划后决定按照医院使用需求对北方院区病房医技综合楼三层、四层进行装修改造。改造面积为 3 555 平方米，项目施工范围主要包括：将三层区域改造为 3 间手术室及供应室，四层区域改造为 7 间手术室。具体来说，三层、四层共新建手术室共 10 间，其中放射防护手术室 4 间，均为万级手术室。四层的 7 间手术室中，1 间为百级手术室，剩余 9 间为万级日间手术室；其中 4 间做屏蔽防护处理（因五层设备层空间限制，万级手术室净化机组为一拖三配置）。暖通工程包含手术室送风天花 3 套、空气净化机组 5 台、空调系统、冷热水供应系统等。电气改造包含各类灯具、专用配电箱、隔离变压器、控制柜、示教系统、不间断电源系统等。还需要配置手术室专用隔离变压器 3 台，给排水系统、医气系统各 1 套，吊塔、无影灯、麻醉柜、药品柜、器械柜各 3 套，保温柜、保冷柜各 2 台以及其他相关配套工程。

施工范围为施工图纸及工程量清单所示范围内的全部工程，包括建筑、暖通、消防、医气、给排水、电气等。

（二）项目可行性研究及立项

项目的管理人员既要懂技术又要重管理。在管理方面，首次采用集团化垂直 + 属地化的工程管理模式。由于手术室改造工程技术复杂、工期紧、质量要求高，且项目的施工场地地处北方院区内部，因此邀请北方院区工程管理人员和监理单位共同监督和指导，合理分工、科学组织，按照现代化的管理模式开展管理活动。在技术方面，抽调科室的水、暖、电、气、楼宇自控以及土建的专业人员进行多次踏勘，联合其他科室以及设计人员，依据现场的实际条件结合科室需求进行初步设计。从满足手术室改造的需求出发，对整个手术室改造涉及的土建、装饰、设备安装进行统一规划。工程项目建设全过程的建设管理通过项目部来实现，即北方院区三、四层手术室改造工程项目部，他们为项目的施工提供组织保障。北方院区和三院工程管理人员对施工环境进行管理，包括施工范围、施工节奏、施工噪声和空气污染等，要求工程项目建设必须服从他们的统一指挥，争创优质的施工环境。

（三）项目设计

1．项目管理方案 首先，手术室为多科室共同使用，需管理和协调的科室众多。总务处牵头组建了由医务处、总务处、护理部、供应室、麻醉科、医学工程处（医工处）、医院感染管理科、信息与大数据中心、保卫处组成的北方院区手术室项目组，确定了各部门负责人及联系人，明确责任与分工。如医务处与医院协调来确定手术室分配给哪些科室以及需要开展的手术术种、类型（日间手术室也需要明确术种），是否有面积、屏蔽防护等相关特殊要求，以便在设计比选文件中进行明确。这是编制设计比选文件的必要内容。同时，协调会中相关部门也会提出使用需求，这需要进一步深化设计方案。例如医工处认为手术室功能不确定，无法进行手术室医疗设备的规划，确定配备电量、屏蔽防护及承重需求；麻醉科认为手术术种不确定，无法进行麻醉医疗工艺的布局；护理部认为根据手术术种还要确认是否需要病理以及血库的功能。因此，需要工程管理部门的人员进一步协调设计方案与使用需求、可行性三者的平衡点。

2．洁净空调技术　医院空调的任务是维持室内所需要的温湿度，并除去空气中的尘埃、微生物、气味和有害气体。其中手术室空调的设计是最重要的，因为减少和避免通过空气途径的术后感染是保证手术成功、缩短患者恢复时间、降低医疗费用的关键所在。手术室空调的特点是服务面积小、风量大、能耗高、使用时间不确定，因此应在创造高洁净度室内气候的同时要特别注意空调系统的节能。

其基本原理是空气经过初效、中效、高效（亚高效），三级过滤后送入手术室。洁净空气在手术室内保持一定的风速和压力，使室内的尘埃粒子和生物粒子能够按气流组织的方向在扩散之前就排出室外。因此，大大减少了空气中的浮游菌落入伤口而造成的感染。与一般建筑物相比，手术部的空调系统更复杂、要求更高。此外，在净化空调的设计中，虽然主导的专业是采暖通风，但空调机组的位置空间要求以及管线组织等问题对手术部的总体方案设计影响甚大，故仍需要在空调方案的选择上给予与相应的考虑与配合。

在设计施工中，充分考虑手术部空气调节的要求和特点、净化空调系统型式、气流组织方式、风量与风压以及空气调节方法与建筑设计。以现场条件，无法实现10间手术室全部配置为一拖一式空调，目前仅部分手术室可实现配置一拖一式空调。故将原有方案变更为万级手术室净化机组为一拖三式空调配置，即本项目中四层手术室设计为1台一拖一式、1台一拖三式和3台一拖二式空调，其余万级手术室净化机组为一拖三式空调配置。手术室外的五层设备层作为净化机组机房，放置空调机组。缩短管线长度可减少沿程热损失，还为水，电，暖通专业综合布线带来极大的便利。将原有的三层手术室全部挪移至四层，同时，将辅助用房调整到三层。

3．平面布局　平面布局要求区域划分合理、使用功能齐备、洁污路线明确，即要求从平面设计阶段就进行污染控制，以便使其满足现代医院洁净度的要求。合理的建筑布局能保证手术室功能、发挥其作用，合理安排人流和物流、使流线短捷、洁污流线分开。但建筑设计也要重视医护人员走动路线和习惯，方便医护人员的活动，这样才能提高效率，有效防止交叉感染。人流和物流不能搞得过于繁琐、复杂，否则医护人员会弃之不用。如果医护人员自由走动，则更易造成污染。

首先，需要清晰的人流、物流路线及其洁净度。在医院手术部中人和物有频繁的活动、流线复杂，必须分清清洁和污染情况，防止在人的操作和物的传递中产生交叉感染手术部内人流。物流主要包括6种路线，其洁净程度是不同的。其次，需要功能分区与洁污分区。手术部平面设计中要解决的核心问题是围绕6条流线配置各个不同使用性质的房间。进行合理的分区布局分区的依据有两种，即功能分区和洁污分区。功能分区是按照医护人员工作流程的安排，将各个房间按三大区域——办公准备区、手术区、消毒供应区进行组合，相应集中。目的是保证医疗功能合理，使操作路线短、减少返程，提高工作效率、减轻劳动强度。而洁污分区是指根据每个房间使用时的洁污情况将手术部分为洁净区、准洁净区、非洁净区 3 部分。

在项目实施过程中，这两种分区对手术部平面组合提出的要求常常发生矛盾，对此应当统筹兼顾、妥善解决。此项目方案参考采用将走道末段封闭的方法，形成一个类似于前室的缓冲过渡空间，充分地体现了“三区二通道＋区域前室”模式的特点：低洁净度手术室组仍然沿洁净走廊布置，直接开门通向洁净走廊；高洁净度手术室组则利用区域前室与洁净走廊联系，医护人员要通过前室才能进入该手术室。这种设计手法令高洁净度手术室组隔离性好、干扰少，限制人流物流的相互干扰和影响，避免交叉感染，日常管理也较为便利。

（四）项目招标

设计概算采用公开议价形式。

施工概算采用院内比选形式。

（五）项目实施

1．施工管理 该项目建设周期长，施工期间适逢新中国建国六十周年庆典，要克服物流不畅、施工时段减少的问题。由于前期合理安排施工顺序和流水方向，最终实现了整个工程的改造在合同规定的期限内圆满交付。纵观整个工程的施工总体部署，该工程为实现科学设计、专业施工，将各专业工种形成一条单线式流水施工线。本着先深后浅的原则，形成一个流水线，先机电后装修；自上而下采用立体交叉流水施工方法。

2．洁净装修及构造 手术室特别是高级别的洁净手术室对于室内装饰有特殊的要求，使其在满足功能要求的前提下，减少因材料和构造而产生或积聚的尘粒和细菌，这对预防污染、降低术后感染率是至关重要的。

对于地面装修来说，大量尘粒由于医护人员在地板上的走动和各种设备的移动而产生，地面的污染度比墙和吊顶要高得多，故地面装修应引起重视。地面装修应做到平整、光滑、耐磨、耐侵蚀（酸、碱、药）、易清洁。本项目经过反复调研同类型医院、走访材料厂家等，选用 PVC 塑胶作为地面材料。PVC 塑胶地坪是是以聚氯乙烯为主要原料，加入增塑剂、催化剂、润滑剂、热稳定剂、填充物和色料等辅料，在片状连续基材上，通过涂覆工艺，经压延、基础或挤压工艺生产而成。它具备良好的防滑性、高耐污性、经久耐用、易于清洁的特性，是洁净房间理想的地面材料，综合效果好。要注意踢脚及吊顶的圆弧的处理以达到无死角的洁净要求。现在洁净手术室墙体采用轻钢龙骨隔墙构造，方便手术室所用的各种管线及墙上固定设备。暗装面层装修则要求采用硬度较大、整体性好、拼缝少、缝隙严密的材料。常用的有不锈钢板、铝合金平板，均应做成亚光面或其他复合型板材，背面可根据需要加贴提高抗撞击性及保温隔热性能的背板。面板拼缝处采用密封胶或专用填料填充，并要配置送回风口及观察窗、墙上固定式器械柜、药品柜等。应将墙面组合成整体，尽量减少凹凸面和缝隙（图 7-7）。

（六）竣工验收阶段

对于室内装饰装修项目，一般进行消防及质量安全的联合验收，其中消防验收是所有单项验收中最值得关注的一项验收。一方面是因为国家重视程度增加；另一方面，消防验收申

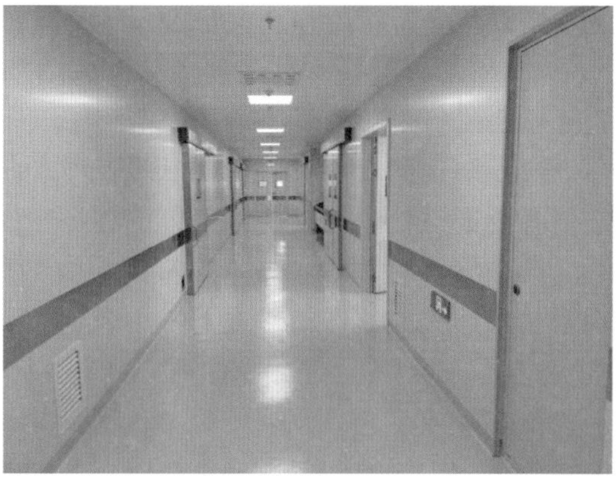

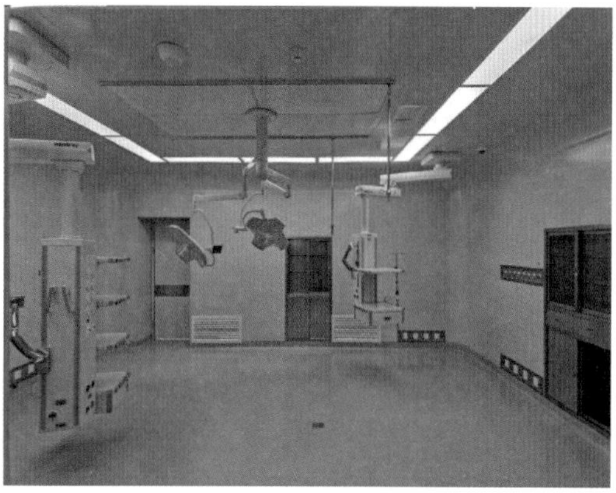

图 7-7 北京大学第三医院北方院区三四层手术室实景图

请前期准备资料多（主要包括各施工单位资质证书、相关人员身份证明、施工合同、竣工图纸、消防产品型式报告、建筑材料合格证、消防电气检测合格书等相关材料）、涉及单位较多，准备齐全需要较长时间。现场验收过程中，以下两方面应给予关注：

1．建筑平面与消防规范是否有出入 设计图纸在消防审核中未发现问题，但建筑工程消防设计中可能未考虑建筑工程规范的客观情况，导致在实际施工中由于客观原因无法达到设计方案，在消防方面形成缺陷而无法通过消防验收。例如建筑物的防火分区、防烟分区的划分，防火等级、防火间距的确定，不能仅以建设方对建筑物的功能要求为依据擅自确定（这样有可能造成防火等级不够或防火间距不足），而必须严格遵守相关的消防规范。发现问题需要在施工过程中及时提出，并与建筑专业及使用部门商讨出有效的解决方案。

2．消防报警系统电源使用不当 报警控制主机电源若不是消防电源，一旦停电，自动报警系统的联动系统将无法运作，还可能将备用电源消耗完，致使无法报警和灭火。这种现象较多出现在改造项目中，是因为在设计阶段对现有情况摸排不够深入，造成改造时漏项。这种情况也需要在施工过程中及时发现并整改。

手术室装修改造项目竣工以来，所有检测均符合标准。科室在使用过程中均感到满意，该项目的顺利完成为医院优质的诊疗环境提供了有力的支持。

三、医院屏蔽防护机房建设项目

（一）项目背景

医院屏蔽防护机房的作用分为电离辐射防护和电磁屏蔽两大类，为医学诊断、治疗和健康检查提供环境保障。

医用电离辐射可分为 X 射线诊断医用电离辐射、临床核医学医用电离辐射、放射治疗医用电离辐射和介入放射学医学电离辐射 4 种，不同的设备会产生不同种类的电离辐射：X 射线诊断医用电离辐射的产生途径包括普通 X 射线影像诊断、乳腺 X 射线影像诊断、牙科 X 射线影像诊断、直接数字 X 射线摄影（DR）影像诊断、CT 影像诊断和其他 X 射线影像诊断，临床核医学医用电离辐射的产生途径包括正电子发射断层成像 -CT（PET-CT）影像诊断、单光子发射计算机体层摄影（SPECT）影像诊断、骨密度测量以及其他核医学诊疗，放射治疗电离辐射的产生途径包括医用直线加速器治疗、后装治疗、质子治疗等，介入放射学医用电离辐射的产生途径包括数字减影血管造影（DSA）、介入放射诊疗和其他影像设备介入放射诊疗。

我国现行的辐射防护标准是2003年4月1日开始执行的中华人民共和国国家标准GB 18871—2002《电离辐射防护与辐射源安全基本标准》。辐射防护的标准包括基本标准和次级标准。基本标准阐述辐射防护的基本原则并规定出各类人员接受天然辐射以外的各类照射的基本限值，次级标准则依据基本标准做了应用性规定。

辐射防护中使用的辐射量较多，其中器官剂量是描述人体特定组织或器官中受到的平均物理剂量。对人体特定组织或器官造成的生物学危害不仅取决于其受到的平均物理学剂量，也取决于辐射类型、能量导致的剂量分布方式。为描述人体受电离辐射的危害程度，并反映出不同辐射类型、不同射线强度及不同照射条件下产生的生物效应的差异，将器官剂量乘以辐射权重因子，得到的量为某种辐射类型的当量剂量。

器官剂量是判断整个器官平均单位质量的能量吸收度，当量剂量是判断器官或组织生物学损害的程度。对不同器官或组织进行同样当量剂量的照射，引起的危害是不同的。考虑到这种差异，采用组织权重因子进行修正。组织权重因子就是描述器官或组织对全身均匀受照效应总危害的相对贡献。对全身的总危害是对每个器官或组织的危害进行求和。因此，有效剂量就是每个组织的当量剂量与相应的组织权重因子的乘积之和，表示几种不同组织受到不同辐射剂量的综合结果。有效剂量的单位是“焦耳/千克（J/kg）”，专用单位是“西伏（Sv）”。

对于医疗照射，必须进行正当性判断和防护的最优化设计，必须遵从放射诊疗和核医学诊断的医疗照射指导水平。对于职业照射和公众照射，辐射剂量必须低于《电离辐射防护与辐射源安全基本标准》中附录B中的剂量限值和表面污染控制水平部分规定的剂量限值。

医院建设项目职业病危害分类管理、辐射防护监督包括辐射防护预评价报告的卫生审核、辐射防护设施设计的卫生审查和辐射防护专项竣工验收。在项目前期要求建设单位委托具备评价资质的职业卫生技术服务机构编制《建设项目职业病危害预评价报告》。根据规模类型不同，报告分别为预评价报告书或预评价报告表，组织专家对其进行卫生审核评价或采取备案管理。在医疗设备安装调试完成后、投入使用前，要求建设单位委托具备评价资质的职业卫生技术服务机构编制《建设项目职业病危害控制效果评价报告》。报告分别为控制效果评价报告书或控制效果评价报告表，当地卫生行政部门可以指定机构或组织、专家对项目进行防护控制效果的专家审查。

医院电磁屏蔽是为了避免医院大量的电气、电子和设备产生的电磁互相干扰的方法。用于影像诊断和治疗等的大型医疗设备功能集中化、智能化，对抗电磁干扰提出了更高的要求。所谓屏蔽就是用良导体将干扰源或敏感设备包围起来，以达到被包围部分与外界的电、磁或电磁的相互干扰。屏蔽体是用以阻止或减小电磁能传输而对装置进行封闭或遮拦的阻挡层，可以导电、导磁，也可以是介质，或带有非金属吸收材料的。

屏蔽从使用功能角度可分为电屏蔽、磁屏蔽、电磁屏蔽。根据不同的防护功能要求采用不同的屏蔽措施。电屏蔽是采用高电导率材料将敏感设备包裹起来并接地，将外电场隔离在屏蔽体外，屏蔽体为等势体，屏蔽体内没有电荷积累，屏蔽体外电荷通过接地释放到大地上。磁屏蔽是采用高磁导率材料将敏感设备进行包裹或局部遮挡，对外界干扰磁场或内部工作磁场进行分流压缩，改变磁场的分布，从而保护敏感设备。电磁屏蔽是采用高电导率材料组成屏蔽体阻止高频电磁场在空间传播的措施。电磁波在通过金属层时由于涡流作用和反射吸收作用将电磁波反射回空间或吸收部分能量。

下面以北京大学第三医院对“射波刀”进行屏蔽防护机房建设的项目为例，介绍项目的设计、实施及验收过程。

北京大学第三医院于2016年引进一台全身立体定位放射外科治疗设备（CyberKnife）——“射波刀”，这是北京市范围内公立医院中的首台。

项目机房位于门诊楼地下二层，原为伽马刀机房预留，建筑面积仅80平方米，为了满足防护要求，同时尽量保证检查空间，采取了铅砖＋硫酸钡混凝土的屏蔽材料。屏蔽材料总重近千吨，屏蔽层最厚处达到41 cm。

（二）项目设计

项目设计过程中需考虑以下设计参数：每日照射50野，每野照射剂量为4 Gy，每日工作负荷为200 Gy。治疗过程中由于射波刀360°无死角，取主射线5个方向，因此各方向辐射利用因子取0.2，主射束朝上照射方式具有一定的保险系数。居留因子保守考虑取为1。屏蔽体后的导出辐射剂量管理目标值为0.1 mSv/w，即2.5 μSv/h。计算中取1.0～2.0为保险系数。对于迷路墙侧，按主射束照射迷路墙方式估算；防护主墙由复合屏蔽材料组成，以线性叠加处理。

防护材料保守考虑取重晶石墙密度2 g/cm³、混凝土2.2 g/cm³、铅板厚度11.3 g/cm³。

$$h_1 = h_2 \times (\rho_1/\rho_2) \qquad \text{公式 7-1}$$

公式7-1中 h_1 为铅板转换为混凝土后的厚度，ρ_1 为铅板密度，h_2 为铅板厚度，ρ_1 为混凝土密度。

$$h_3 = h_4 \times (\rho_3/\rho_4) \qquad \text{公式 7-2}$$

公式7-2中 h_3 为重晶石转换为混凝土后的厚度，ρ_4 为混凝土密度，h_4 为重晶石厚度，ρ_3 为混凝土密度。

$$h_{总} = h_1 + h_5 + h_3 \qquad \text{公式 7-3}$$

公式7-3中 $h_{总}$ 为转换为混凝土的总屏蔽墙厚度，h_1 为铅板转换为混凝土后的厚度，h_5 为混凝土墙厚度，h_3 为重晶石转换为混凝土后的厚度。辐射源到人体表面的距离按1 m计算，即SSD＝1 m。

1．屏蔽防护设计的分析 根据射波刀治疗机头可以360°旋转的特性，各方向屏蔽墙均有一定概率处于主射束照射范围内。因此，按照主射束照射设计的屏蔽体，可满足对漏射线与散射线的防护要求，估算中可忽略其影响。

天空反散射是指贯穿出房间顶部的射线，与空气发生相互作用，并散射至地面，而产生的附加剂量贡献。依据本工程的设计，射波刀机房处于地下二层，顶部外为医院天井；并考虑其主射束照射顶部时，辐射利用因子低于设计值0.2；且治疗机头在−180°，向正上方照射的可能性为相当低，则可以忽略天空反散射引起的剂量贡献。

2．屏蔽体厚度计算

（1）屏蔽墙体厚度：由设备实际情况考虑，取治疗头外SSD＝1 m处（等中心位置）为辐射输出剂量的参考原点，则其距北面考察点3.4 m（考虑墙后30 cm为人员可达位置），距西面考察点4.3 m，距东面考察点4.3 m，距迷路墙外考察点6.1 m，距房顶考察点4.6 m。

$$Ku = \frac{uwJf}{pr^2} \qquad \text{公式 7-4}$$

式中 u 为辐射利用因子，w 为周工作负荷，J 为居留因子，f 为安全系数，p 为周辐射量限值，r 为考察点到辐射源的距离。

$$\Delta = 40.6\left(\frac{E_e}{10}\right)0.34\lg K\ (4 \leqslant E_e \leqslant 10)$$ 公式 7-5

公式 7-5 中 E_e 为 X 射线动能，K 为公式 7-4 中的有用束剂量衰减倍数。

由公式 7-4 和 7-5 可以得出北侧需要混凝土屏蔽墙厚度 195 cm，东侧需要混凝土屏蔽墙厚度 188 cm，西侧需要混凝土屏蔽墙厚度 188 cm，房间顶面需要混凝土屏蔽墙厚度 186 cm，迷路墙外侧需要混凝土墙总厚度 367 cm（南屏蔽墙与迷路屏蔽墙叠加）。

以上为理论计算值，根据设计图纸得知以下设计值（表 7-1）。

表7-1　设计值参考表

方位	重晶石厚度（cm）	铅板厚度（cm）	混凝土厚度（cm）	转换为混凝土的厚度（cm）
西侧屏蔽体	10	30	60	228.6
东侧屏蔽体	10	30	70	238.6
北侧屏蔽体	10	30	70	238.6
房间顶部	0	28	100	243.8
南侧屏蔽体	70	15	0	178.8
迷路屏蔽体	10	30	60	228.6

综上所述，转换为混凝土的总厚度分别为：西侧屏蔽体转换为混凝土总屏蔽墙厚度为 228.6 cm，东侧屏蔽体为 238.6 cm，北侧屏蔽体为 238.6 cm，房间顶面屏蔽体为 243.6 cm，迷路墙外侧总屏蔽体为 407.4 cm（屏蔽体转换为混凝土总屏蔽墙厚度为 178.8 cm，迷路外侧屏蔽体转换为混凝土总屏蔽墙厚度为 228.6 cm）。

（2）屏蔽门厚度：考虑有迷路的存在，因此应根据迷路的几何系数推算。

几何系数依据公式 7-6 推算：

$$\beta_v = \left(\frac{L_1}{A_1}\right)^{\frac{1}{2}} + 0.735 \times \left(\frac{L_2}{A_2^{\frac{1}{2}}}\right)^{\frac{1}{2}}$$ 公式 7-6

式中 β_v 为迷路的几何系数，L_1 为迷路直角转折长，A_1 为迷路内入口横截面积，L_2 为迷路巷道长，A_2 为迷路巷道横截面积。

由已经得出的几何系数可以推算出迷路内入口中心点剂量：

$$\mathrm{Dm} = \frac{\eta_L \times A_1}{r^2 \times d^2} + \frac{\eta_S \times w \times f}{d^2 + z^2}$$ 公式 7-7

公式 7-7 中 Dm 为迷路内入口中心点剂量，η_L 为机头漏射线率，A_1 为迷路内入口横截面积，d 为辐射源到皮肤表面的距离，r 为迷路内入口到辐射源的距离，η_S 为 X 射线散射率，w 为周工作剂量，f 为照射野，z 为迷路内入口中心到等中心距离。

根据迷路内入口中心点剂量可以进一步计算出治疗室出入口剂量：

$$D_\beta = \mathrm{Dm} \times e^{(-3.16 \times \beta_V)}$$ 公式 7-8

根据以上所得出的治疗室出入口剂量，单位为周剂量，所以根据每周工作 5 天、每天工作 8 个小时，可以推算出每个小时的周围剂量 D_s：

$$D_s = \frac{D_\beta}{5 \times 8} \qquad \text{公式 7-9}$$

保守考虑周围剂量限值控制在 1 μSv/h，那么由公式 7-10 可计算出减弱倍数：

$$M = \frac{D_s}{1} \qquad \text{公式 7-10}$$

计算出减弱倍数后，考虑到 X 射线散射率＜ 0.05%，那么由已知的射波刀能量可以查出半值层厚度，保守考虑减弱倍数取值为大于此值的整数。

结合本工程设计图纸可以考虑两点：①正常工作条件下，迷路内入口到辐射源的距离取 3.4，此时减弱倍数取 12，那么保守考虑取 4 个半值层。再查表得出在相同能量下半值层厚度为 3.1 mm，因此铅板厚度为 12.4 mm。②极限工作条件下，迷路内入口到辐射源最小距离取 1.4，此时减弱倍数取 29.1，那么保守考虑取得 5 个半值层。再查表格得出在相同能量下半值层厚度为 3.1 mm，因此铅板厚度为 15.5 mm。因此得出射线屏蔽门铅板厚度需要达到 12.4 ～ 15.5 mm。根据计算结果，结合建筑结构发现，应在房间内部架设钢柱及钢梁，保证顶部铅砖的顺利安装，同时对整体楼宇的基础也进行验算确保其稳定性。

（三）项目实施及验收

项目实施过程中，从进度、质量、安全、造价 4 个方面综合管控。现场将施工区域进行全封闭围挡，保证对正常医疗秩序的影响降到最低，在正常每日现场巡检的情况下增加实时监控摄像头，使得管理人员可以在移动端随时查看现场情况。如果出现操作不当，也可以调取记录，直观查看问题原因。由于铅板密度高、单位体积内重量大，对内部支撑的钢结构牢固性提出了很高要求，在前期反复论证的情况下，材质质量、施工质量也需要得到保证。因此需要对进场材料进行复测，同时对焊缝等结构施工内容进行二次检测，这些也作为隐蔽工程验收的内容之一。

第八章　医院餐饮管理

第一节　医院餐饮管理概述

“民以食为天”，“吃”历来被视作持家治国的根本所在。医院食堂如何在有限空间内，有效利用资源，提高工作效率，满足医院职工和医院患者饮食卫生安全，保障医院职工休息时就餐、饮食方便、营养搭配合理，是非常重要的。医院餐饮管理的任务就是为医院职工和患者提供合理、安全的营养膳食条件，要始终以患者及职工需求为导向，以“健康餐饮、文化餐饮、多元化餐饮”为指导思想，保障医务人员能够全身心投入医疗救治工作、辅助患者恢复身体健康。

一、医院集团化发展餐饮管理

随着医改深入进行，为了合理调整公立医院布局、优化医疗资源配置，公立医院出现了“一院多区”集团化发展的趋势。相较于“单院区”餐饮管理，“一院多区”餐饮管理面临更多问题和挑战，如管理难度增大、同质化服务难保障、运营成本增加、人力资源紧张、文化冲突等。医院餐饮管理实行总院区垂直化管理，平移本部餐饮管理模式，加强院区同质化管理，可能会取得较好效果。

二、医院餐饮经营模式

（一）自主经营

医院治疗膳食是临床营养治疗工作中的一种重要手段，为患者调配符合治疗要求的膳食，如同医生根据病情所开具的药物一样具有治疗疾病的作用，所以医院营养食堂多数以自主经营为主。患者餐饮服务工作主要为住院患者及其陪护家属提供饮食服务，对患者来说，安全的药膳饮食、合理的营养是其身心恢复健康的基础条件之一。营养厨房就像药房，按照治疗要求配膳相当于照方抓药。

（二）委托经营

职工餐饮服务工作是体现一家医院福利的重要方面，也是提升职工幸福指数的关键因素之一。随着医院后勤社会化进程不断深入，医院职工餐饮服务社会化比例越来越高，向社会餐饮企业托管职工餐饮服务能够解决自办医院职工餐饮服务人员成本高、专业性不强、服务能力弱等弊端。同时职工也非常渴望享受到国际、国内知名品牌的多元化餐饮服务，在门诊、病房等区域引入咖啡、水果鲜榨、便利店等高品质的多元化餐饮，提高职工对医院的归属感。

第二节　医院餐饮自管业务管理

医院餐饮管理不同于餐饮个体经营管理，医院膳食种类繁多，工作环境管理要求严苛，在营养膳食、监管模式、规章制度、合同管理等方面都具有独特性，如设立医院营养配膳员和医院营养烹调师岗位、患者的不同营养膳食需求、结合感染管理的食品安全生产工作等等。医院餐饮管理自始至终要以服务职工和患者为目标，以保障医院餐饮环境安全、职工和患者满意为最终目的，构建完善的医院餐饮自管机制。

一、自管业务组织框架

医院餐饮管理部门应根据自身业务范畴，搭建多组别、多职能的组织架构。自管业务应设餐饮管理负责人，全面管理自管餐饮业务，主抓人力资源建设、运营管理、成本管理、安全管理；设立厨师组，负责患者治疗饮食、普通饮食加工工作；设立配餐组，负责日常患者餐饮订餐配送服务；设立采购库管，负责日常食材采购和出入库管理；设立综合管理组，负责日常系统维护、招标合同管理、数据统计、财务管理、资产管理、食品安全监管等综合管理工作。每组需根据人员数量和工作类别，分别设立至少一名班组长，负责管理日常组内工作。

二、自管业务规章制度

医院餐饮管理部门作为医院餐饮服务的提供者，应具备完善且严格的证照管理制度。餐饮服务生产经营活动的前提是已依法取得食品经营许可证。食品经营许可实行一地一证原则，即医院内一个餐饮经营单位所从事食品经营活动，应当取得一个食品经营许可证。相关的规章制度制定应参考《食品经营许可管理办法》《食品经营许可审查通则》等，根据所在地区不同亦可参考地方性法律法规，如《北京市食品经营许可管理办法》《北京市食品经营许可审查通则》。

医院餐饮服务管理制度的制定应以《中华人民共和国食品安全法》和《餐饮服务食品安全操作规范》为依据，结合医院餐饮工作环境，制定切实可行的规章制度。制度应全面涵盖从业人员健康管理、加工经营场所及设备设施清洁消毒和维护保养、食品及相关产品采购索证索票、进货查验和台账记录、关键环节操作规程、餐厨废弃物处置管理、食品安全突发事件应急处置方案、投诉受理等。针对食品加工环节应详细制定包含食品生产和加工、食品销售和餐饮服务，用于食品的包装材料、容器、洗涤剂和用于食品生产经营的工具、设备，食品生产经营使用食品添加剂、食品相关产品，食品的贮存与运输，对食品、食品添加剂、食品相关产品的安全管理等方面的规章制度。同时应细化制度中的食品安全标准，例如对于食品添加剂的品种、适用范围、用量，专供婴幼儿和其他特定人群的主辅食品的营养成分要求，食品生产经营过程的卫生要求，与食品安全有关的质量要求，与食品安全有关的食品检验方法与规程等均要有明确规定。

医院餐饮管理部门应创建完善的餐饮服务制度体系，制度体系应符合国家或地方对餐饮服务单位的要求，原则上应包含《食品安全管理组织机构和职责制度》《食品安全事故应急预案》《食品安全自查和检查制度》《食品采购索证验收管理制度》《食品库房管理制度》《食品添加剂进货查验使用管理制度》《粗加工管理制度》《烹调加工管理制度》《面食糕点制作管理制度》《专间食品安全管理制度》《从业人员健康管理制度》《从业人员食品安全知识培训制度》《餐饮具清洗消毒保洁管理制度》《餐厅卫生管理制度》《食品管理留样制度》、《食品用设备设施管理制度》《餐厨废弃物和废弃油脂处置管理制度》《餐饮单位不合格食品处置制度》《环境卫生制度》《餐厅投诉管理制度》《设施设备的清洁消毒频次要求》《主要食材供货商及食品添加剂使用公示》等，或与之内容相关的规章制度。

对于提供患者餐饮订餐和配送服务的医院餐饮管理部门，还应制定涵盖病房订餐服务标准、配送人员管理、订餐与配送设备设施管理、菜品贮存与运输、用于食品的包装、容器的管理与消毒、环境卫生等规章制度。

三、自管业务标准化流程

为完善医院餐饮管理部门管理制度，加强对各工作环节管理，建议其制定一套符合自身生产经营状况的标准化流程。一般为餐饮加工操作标准化流程，涉及患者订餐服务的医院也可制定病房订餐、送餐标准化流程。

餐饮加工操作标准化流程的制定应涵盖原料采购标准化、菜品制作标准化和人员管理标准化。

1．原料采购标准化指医院餐饮管理部门根据日常加工实际情况，合理合法采购食品原料而遵循的工作标准。首先，医院餐饮管理部门应设立专职采购和库管人员，负责日常采购和出入库管理工作。餐饮原料采购应有一定的标准，如原料的选择标准应符合相关法律法规，所有原料的采购需索证索票；原料采购数量标准应考虑营业额，因为营业额的高低直接影响物品的使用量；应考虑物品储存的有效期、季节变化和原材料使用状况；应考虑食品的包装数量和规格等。

2．菜品制作标准化指食品原料从进入食品加工场所起到制作成菜品的过程在加工、配菜、烹饪环节所遵循的工作标准。涉及患者餐饮服务管理的医院更应考虑营养师参与食材从加工、配菜、烹调到菜品配送全流程的细节把控。每个流程的操作者，都应对前一流程的菜品质量进行严格检查，形成统一的检查标准。管理者应检查每道工序的质量，将菜品口味和食品卫生状况的评价标准形成统一标准以保证菜品的质量。面向患者的餐饮服务要考虑严格把控出餐时间，细化每一加工制作环节的时间控制，确保日常生产加工工作可在规定时间内完成。

3．人员管理标准化指餐饮服务人员在考勤、着装、健康证件和健康状况、区域化职责方面形成的评价标准。医院餐饮管理部门需对餐饮服务人员实行考勤制度，每月统计人员考勤状况并建议实施奖惩制度。奖惩制度形成统一标准，不因身份、时间和地点等因素而改变。人员着装可考虑制作标准着装图片公示，区分岗位和性别，以着装是否齐全和洁净作为评价标准，以保证医院餐饮工作人员的工作形象。餐饮工作人员的健康状况是保证食品卫生安全的基础，医院餐饮管理部门应严格把控餐饮工作人员的聘用，保证所有上岗人员均持有人员健康证明，同时应制定严格的岗前检查制度，以人员有无手外伤、身体状态和有无传染病等方面作为评判是否满足上岗的标准，应由专人负责检查和记录。日常手卫生检查也是人员管理标准化重点之一，七步洗手法作为医院餐饮工作者必会技能，应制定严格的考核标准。人员管理标准应不因人员身份、时间和地点等因素而改变。医院餐饮管理部门可根据实际工作环境，以班组或区域划分落实人员岗位职责。区域内操作者应负责对应区域的人员管理、设备管理和环境管理，各区域间应形成统一的管理标准，责任落实到个人。

涉及患者餐饮服务的医院餐饮管理部门可制定订餐、送餐标准化流程，内容应涵盖订餐、取餐、送餐、发餐、餐具消毒和环境卫生的全流程管理标准。明确规定各个环节的工作时间、工作内容、礼貌用语及注意事项，并有专人负责检查工作标准执行情况。

四、自管业务采购管理

在医院餐饮管理的自管业务中，采购业务是一项相对复杂的业务活动。它一般要涵盖食品原材料、餐厨设备、维保服务采购等多个方面内容，所涉及的相关业务知识也相对广泛。采购工作的好坏，直接影响和决定医院餐饮管理部门菜品生产的质量及餐饮成本的控制。因此，医院餐饮的采购管理工作绝不能简单地按照“便宜无好货，好货不便宜”之类的俗套思维进行，必须按照国家及地方采购相关法律法规严格履行采购流程，并做好采购合同管理工作。

（一）招标管理

按照《中华人民共和国招标投标法》《中华人民共和国政府采购法》及《中华人民共和国政府采购法实施条例》等相关法律规定，医院餐饮采购行为应纳入招投标管理范畴，并按照国家、地方及医院采购相关法律法规严格履行采购流程。

但是，医院餐饮采购业务特别是食品原材料采购，在实际招投标操作过程中可能存在诸多困难。例如采购数量及预算无法准确提供，部分食品原材料特别是新鲜食材价格受气候、运输等诸多不确定因素影响波动较大。因此，医院餐饮采购工作一般可按以下方式进行：设立医院餐饮采购工作小组，由餐饮管理部门负责人任组长，指定餐饮采购工作专员负责采购工作的具体落实执行。

1．将所有采购对象进行合理分类，如按照自身特点、属性及可操作性，划分为原材料采购、餐厨设备采购、维保服务采购等。按照价格波动程度划分为可固定单价采购、无固定单价采购等。

2．根据分类及近一年的实际采购数量，确定项目预算，并按相应采购方式履行采购流程。达到政府采购标准的应执行政府采购方式。

3．对于无固定单价采购，可以采用参考权威价格发布媒体所公布价格报浮动比例的形式履行采购流程。

4．针对特殊情况，采购部门应制定应急方案，在特殊紧急情况下可进行紧急采购。

（二）合同管理

签订合同是医院餐饮采购工作的重要环节，是约束甲乙双方权益的必要手段。做好合同管理工作，是提升医院餐饮管理质量必不可少的重要环节之一。为规范医院餐饮管理部门的采购行为及合同管理工作，应制定相应合同管理办法。

1．构建合同管理小组 设立合同管理小组，负责合同管理各方面工作。由部门负责人担任组长，组员包括其他负责人、合同专员、采购员、库管员、财务人员、信息系统维护人员、外包监管及食品安全检查人员等。

2．合同管理小组成员职责

（1）组长负责监督协调合同管理的全方面工作。

（2）其他负责人负责监督协调各自主管业务范围内的相关合同管理。

（3）合同专员负责组织采购流程及进行合同的拟定、轮转、签订、归档，确定合同期限、管理合同履约保证金或质保金。

（4）财务人员负责合同费用的支付管理、相关数据信息的整理及合同中对外包餐厅价格、能源消耗相关约定的检查。

（5）信息系统维护人员负责对管理信息系统中合同相关信息进行维护。

（6）外包监管及食品安全检查人员负责依据合同约定，检查外包单位相关条款执行情况。

（7）采购员、库管员负责依据合同约定进货、索证、价格审核、验收入库、对供货商进行监管。

3．合同的基本构成

（1）食材采购类合同：蔬菜及鲜活产品、米面粮油、冷冻食品、调料等。

（2）维保类合同：烟道清洗、厨房设备维保、冷库设备维保、排烟设备维保、餐厨垃圾清运、废弃油脂清运等。

（3）委托经营类合同：详见本章第三节。

4．合同的订立

（1）合同专员依据各类合同的合同期限，按时制定采购计划，上报管理部门审核。

（2）合同专员依据医院采购管理办法及项目预算确定采购方式，上报管理部门审核。

（3）召开采购项目启动会，合同管理小组全员参加。由采购员、库管员提供采购文件及合同所需技术参数，由财务人员对相关数据进行审核，由各部分负责人员共同讨论合同的核心条款有无增减。确定后上报管理部门审核。

（4）采购流程进行完毕后，由合同专员及时与相关供应商签订合同，并提交医院相关部门备案。

（5）召开采购项目结果通报会，合同管理小组全员参加。由合同专员传达采购项目结果，通报合同相关内容，包括乙方名称、合同期限、合同金额、付款方式、重要核心条款等，并将合同复印件移交各部分负责人员。

（6）信息系统维护人员需在新合同执行前一天，对管理信息系统中合同相关信息进行维护。采购员、库管员、财务人员需提前熟悉合同内容，与新供应商约谈，确定供货事宜、送货车证办理事宜及结账事宜。

5．合同的执行

（1）由合同专员将采购文件及合同进行归档保存，收取供应商的履约保证金或质保金，记录合同的期限、金额。妥善保管采购相关资料、收款票据、合同原件及 PDF 电子版，随时准备接受审计等部门的检查。

（2）采购员、库管员依据合同约定进货、索证、验收入库，认真填写进货及验收记录并附上相关票证，随时备查。监督供应商送货价格，定期进行市场询价，填写询价记录，并将询价结果上报。严格依据合同约定进行验收工作，监督供应商送货服务质量及货品质量，出现质量问题时要求供应商退换货。当供应商多次出现问题并不改正时，需记录在案，由合同专员协助约谈供应商并上报，必要时依据合同相关条款给予处罚。

（3）财务人员依据合同约定给供应商结账。将每次结账情况做好记录及统计工作，定期汇报经费执行情况。对外包餐厅价格、能源消耗相关合同约定进行定期检查记录。

（4）外包监管及食品安全检查人员负责依据合同约定检查外包单位相关条款执行情况，

并定期检查记录。

6. 合同管理与执行的监督检查 设立询价检查小组，负责对合同管理中的各部分人员进行监督检查。检查内容包括合同执行流程、相关资料的整理留档、相关票据的完整有效性、合同价格及询价记录等。

五、资产管理

医院餐饮保障工作得以顺利开展，需要投入相关资产作为有力支撑。医院餐饮工作所涉及的资产品种多、数量大、种类杂、技术要求相对较高。一般包括水电燃气配套设施、食材加工设备、烹调设备、消毒设备、通风排烟净化设备、冷库设备、餐饮服务类家具、电子及信息化产品等。为有效配置这些资源、提高资产的利用效能、为医院餐饮管理部门的运营发展提供有力支持，需要加强规范医院餐饮资产管理。

医院资源规划（hospital resource planning，HRP）是医院引入企业资源计划（enterprise resource planning，ERP）的成功管理思想和技术，融合现代化管理理念和流程，整合医院已有信息资源，创建一套支持医院整体运行管理的统一高效、互联互通、信息共享的系统化医院资源管理平台。HRP 最大限度发挥医院资源效能，可有效提升管理功能，从而使医院全面实现管理的可视化，使预算管理、成本管理、绩效管理科学化，使得医护分开核算、三级分科管理、零库存管理、顺价作价、多方融资、多方支付以及供应链管理等先进管理方法在医院管理中的应用成为可能。依托 HRP，可以实现医院餐饮资产从计划、采购、使用、维护到报废的整个全生命周期管理。

医院餐饮管理部门在制定资产采购计划时，应全面考虑现有资产的使用状态，同时还要将国家及地方对资产设备的节能环保要求纳入其中，并结合本部门未来发展规划需要，合理采购所需资产。做到采购有依据，使用有效率。资产在使用过程中，应设立资产管理专员对其进行有效管理。时刻根据资产变化情况在 HRP 中对电子台账进行动态调整，定期进行资产盘点。做到资产数量心中有数，存放位置有据可查，使用状态一目了然。医院餐饮管理中的部分资产具有一定的特殊性，如水电燃气配套设施、食材加工设备、烹调设备、通风排烟净化设备、冷库设备等，在使用过程中要充分考虑其使用安全性及消防、环保要求。应建立食堂属地化管理制度，将设备划分责任区域进行管理，定期巡视，记录设备运行台账。通过规范采购，引入专业供应商定期提供设备维护保养服务。

六、管理工具应用

管理工具覆盖到战略、生产制造、财务、人力资源、营销市场、销售等企业管理的每一个分支，具体内容包括各种企业规章制度、目标管理、绩效考核、员工发展、质量管理标准体系（ISO9000）等，对实现组织运行的稳定性、规范性，令企业获得较高的效率，起到了明显的推动作用。

中国的餐饮业管理，尤其是厨房管理，从业人员流动频繁、文化素质较低、缺乏管理意识，即使是一项通常很好的管理方法也很难贯彻到每一个操作岗位并长期坚持。食堂的安全、卫生、品质、效率、形象等也难以保证，经常会发生问题。因此，在医院餐饮管理中适当运用管理工具，可以帮助管理者有效提升餐饮服务质量。

1.“五常管理法” “五常管理法”看似简单，却蕴含着深刻的管理思想和企业文化，是餐饮管理中经常使用也较易于推行的管理工具。“五常管理法”的要义是工作常组织，天天常整顿，环境常清洁，事物常规范，人人常自律。“常组织”是判断出完成工作所必需的物品并把它与非必需的物品分开，将必需品的数量降低到最低程度，并把它放在一个方便的地方。“常整顿”是研究如何提高工作效率，采取合适的贮存方法和容器，决定物品的“名”和“家”，旨在用最短的时间取得或放好物品。“常清洁”是清洁检查和卫生程度是由整个组织所有成员一起来完成的，每个人都有负责清洁、整理、检查的范围。“常规范”是以视觉、安全管理和标准化为重点，维持透明度和视觉管理，包括利用创意，从而获得和坚持规范化的条件，提高办事效率。“常自律”是创造一个具有良好氛围的工作场所，持续地、自觉地执行上述“四常”要求，养成遵守规章制度的习惯。

2．品管圈 品管圈（QCC）就是由相同、相近或互补性质的工作场所的人们自动自发组成数人一圈的小圈团体（又称 QC 小组，一般 6 人左右），全体合作、集思广益，按照一定的活动程序来解决工作现场、管理、文化等方面所发生的问题及课题。它是一种比较活泼的品管形式。品管圈的目的在于提高产品质量和提高工作效率。品管圈以 PDCA 为基础及核心，加以团队参与的活泼形式，也是一种在医院餐饮管理工作中较适合运用的管理手段。

例如，北京大学第三医院营养膳食科曾以“提升住院患者营养膳食服务水平”为主题开展了一期品管圈活动，通过向住院患者发放调查问卷的形式掌握了餐饮管理现状中存在的突出问题。运用数据统计分析明确了改善重点及改进目标值，通过要因分析和真因验证拟定了改善对策。通过一段时期的 PDCA，使住院患者满意度明显提高，订餐率由 87% 上升至 92%，并形成了标准化服务流程。

第三节　医院餐饮外包业务管理

一、外包业务范围

（一）职工餐饮

医院职工食堂是为方便本单位职工工作、生活等方面而设立的具有一定福利性质的后勤保障机构，它不应具备盈利性质。医院职工餐饮外包是对传统医院组织形式的一种全新发展，在医院资源受限的情况下，把医院本身不擅长管理的职工餐饮业务交予外包商管理运营，在引入外包商的时候应该有意营造多家竞争的氛围，避免“一家独大”的垄断的情形出现。只有所有外包餐饮公司共同为赢得医院职工认可而比拼质量和服务，形成良性竞争的消费环境时，医院职工才能真正获益。

（二）多元化餐饮

医院多元化餐饮是针对满足医院职工及患者对餐饮服务的高层次需求，引进品牌实力强的餐饮力量，采取自主经营、独立核算、自负盈亏的经营模式。只有顺应市场需求建立多元化的经营模式，才能适应时代的发展需要，打造医院职工及患者的健康饮食专家，引进新一代的健康、便捷、个性化的就餐潮流。

二、外包业务合同管理

在医院餐饮管理中难免会碰到一些形形色色的问题，其中一个主要的问题是食堂到底自己管理还是承包给专业的公司。一般而言，将食堂委托给专业餐饮公司经营会有以下优势：

1．可以降低食堂的采购成本　专业餐饮公司一般都有专业、稳定的蔬菜、粮油、肉类等原材料的采购和配送渠道。作为专业的团餐公司，他们长期大量的采购可以和原材料供应商建立合作伙伴关系，每天可以用更低的成本获得最新鲜的蔬菜和肉类。

2．可以降低食堂的生产运营成本　专业的团餐公司具有更加严谨的食堂管理经验，加工质量更加科学化、专业化、标准化，节省了人力、降低了成本。

3．可以提高医院餐饮管理效率　医院将一部分餐饮业务交给专业的团餐公司经营管理，就可以有更多的精力专注于发展自己的核心业务。

但不可否认，餐饮业务外包也存在一些无法回避的不足。例如食材的质量控制、售卖价格、能源消耗、设备及人员管理、出现问题时的整改速度等均可能因不透明化给医院餐饮管理者带来困扰。因此，如果将餐饮业务外包出去，就必须要与承包方签订完善的委托经营合同。用合作模式、合作年限、相关费用、优惠承诺、设备使用及维护等方面的合同条款，约束餐饮公司的经营行为。要定期按合同条款约定对餐饮公司进行检查，出现问题勒令其及时整改，必要时依据合同约定给予相应处罚。

（一）合作模式

医院餐饮业务外包，一般采用委托经营模式。委托经营是指受托人接受委托人的委托，按照预先规定的合同，对委托对象进行经营管理的行为。委托经营模式是一种服务外包行为，医院通过招标的方式将本单位人员的用餐服务全部委托给专业的餐饮管理公司，食堂的管理运营等事宜全部由餐饮管理公司负责。

（二）合作年限

医院餐饮委托经营项目属服务类采购项目，按照政府采购法等相关法律规定，服务类采购项目可以一次确定3年服务期限。如果考虑项目的投资回报率，一般服务期限不超过5年。依据医院对不同项目的管理要求及经营的稳定性、连贯性，一般可签署“2+1”或“1+1+1”模式，也可直接签署3年。

（三）相关费用

医院餐饮委托经营项目所涉及的费用一般包括合同的履约保证金、委托经营的管理费用及能源费用等。履约保证金是甲方为防止乙方在合同执行过程中违反合同规定或违约，而约定弥补给甲方其所造成的经济损失的费用。为保证外包餐饮公司能够履行合同约定、诚信经营，一般应在签订委托经营合同时要求外包餐饮公司缴纳一定数额的履约保证金。在外包餐饮公司经营过程中，医院对其经营承担管理责任，确定外包餐饮公司是否应向医院缴纳一定数额的管理费用。对外包餐饮公司经营过程中使用能源（水电气）产生的费用，医院、餐饮公司双方可根据实际情况协商负担比例、是否纳入运营成本。考虑到餐饮公司经营过程中的节能环保要求，避免出现“代加工”行为，能源费用可与其营业额挂钩，超出其营业额一定比例的能源费由餐饮公司负担。

（四）职工享受优惠

医院餐饮管理部门应将改善职工餐饮满意度，提高职工归属感作为管理目标，以满足职工对中华民族饮食文化的不同需求和体现医院人文关怀为目的，开展切实可行的餐饮特色服务。医院餐饮委托经营项目应充分考虑职工的切身利益及合理需求，在与外包餐饮公司招标谈判及签署合同时，应尽最大可能为职工争取优惠福利、节日活动、特色服务等承诺。

（五）设备维护

在医院餐饮委托经营项目中，为保证餐饮服务的连贯性、在新老供应商交替时能够快速实现无缝交接，外包餐厅的厨房加工设备一般应由医院投入并负责日常维保工作。餐饮公司可以根据自身的经营特点和企业文化投入一定的餐饮服务性设施。为保证医院的消防安全，外包餐厅的烟道清洗工作也应由医院统一安排进行。

三、外包业务监管管理

（一）入口率

入口率是指用于食品加工所需的原材料及送餐所需使用的一次性餐盒、筷子、餐巾纸、塑料袋费用占售卖价格的比例。入口率作为医院餐饮管理部门监管外包餐饮公司的一项重要指标，应在合同规定中有明确体现。入口率的监管既是对医院职工餐饮成本的有效把控，也是对外包餐饮公司的合理利润保障。医院餐饮管理部门应结合场所位置、就餐量、能耗费用、服务年限等不同条件，对含有两家或两家以上外包餐饮公司的入口率做出不同要求。医院餐饮管理部门应设有价格监管岗位人员，负责检查日常外包餐饮公司的菜品成本核算及现场售卖价格，一般为财务统计岗位人员兼职。入口率检查工作应每周进行，应设立入口率检查公示栏，同时应检查现场售卖的所有菜品是否均符合合同要求的入口率。

（二）职工满意度

职工满意度即职工用餐满意度，是指职工对于医院餐饮单位的就餐满意程度，医院餐饮单位一般指职工食堂或职工餐厅。

职工满意度作为评价医院餐饮管理的重要指标之一，应由医院工会和职工福利监督委员会一同完成，一般为每季度调查一次。职工满意度调查以现场发放问卷形式，问卷题目应由医院工会或职工福利监督委员会制定，涵盖职工就餐所涉及的菜品种类、质量及口味、菜品保温及补充速度、餐具消毒情况、服务人员态度、环境卫生等方面。调查目标须为院内职工，问卷数量取决于医院职工总数，原则上问卷数量不少于医院职工总数的 5%。

医院内各餐饮单位合同条款中，应涉及职工就餐满意度标准，且为强制性要求。医院餐饮管理部门可根据每季度调查结果及时对各餐饮部门实施有效监管和奖惩措施，以提升医院职工用餐满意度。

（三）安全生产监管

针对医院餐饮外包公司的监管工作，区别于自管业务的监管工作，需成立外包安全生产监管小组。外包安全生产监管小组成员应由医院餐饮管理部门人员组成，设立一名组长，一般由医院餐饮管理部门负责人担任，负责监管小组的领导和组织工作；设立一名或两名副组长，一般由医院餐饮管理部门分管负责人担任，负责协助组长开展工作；设立食品安全监督管理岗位，一般由专职或者兼职的食品安全专业技术人员、食品安全管理人员担任，负责外包公司食品安全监管工作；设立菜品价格监督岗位，一般由财务、统计相关专业人员担任，负责外包餐饮菜品售卖价格和入口率的监管工作；设立采购监管岗位，一般由医院餐饮管理部门采购人员担任，负责原料采购索证、索票及出入库检查工作；设立资产管理岗位，一般由医院管理部门人员兼职，负责管理外包公司所使用的医院设备资产。

（四）年度评价报告

医院餐饮管理部门为了解外包公司服务质量和经营状况、找出餐饮服务存在问题，有效制定并实施整改意见，从而提高服务质量，可制定年度外包服务评估报告作为评价餐饮外包公司服务是否合格及合同续签的重要依据。

外包服务评估报告是对医院餐饮外包公司的综合性评价，评估内容不应局限于菜品口味及服务态度，可依据医院餐饮管理部门的监督管理制度、监管人员现场检查所反映出的问题、历次医院感染管理部门的检查结果及反馈内容、历次职工餐饮满意度结果以及行业检测记录作为主要评估指标，从多方面分析评估其餐饮服务水平。采取多方评估的形式，即医院职工福利监督委员会（作为主管部门）、医院餐饮管理部门和质控平台（作为监管部门）、全院职工代表（作为服务涉及部门），以及行业主管部门和患者家属（自管患者餐饮服务的医院除外）评估；同时，医院餐饮管理部门应对合同履行情况、服务质量、服务态度、服务及时性 4 方面做出综合评价，作为最终评估结果判定的理论依据。综合评价需体现持续改进内容及效果，参考上述评估指标，给出各部门的评估结果——“合格”或“不合格”。只有各方均给出“合格”的评估结果，餐饮外包公司服务的评估结果才视为合格，否则视为不合格。

第四节　医院餐饮安全生产监督管理

一、医院餐饮安全生产组织框架

为有效控制食品安全事故的发生，进一步明确食品安全管理责任，医院需成立食品安全管理组织机构。

机构内设立一名食品安全总责任人，一般为主管医院餐饮的院级负责人负责全面食品安全管理工作；设立一名或两名食品安全管理部门责任人，一般为主管医院餐饮的处室或科室负责人，负责落实具体各项食品安全管理工作；设立一名食品采购责任人，负责食品采购和进货查验管理，一般为科室食材采购人员，负责食品采购和进货查验管理；设立一名加工管理责任人，一般为科室食品加工人员，负责食品现场加工管理；设立一名卫生管理责任人，一般为科室监督检查人员，负责餐厅卫生管理。

二、食品卫生安全

医院餐饮管理部门应当依照法律、法规和食品安全标准从事生产经营活动，对职工和患者负责，采取有效管理措施、保证食品卫生安全，并接受社会监督、承担社会责任。

医院餐饮管理部门应设立食品卫生安全监督管理岗位，由食品安全相关专业人员专职负责医院餐饮单位日常的食品安全检查和环境卫生检查工作。检查内容应涵盖餐饮单位证照和从业人员证件、餐饮行业相关规章制度、从业人员健康及卫生状况、食品加工流程、原料采购、备用食品储存、餐具消毒和环境卫生。监管人员需定期或不定期进行食品卫生安全检查工作，原则上每周至少进行一次全面食品安全检查。应采用全面检查、抽查与自查相结合的形式，推行发现问题及时告知改进，落实责任到人，提出限期改进意见并做好食品安全检查记录备查。推行鼓励员工奖罚制度管理。

医院餐饮环境区别于独立的餐饮经营个体，食品卫生安全检查工作在保证严格遵守《中华人民共和国食品安全法》和《餐饮服务食品安全操作规范》的前提下，需遵循医院感染管理部门的有关规定，听取医院感染管理的相关建议（如紫外灯的使用管理），以满足医院感染管理的各项要求。

三、消防安全

医院餐饮管理部门的消防安全管理工作是决定医院能否正常开展餐饮乃至医疗工作的重要因素。医院餐饮管理部门内应设立多级检查机制，多层级排查消防安全隐患。完善消防安全相关规章制度，如《食堂用电安全管理制度》《配电箱安全使用制度》《天然气使用安全管理制度》《燃气设施运行维护安全管理制度》等。

医院餐饮管理部门应针对食堂、餐厅等院内餐饮单位积极开展“日、周、月”安全巡查检查、宣传教育、培训演练、隐患整改工作。检查内容涵盖场所内各类用火、用电、用气设备的运行性安全、人员规范操作、环境安全以及消防器材的有效性。每一个设备使用者或加工场所内的工作人员的检查为第一级检查，采用属地化管理方式，以班组为单位完成各自区域内的岗前、岗后消防安全检查工作。医院餐饮管理部门应设立安全员岗位进行第二级检查，一般由部门内餐饮工作人员兼职。安全员数量取决于医院餐饮工作人员总数，但需满足每个班组至少一名安全员的要求。安全员负责日常消防隐患排查工作和班组消防安全培训工作。餐饮监督管理岗位人员为第三级检查，负责日常巡查消防安全隐患。依据《食堂用电安全管理制度》《天然气使用安全管理制度》《配电箱安全使用制度》《燃气设施运行维护安全管理制度》等制度检查加工人员设备操作规范和设备运转情况，发现消防安全隐患及时排除并有权终止加工工作，责任落实到人，提出限期改进意见并做好消防隐患排查记录备查。

医院餐饮管理部门需配合医院保卫处进行定期的消防安全检查，认真听取专业意见并及时采取有效措施排除隐患。

四、培训考核管理

（一）培训

医院餐饮管理部门需遵循《餐饮服务食品安全操作规范》中对于餐饮从业人员培训的明确要求：餐饮从业人员（包括新参加和临时参加工作的人员）应参加食品安全培训，合格后方能上岗；从业人员应按照培训计划和要求参加培训；食品安全管理人员原则上每年应接受不少于 40 小时的餐饮服务食品安全集中培训。

医院餐饮管理区别于普通餐饮经营者，除对从业人员进行食品安全的行业规范培训外，还应针对餐饮管理业务技能和医院餐饮管理部门的应急预案进行人员培训。

1. 行业规范培训 行业规范培训指餐饮服务单位从业人员的餐饮服务食品安全培训，医院餐饮管理部门按照地方市场监督管理局印发的专业培训材料和培训要求，对医院餐饮从业人员（含外包餐饮公司）进行培训，如《餐饮服务单位从业人员食品安全知识培训材料》。此类培训材料包含《中华人民共和国食品安全法》《食品经营许可管理办法》《食品经营许可审查通则（试行）》《北京市小餐饮服务单位食品安全技术审查规范（暂行）》《北京市食品经营许可管理办法（试行）》《北京市食品经营许可审查细则（试行）》《网络食品安全违法行为查出办法》等法律、法规、规范性文件，《北京食品药品监督管理局关于对餐饮服务经营者使用“三七”、“天麻”适用问题的批复》《关于有条件放开养殖红鳍东方鲀和养殖暗纹东方鲀加工经营的通知》《食品药品监管总局办公厅关于非药品经营单位销售中药材有关问题的复函通知》以及《餐饮服务食品安全操作规范》。

2．业务内容培训　业务内容培训指餐饮加工全流程所涉及的包括厨师烹饪技能、配餐员送餐服务、病房订餐和退餐系统使用、餐饮加工场所感染管理和营养膳食指导等。此类培训一般以岗位或班组为单位分别开展，可将医院管理部门的内部规章制度作为培训素材，如食品加工标准化流程和病房订餐送餐标准化流程，也可协调外请如烹饪专业技能人员现场指导教学。医院感染管理和营养膳食指导培训建议采用医院内多部门合作方式，邀请如医院感染管理科和营养科等的专业人员给予餐饮工作者专业指导。业务内容培训原则上每一季度进行一次，且与行业规范培训互不冲突。

3．应急预案培训　应急预案培训是医院餐饮系统正常运行的重要保障。应急预案培训可加强员工处置突发事件的能力，在发生紧急状况时可为自身或医院减小生命或财产损失。医院餐饮管理部门的应急预案培训原则上每年至少进行两次，但同时要满足医院保卫处的相应管理要求。此类培训对象是所有医院餐饮管理部门人员，包括受监管的外包餐饮工作人员。

（二）考核

1．笔试考核　笔试考核是医院餐饮管理部门最常用的考核形式。笔试考核应做好出勤管理并伴随培训同步开展。笔试考核成绩可作为餐饮管理部门人员聘用的重要依据，也可将其纳入个人年终考评，作为判定员工年度工作是否合格的重要指标之一。

2．线上考核　线上考核指利用互联网完成考试的形式。区别于传统考试形式，线上考核不需要现场出勤管理，同时节省时间和考试成本。医院餐饮管理部门应多将其应用于有紧急培训任务和突发传染病疫情期间。线上考核成绩可作为餐饮管理部门人员聘用的重要依据，也可将其纳入个人年终考评，作为判定员工年度工作是否合格的重要指标之一。

3．应急预案演习　应急预案演习是医院餐饮管理部门考核员工对各项应急预案实操水平的方式。餐饮工作人员通过先期的理论培训学习，将其应用实践于模拟突发事件中，熟悉处理措施并优化处置流程，从而达到提高员工处置突发事件能力的目的。应急预案演练也应作为医院餐饮管理部门的强制性要求，作为日常考核的重要工作之一。

第五节　医院餐饮信息化管理

医院餐饮信息化应统筹考虑，在餐饮系统开发时充分考虑信息化的前瞻性。医院应统一配置患者餐饮系统、职工餐饮系统，用于自管餐饮业务、外包餐饮业务以及分院区餐饮业务，这样医院餐饮信息化执行标准统一、管理口径一致。

一、患者餐饮系统

（一）开户、充值、结算

为更好实现医院患者餐饮系统信息化，方便营养师、配餐员等人员工作，在系统开户时实现与医院 HIS 等的无缝对接，将相关数据最大化实现无缝对接，并对数据最大化实现自动化处理。为便于患者及家属减少现场开户、充值、结算排队等候时间，在患者办理入院手续后，患者餐饮系统可实现自动开户；系统实现线上充值（微信、支付宝等）、线上结算，在患者办理出院手续后，患者餐饮系统自动结算，将充值余额原路返还。

（二）个人数字助理（PDA）订餐管理

配餐员点餐时通过扫描腕带即时调取个人信息及饮食医嘱，点餐过程通过 WiFi 实现全电子化管理，完整执行治疗饮食医嘱，不容易产生人为差错。扣费信息和餐食信息结合，便于统计。

（三）厨房加工数据显示

在厨房各加工区安装显示屏，如主食加工区、普食加工区、小炒加工区，在规定时间系统分类汇总患者订餐信息，便于后厨及时加工。

（四）库房管理

1．入库　记录各种原材料的供应码、仓库编码、联系人、联系方式、付款方式、金额、入库数量等，便于库房管理人员查询调整。

2．出库　自定义各种原材料的库存预警范围值，便于提示仓库哪些原材料不足。系统自动设置“先进先出”管理原则。

3．供应商结算　系统自动完成盘点功能，如实盘种类和数量、盘亏种类和数量、盘盈种类和数量。

（五）财务对账管理

按照医院财务制度，充分考虑到医院患者餐饮的实际情况，定制各项财务报表，保障患者餐饮系统财务报表、各类数据统计及时、准确。

二、职工餐饮系统

医院职工餐饮业务以外包为主，职工餐饮系统由医院统一配置，保障职工餐费始终由医院统一管理。

（一）餐卡管理规范

医院职工餐卡应规范管理，医院职工餐饮是职工应享受的福利，在医院职工餐饮外包时包括了能源费、场地费等优惠，所以医院应统一为职工办理就餐卡。如职工餐厅允许患者家属等在餐厅就餐，应单独办理就餐卡，同时加收一定比例的管理费。

（二）充值

现场充值岗位，包括了职工建卡、开户、充值、销户等功能，员工可以通过线上充值（微信等）随时、随地在手机上操作充值餐卡，充值金额实时到账。

（三）结算

职工在餐厅就餐刷卡结算，同时医院为职工开通微信点餐业务，职工可以在线上预定第二日或当天餐次的菜品，实现线上点餐、结算。这为不能离开岗位到食堂就餐的职工提供便利。

（四）供应商结账

职工餐饮系统的资金始终由医院管理，员工充值、结算资金都在医院账户完成。次月为职工餐饮外包公司结算上月餐费。

三、智慧餐饮

医院餐饮信息化的发展趋势越来越多元化，后厨加工的炒菜机器人（自动加热与火力精确控制、自动精确加油、加水、勾芡、自动调速均匀搅拌、自动出菜）、为患者送餐的配餐机器人（医院隔离病房的患者配餐，非接触式服务）、职工餐饮智能刷卡结算系统（结合个人体质数据、健康档案以及膳食结构分析、营养评分，为个体提供个性化的饮食关怀）等已实现，医院应根据患者餐饮、职工餐饮加工场地条件及服务对象的需求酌情考虑是否增加。

第六节　医院餐饮突发事件管理

为应对可能影响医院职工或患者餐饮秩序的突发事件，医院餐饮管理部门应加强应对突发事件的处置能力，需制定突发事件应急预案，突发事件类型包括自然灾害或战争、火灾、食品安全事故、停水、停电、停气、订餐系统故障和突发疫情。

一、自然灾害或战争应急处置预案

为预防自然灾害或战争的突然发生，医院餐饮管理部门应围绕食材采购和储备方面制定相应的应急预案。应要求在主要货源进货时有一定数量的储备，一般以日常 10 天左右消耗量储备物资，以缓解因自然灾害或战争而造成的货源暂时短缺。

医院餐饮管理部门需组建自然灾害或战争应急处置小组。人员构成一般为医院餐饮管理部门第一负责人（科长）担任组长，第二负责人（副科长）担任副组长，采购人员和库管人员为组员。突发自然灾害或战争时，由组长汇总信息掌握物资贮备情况和协调开展工作。副组长与采购员组织食材物资储备和考察物资供应状况。库管员盘库摸清物资的存量和准备应急库房存储。应急小组的主要工作是根据食材储备和供应情况领导指挥餐饮单位合理调整食谱，保障在突发自然灾害或战争期间医院内食品的正常供应。

二、火灾应急处置预案

医院餐饮管理部门应本着预防为先的原则，将预防火灾的发生列为日常工作的重点内容。

医院餐饮管理区别于独立的餐饮经营个体，火灾应急预案的制定应体现紧急处置措施和火灾报警程序。在火情发生时，现场人员应立即取用就近的灭火器材灭火，切断电源和燃气开关，挪移附近易燃易爆物品，尽量控制初期火情。在积极组织灭火的同时，拨打医院报警电话和火警电话并上报医院保卫处、院务办公室（院办）等相关部门。科室负责人应及时赴现场组织领导现场人员开展灭火工作，并协助相关部门疏散人员和抢救伤员。在无法控制火情的情况下，及时组织疏散人员从安全通道撤离，避免和减少人员伤亡。

三、食品安全事故应急预案

医院为应对突发食品安全事故，应成立食品安全事故应急领导小组，具体人员构成与职能分工详见本章第四节。

若发现疑似食品安全事故时或收到相关报告时，建议采取以下措施：应首先停止所有饭菜的出售，保护现场、保留剩余饭菜待检测分析；通知医院餐饮管理部门负责人及时到场处置事故；如实上报事故情况至医院总务处、院办、医务处、感染办公室等相关部门及医院领导。应由医务部门启动医院救治应急预案，按规定如实上报市场监督管理部门等上级政府机关。医院餐饮管理部门协助配合整个调查处理工作。

四、停电、停气应急预案

医院餐饮管理部门为应对突发停电、停气事故，应成立应急小组。人员构成一般为医院餐饮管理部门第一负责人（科长）担任组长，第二负责人（副科长）担任副组长，一名管理员和多名参与食品加工人员（具体数量以实际工作为准）为组员。

如遇突发停电或停气情况，应第一时间通知医院餐饮管理部门主管领导及医院总务处和相关部门。应急小组需要求当班员工原地待命等待 30 分钟。若 30 分钟内恢复供电供气，应组织员工加紧恢复生产加工工作，并向医院职工及病房患者发布公告，推迟就餐时间；对已订餐的职工或患者满足其退餐请求并致歉。若 30 分钟内未恢复供电供气，应向医院职工及患者发布公告，告知由于突发情况无法提供餐饮服务并致歉。

五、停水应急预案

医院餐饮管理部门为应对突发停水事故，应成立应急小组。人员构成一般为医院餐饮管理部门第一负责人（科长）担任组长，第二负责人（副科长）担任副组长，一名管理员和多名参与食品加工人员（具体数量以实际工作为准）为组员。

如遇突发停水情况，应第一时间通知医院餐饮管理部门主管领导及医院总务处和相关部门。应急小组需要求当班员工原地待命等待 30 分钟。若 30 分钟内恢复供水，应组织员工加紧恢复加工生产工作，并向医院职工及病房患者发布公告，推迟就餐时间；对已订餐的职工或患者可满足退餐请求并致歉。若 30 分钟内未恢复供水，应向医院职工及患者发布公告，告知由于突发情况无法提供餐饮服务并致歉。

六、订餐系统故障应急预案

（一）患者订餐系统故障应急预案

1．设立科室应急领导小组。

2．当病房订餐系统出现重大故障，导致订餐工作无法正常进行时，应立即启动此应急预案。

3．订餐管理岗人员在接到系统出现故障无法订餐的信息时，应第一时间汇报综合管理组组长。综合管理组组长应立即将情况上报主管科长并安排系统维护岗人员将情况告知系统工程师及信息管理中心，初步排查故障原因。一般故障由系统工程师通过现场或远程方式尽快解决。

4．当故障难以在短时间内解决或事态进一步扩大时，应立即提高预警等级，系统工程师必须尽快驻场解决问题，同时立即启动手工记录订餐信息工作。

5．综合管理组组长与配餐组组长、厨师组组长进行联系，告知因订餐系统故障，需手工记录并统计订餐信息，可能会影响发餐时间。由配餐组组长安排各病区楼长组织配餐员手工统计订餐信息。同时由配餐组安排配餐员告知病房发餐可能延误，让病房注意糖尿病患者的胰岛素注射时间。

6．订餐信息统计好后，由配餐组报给厨师组进行加工制作，同时报给综合管理组留存。待订餐系统故障修复后，尽快将订餐信息录入系统，完成患者餐费的扣刷工作。

7．订餐系统功能恢复后，综合管理组组长应及时向主管科长汇报故障原因、处理结果。同时解除预警。

（二）职工餐费系统故障应急预案

1．设立科室应急领导小组

2．当职工餐费系统出现重大故障，导致职工充值或扣费工作无法正常进行时，应立即启动此应急预案。

3．当职工餐费系统出现故障无法充值或扣费时，餐厅经理应第一时间汇报综合管理组组长。综合管理组组长应立即将情况上报主管科长并安排系统维护岗人员将情况告知系统工程师及信息管理中心，初步排查故障原因。一般故障由系统工程师通过现场或远程方式尽快解决。

4．当故障难以在短时间内解决或事态进一步扩大时，应立即提高预警等级，系统工程师必须尽快驻场解决问题，同时立即启动手工记录扣费信息工作。

5．当职工餐费系统无法充值时，餐厅经理应安排人员对职工做好解释工作，告知其暂缓充值可或采用微信方式充值、去其他餐厅充值。当职工餐费系统无法扣费时，立即启动手工记录扣费信息工作，由餐厅经理安排人员手工记录职工的消费信息及联系方式。

6．当职工餐费系统故障修复后，由餐厅经理安排人员尽快通知欠费职工到餐厅完成餐费扣刷工作。

7．职工餐费系统功能恢复后，综合管理组组长应及时向主管科长汇报故障原因、处理结果，同时解除预警。

七、突发疫情应急预案

（一）疫情期间职工餐饮应急预案

1．采用分餐进食，避免人员密集，在无新风设备的地下或半地下餐厅应取消就餐区或拉大餐桌椅间距。

2．取消敞开式“自助餐”形式，建议使用一次性餐具或自带餐具，集中收集反复使用的餐具。餐具必须高温消毒，消毒时间延长至不少于 30 分钟，且做好储存间的消毒工作。

3．职工食堂增加环境及物表的清洁及消毒，每日早、中、晚餐后用 500 mg/L 含氯消毒剂擦拭，停留 30 分钟后，用清水擦拭。加强通风换气。

4．餐厅门口应设明显“内部食堂”和“有发热、咳嗽症状者请勿入内”提示。用餐区内每日消毒 3 次，餐桌椅使用后应使用 75% 乙醇或含氯消毒液进行消毒。

5．用餐人员不得以任何方式穿着直接接触患者的工作服进入食堂。

6．所有进入职工食堂的人员必须监测体温（注意体温测试仪不能接触人体）、正确佩戴口罩、使用免洗消毒洗手液。

7．职工食堂内地面增设 1 米间隔线，防止打餐人员交叉感染。

8．建议营养配餐、清淡适口。

9．每日餐厅职工上岗前需要进行严格的晨检制度；测试体温；出现腹泻，手外伤，烫伤，皮肤湿疹，皮肤疖子，耳、眼、鼻溢液，黄疸等症状者，禁止其带病上班。

10．操作间保持清洁干燥，严禁生食和熟食用品混用，严禁肉类生食。操作间使用紫外线灯具消毒照射 2 次 / 日、1 小时 / 次。紫外线消毒要先按规范测试紫外线灯具是否符合标准。

11．餐饮售卖人员应使用医用口罩或医用外科口罩。

12．食堂采购人员采买、交接蔬菜、生肉类时，应戴一次性手套；严禁采买活物。

13．实施阻断“粪口传播”的防控措施。加强餐厅员工如厕管理，不能穿工作服如厕，重新回到工作场地应进行手消毒。

14．加强餐厅职工宿舍管理；增加环境及物表的清洁及消毒，每日两次用 500 mg/L 含氯消毒剂擦拭，停留 30 分钟后，用清水擦拭；加强通风换气；每个宿舍配置消毒洗手液。

（二）疫情期间患者餐饮应急预案

患者食堂关于隔离、发热患者的订餐流程预案如下：

1．配餐员每日上岗前应先到病房护士站询问病房患者中有无隔离、发热患者。

2．病房发现隔离、发热患者，配餐员第一时间通知配餐组长。

3．病房护士协助配餐员做好订餐、送餐、打水工作，配餐员不再接触患者。

4．使用一次性餐具送餐，送餐时放到护士站，不能接触护士。

5．配餐员按照病房医护人员防护标准做好个人防护。

6．配餐员每餐次做好隔离、发热患者订餐记录。

第七节　医院餐饮节能环保管理

我们知道绿色早就成为新的发展关键词，全世界都十分重视。国家更是提倡“节能减排，绿色环保”。而且我们赖以生存的地球也需要我们加以保护，以造福我们的子孙后代。当今时代，节能环保对医院至关重要。一个医院想要做大做强，节能环保的发展理念是必不可少的。所以节能环保是一个医院发展的必由之路，也是其成功的必由之路。

医院餐饮虽然不是高能耗、高污染的行业，但是面广、量大，总体能耗不少。厨房油烟尾气排放是否达标、烹调设备是否节能、餐厨垃圾能否妥善处置、职工的环保意识能否持续加强等细节，都是医院餐饮节能环保管理需要重点关注的问题，也是医院餐饮节能降耗的潜力所在。

一、排烟净化

厨房油烟尾气排放是医院餐饮工作中的重要污染源之一。为达到环保要求，厨房油烟尾气排放应符合北京市制定并发布的《餐饮业大气污染物排放标准》（DB11/1488—2018）的规定。医院餐饮管理部门应对厨房油烟净化设备进行改造并取得由具备相关资质的专业检测机构出具的检测报告。加强排烟设备定期维护保养工作，坚持按时对烟道及净化器进行清洗。

二、设备节能

医院餐饮是水电气等能源的消耗大户，能源又是驱动各类餐饮设备设施正常运行的必需品。因此，医院餐饮设备节能与否是管理者必须要考虑的问题。为响应国家和地方对于企业节能减排的要求，构建节约型公共机构，医院食堂应全部选用节能灶具、水雾净化油烟环保设备，所有水盆、水池应加装补水自动限位装置。应安排相关设备维修保养服务公司对耗能设备进行定期维护保养，杜绝“跑冒滴漏”。有条件的医院，还应建立自己的能耗监管平台，运用信息化手段对包括餐饮在内的能源消耗情况进行综合管理、实时监测。

三、垃圾分类

餐厨垃圾是指居民日常生活及食品加工、饮食服务、单位供餐等活动中产生的垃圾，包括丢弃不用的菜叶、剩菜、剩饭、果皮、蛋壳、茶叶渣、骨头等，其主要来源为家庭厨房、餐厅、饭店、食堂、市场及其他与食品加工有关的行业。餐厨垃圾与普通生活垃圾的区别是含有极高的水分与有机物，很容易腐坏，产生恶臭。餐厨垃圾非法收集和回收利用会对环境和居民健康产生威胁。因此，医院餐饮管理部门应对餐厨垃圾与生活垃圾实施分类处理，餐厨垃圾交由有资质的回收机构处理。厨房排放的废水应通过隔油池沉淀或使用油水分离装置净化后，将其中的废弃油脂交由有资质的回收机构处理，严禁将废弃食用油脂（包括地沟油）加工后作为食用油使用。

四、环保宣传

医院餐饮业节能降耗的潜力很大，应该加强对节能环保理念的宣传力度，增强员工对节能环保工作的认识。医院餐厅可对一次性餐具实行有偿销售，从而减少一次性餐具的使用及丢弃量。同时在餐厅就餐区域张贴“光盘行动”“珍惜粮食”等宣传标语。还应尽量避免定价的自助就餐模式，可采用自选称重供餐模式，职工按个人食量大小取餐结算，减少食物浪费。

第九章　医院能源管理

第一节　医院能源管理概述

医院能源管理是指综合运用自然科学和社会科学的方法及原理，通过技术和管理手段在不影响医院正常运行的基础上，对医院现有的机电设备运行、使用者行为节能、提高医院员工节能意识、强化节能管理组织和领导、制定相应管理制度等多方面管理措施，实施适宜的节能技术与优化自动控制管理的总和。医院能源管理分为广义和狭义之说，广义上讲能源管理是指从医院建筑设计、建筑施工，一直到建筑使用包括建筑物拆除等的全生命周期的能源管理。而狭义上说，即建筑的后期运行能源管理，对人们在医院建筑中的能源管理，如针对采暖、空调、照明、医疗用电、动力设备、洗衣、消毒供应等的能源管理。它是建筑能源管理中的主要部分。

一、医院能源管理的意义

节约资源是我国的基本国策，是我国生态文明建设的根本途径。医院建筑因其自身的规模大、用能时间长及用能设备系统情况复杂，导致其能源要明显高于一般的公共建筑。医院节能是公共机构节能减排的重点领域。对国家而言，推进医院建筑节能发展、降低能源消费，能使我国在快速发展的同时，缩小对国际能源的需求缺口，确保我国能源安全战略的顺利实施。同时，我国近些年出现的污染天气，警告我们亟需提高空气品质，改善空气质量。这就需要能源管理精细化发展，医院也应减少二氧化碳排放量，此外，在发展能源管理的过程中，新材料、新技术、新体系的不断推出和实践，能促进国家科技的发展，确保我国更早地走上科技强国之路。对医院而言，随着近年来我国经济的快速发展、医疗技术的进步、人们生活水平的提高以及信息化工具的广泛应用，我国医疗服务呈现出更加明显的普及化和多样化特点，导致医院能耗呈现刚性增涨的趋势，也带来了能源支出的增加。因此在医院范围内逐步规范能源管理、开展持续而有效的节能工作、提升能源利用效率和水平、实现节能减排，对于降低医疗成本、促进医院可持续发展具有重要意义。

二、医院能源消耗的特点

医院能源消耗的多少与医院的运行成本、经济效益息息相关。随着医疗需求的增长，学科的多元化发展，医院在提供更舒适、人性化的诊疗环境的同时，医院的能源消耗也在不断提升。通过分析发现，医院建筑面积、住院床位数和门诊人数对医院综合能耗都有较大的影响。因此在医院建设及运行中应不断对能源消耗进行分析总结，不断优化、改进能源管理措施，降低能源消耗。

（一）建筑类型多，能耗强度不均

医院建筑不同于一般的公共建筑。医院是以诊疗为核心，救治患者为主的医疗建筑，除

了具有一般建筑的特性，还具有特殊的性质和使用功能。医院建筑的构造更为复杂，医疗区域有门诊区、急诊区、住院区、试验区、办公区及净化区域、手术室、重症病房、办公用房等，配套设施包括洗衣房、制氧站、污水处理中心、医疗废物处理站等。此外，从建筑特点上看，医院一般存在建筑类型多且修建时间跨度大，不同建筑其能耗特点各不相同，尤其是近年来随着医疗需求的不断增长和调整，老建筑改扩建任务频繁，也导致了用能系统需不断变化和调整。

（二）用能系统复杂

从能源消耗构成上看医院消耗的能源一般有电、天然气、水、汽油和柴油等，包含的用能系统很多，主要有照明插座、动力、空调、特殊用电、生活热水、蒸汽、供暖、食堂用燃气、给排水系统等。

（三）大型医疗设备用电量大

为保障医院正常诊疗秩序，大型医疗设备数量多且运行时间长。对于大型医疗设备的用电，大家往往只考虑到设备本身用电量，但在实际运行中还需要考虑设备长时间待机电量，此外还要考虑为保障设备正常工作的适宜环境的空调用电。因此，大型医疗设备系统化用电应该是设备本身运行及待机用电和为其提供适宜环境的空调用电之和。

（四）供冷需求多样化

由于医院建筑具备较为独特的功能，所以其用能特点也比较复杂。对于医院建筑而言，在室内环境控制方面，存在着一定的差异化要求：例如诊断室、病房、办公用房等，仅需保持室内环境温度适宜即可；然而对环境温度、洁净度要求比较高的无菌病房、手术室等，不但要求常年保持恒温，同时更要确保环境的无菌性。因此，空调常年存在在供热季时仍需要持续供冷的情况。

（五）供暖需求多样化

由于医院需求供热量较大，热水供应系统需要常年处于工作状态，热水供应在总能耗中占据较大比例。行政办公楼、病房楼、门诊楼等各个区域需要大量的生活热水，且在进行供热的过程之中，一方面要对空调供热进行充分考虑，另一方面还要顾及供应室、洗衣房蒸汽供应，以及供暖期间的热量需求等。另外，医院还存在长年需要热水的部门分布不集中，并且热参数需求各不相同、供热需求存在较大差异的现象，使得在推进和实施既有医院能源管理过程中存在较大难度。

三、医院能源管理发展趋势

（一）实行医院能源管理目标责任制

能源管理目标责任制是通过工作目标设计，将全国的整体目标逐级分解，转换为单位目标最终落实到各单位的分目标。《“十三五”节能减排综合工作方案》（下文简称《方案》）明确了“十三五”节能减排的主要目标和重点任务，对全国节能减排进行了全面部署。《方案》指出，到 2020 年，全国万元国内生产总值能耗比 2015 年下降 15%，能源消费总量控制在 50 亿吨标准煤以内，明确了推进节能减排的具体措施，还将“十三五”能源消费总量和强度控制目标分解到各省（区、市），提出了各主要行业和部门节能目标。同时，2017 年修订并实施的《公共机构节能条例》指出："公共机构负责人对本单位节能工作全面负责。公共机构的节能工作实行目标责任制和考核评价制度，节能目标完成情况应当作为对公共机构负责人考核评价的内容"。但医院必须清醒地认识到，随着业务量的增加、大型医疗设备的不断引进、信息化的不断发展，医院能源需求会刚性增加，医院节能减排的形势依然严峻、任务艰巨。

（二）能耗数据成为主要节能考核指标

没有对实际能耗数据的全面掌握，就无从谈"以能耗数据为导向的节能"，节能就可能成为攀比"最新节能技术"的使用数量的追求，从而把节能工作引入歧途。节能减排目标责任制的实施，主要就是考核医院实际运行能源消耗的总量及万元国内生产总值能耗。因此，医院节能的目标应该是实际医院能源消耗总量的降低，应以实际运行能源消耗数据作为导向，将它作为医院节能工作唯一的评价标准。对于一个医院而言，医院节能的目标就是在保障医院稳定运行需要的前提下，降低医院运行的能源消耗总量，从而减少能源资源消耗费用、降低医院用能成本。节能评价不是考核医院使用了多少节能技术和措施、使用可再生能源的比例，因为医院能源消耗是一个复杂的系统，单纯靠大量的节能技术的堆砌，不进行节能量监测与验证和能耗数据统计分析，有时实际能源消耗（能耗）非但没有下降，反而会因为高技术设备的引进而上升。

第二节　医院能源管理体系

医院能源管理工作需要医院各个部门的相互配合，包括设备采用、运行管理、使用部门到环境安全等各个方面，但对于大多数医院而言，由于能源消耗费用占医院收入比重相对较小，在医院开展能源管理工作，面临着诸多困难。为了实现能源管理目标，需明确负责医院节约能源资源的工作管理机构和工作职责，将岗位职责落实到人；需制定医院节能降耗项目资金投资计划，做好医院能源管理经费保障；需完善能源管理相关的制度，保障医院能源管理工作的顺利执行及规范各项工作的科学开展。通过建立能源管理体系，使医院在能源管理工作中做到全面系统的策划、实施、检查和改进。通过开展节能减排活动，提高医院人员的节能意识；通过对提升设备运行管理人员节能意识与规范其操作，进一步降低医院能源消耗；通过建立能耗监管系统，实现以能耗数据为导向推动医院能源管理精细化发展的能源管理策略。

一、医院能源管理组织架构

医院面对节能减排的紧迫任务，为确保医院能源管理工作有序开展，应建立由医院领导班子组成的医院能源管理领导小组，由各职能部门负责人组成医院能源管理工作小组，任命能源管理负责人负责医院能源的综合管理工作。各科室设置本科室能源管理负责人，负责科室能源管理工作的统筹安排，还应在能源管理工作的主要管理和实施部门内搭建能源管理平台。能源管理平台应由水、电、天然气、空调、楼宇自控等相关技术专业人员构成，负责贯彻落实医院能源管理工作。通过加强管理、吸纳先进的方法和技术、开展有效的节能宣传活动，提升医院的能源利用效率、降低能耗。

能源管理领导小组的主要职责是全面领导、组织能源工作小组以及各科室负责人，提出能源管理目标和方针，组织审定和批准医院节能规划，组织审定医院年度各类能源消耗指标和节能指标，组织进行能源管理体系建设。组长应由医院院长担任，成员由医院领导班子组成。

能源管理工作小组职责是组织制定各类能源管理制度，组织审定和批准节能规划、节能技术改造和技术攻关计划及年度节能计划，组织召开节能工作例会，进行节能工作的计划、布置、检查、总结，贯彻能源管理领导小组的决定并对执行情况进行检查，负责贯彻落实国家、地方和行业主管部门的有关节能方针、政策、法规、标准以及对其执行情况进行督促和检查，组织开展医院能源利用普查、能源平衡测试和能源审计，组织编制医院节能规划、节能技改计划和年度节能计划，负责医院日常的节能工作，参与政府或行业主管部门组织的节能相关工作会议，向内传达政府或行业主管部门的节能政策和节能工作，向外完成上级布置的节能工作，负责组织医院节能宣传和培训。组长应由医院后勤主管院长担任，成员由各职能部门负责人组成。

各科室能源管理负责人职责是负责统筹安排各科室能源管理工作。各科室自行任命本科室能源管理负责人，负责人应接受培训并开展培训，定期巡视督导本科室的节能工作。科室主任为本科室能源管理第一责任人。

能源管理平台负责人职责是在节能管理工作小组的指导下，负责医院能源的综合管理工作；负责编写节能规划和节能工作计划，认真总结执行情况，加强能源计量管理工作，建立健全全院能源消费统计和能源利用状况分析制度；负责能源利用状况分析及上报，包括能源消费情况、用能效率、节能效率、节能措施等；负责了解节能政策，节能知识培训、教育工作，提高员工的节能意识，杜绝浪费，不断提高能源利用效率，积极推广应用节能技术，降低能耗。能源管理平台应坚持医院领导、医院能源管理工作小组的领导，贯彻落实国家、地方和行业主管部门的有关能源方针、政策、法规、标准并对其执行情况进行督促和检查。能源管理平台负责与能源相关的报表、报告的填写、撰写、上报、存档等工作，做好资料的存档和保存。能源管理平台定期召开例会，加强平台团队建设，提升组员能源管理技术和水平，使能源管理工作形成流程化、标准化的模式。能源管理平台通过组织员工参加能源相关的培训、学术交流及与外单位交流等方式，学习能源相关的政策、节能新技术和新方向等，提升员工能源管理水平，结合医院实际情况吸纳先进的方法和技术，开展有效的节能工作，以提升医院的能源利用效率、降低能耗。能源管理平台负责综合节能管理，应做到工作有计划、实施有方案、活动有记录，以确保节能工作的扎实开展。

二、医院能源管理资金支持

现阶段我国正在大力推进生态文明建设，国家十分重视节能减排工作，出台了一系列促进节能减排的政策和奖励。医院应响应国家号召，大力开展节能相关工作，积极申请国家对于节能相关的资金补贴，为医院减轻资金负担；同时，医院内部应重视节能项目的资金投入，建立医院节能项目库，制定医院资金使用计划，确保节能项目资金保障。此外，医院应充分利用可用的社会资金。合同能源管理是近年来推出的一项先进的能源管理模式，通过与第三方专业的节能公司合作，医院仅需使用减少的部分能源费用来支付节能项目的全部成本，还能充分利用第三方公司的专业力量，但在合作前一定要做充分的评审调研，保障医院能源管理工作安全稳定。

三、医院能源管理制度

（一）节能法规与标准

国家的节能法规与标准是医院能源管理工作的依据，《中华人民共和国节约能源法》《中华人民共和国可再生资源法》《中华人民共和国电力法》《中华人民共和国循环经济促进法》《中华人民共和国清洁生产促进法》《民用建筑节能条例》《公共机构节能条例》都对节约能源做出了相关规定。同时一些标准《绿色医院建筑评价标准》（GB/T51153—2015）、《公共建筑节能设计标准》（GB50189—2015）、《节能建筑评价标准》（GB/T50668—2011）、《智能建筑设计标准》（GB50314—2015）、《综合医院建筑设计规范》（GB51039—2014）、《公共机构能源资源计量器具配备和管理要求》（GB/T29149—2012）也对医院能源管理工作做出了规定，是医院能源管理工作的导向和方向。

（二）节能管理制度

医院需完善能源管理相关的制度，为节能工作提供健全的制度保障。制度的主要内容包括能源岗位责任制度、能源统计分析制度、能源管理制度、能源目标管理制度、能源管理工作考核奖惩制度、设备运行管理制度、能源利用状况报告制度、能耗监管平台运行管理制度及采购等各项节能管理制度。通过各项制度的建立明确医院能源工作人员的岗位职责、明确年度节能目标分解落实情况、明确能源数据统计分析上报要求、明确设备采购要求、设备运行管理要求。制度建设完成后，应重视制度的执行情况，例如设备操作制度应该做到运行维护人员人人知晓，并将制度制作上墙；考核评价制度应严格执行，按照工作完成情况赏罚分明。只有将制度有效执行，才能做好医院能源管理工作。

四、设备运行管理节能

设备运行管理人员直接负责医院大多数用能设备系统的日常运行维护管理，他们的节能技术水平、节能行为和节能意识对医院能耗情况影响重大。他们除应具备医院用能人员的基本节能行为外，还应具备系统和设备的节能经济运行管理的知识和技能。应主动开展节能措施，例如，针对中央空调系统，应提出对中央空调系统运行合理优化和专业管理建议；针对照明系统，应主动提出不同区域照明开关的控制方式；针对供水系统，应主动调节供水管网压力，减少水资源的使用等。主要管理措施有加强节能意识，员工应通过定期参加节能宣传培训、学习交流，积累先进节能技术或节能相关的理论知识。在日常工作实践中，将掌握的节能技术与理论知识应用到工作中，通过观察能耗数据的变化情况，总结节能经验。通过经验的积累，将节能知识与经验传播给自己的同事以及同行业的人，实现共同提升。加强行为管理，如对于能源管理工作人员应制定奖惩制度、培训计划及工作内容规划，加强对能耗数据分析、设备运行巡视工作的监督，对于发现用能问题人员给予奖励，对提出合理化建议人员给予奖励，加强对员工规范操作、节能技术、节能法规标准的培训等。通过上述措施培养医院设备运行管理人员的节能行为习惯，形成医院节能文化。

五、能耗监管系统建设与应用

（一）能耗监管系统的建设

随着医疗科技的发展、大型医疗设备的引进和就诊环境的改善，医院的能源消耗需求在不断地上涨。因此，在保障好医疗质量和安全的前提下加强能源管理工作，了解医院水、电、气等多种能源资源的消耗情况，提高能源的利用效率，就成了医院迫切解决的问题。为了准确得到电、气、水等能耗的分项、分类监测和计量，专业主管部分在制定节能降耗目标、编制相关工作计划时需获得有效的建筑能耗数据作为理论支撑。建立一套覆盖齐全、功能完善的能耗监管系统可以有效地实现医院能耗数据的可视化、管理的动态化和节能的指标化。

医院应按照国家卫生和计划生育委员会、住房和城乡建设部2014年联合启动的《医院建筑能耗监管系统建设技术导则》（以下简称《技术导则》）的相关要求，结合医院自身情况，基于“集中管理、分布采集”的建设原则，建设完成能耗监管系统。在后期，通过不断地调试以及运用，使能耗监管系统为医院提供能耗数据统计分析、制定设备用能定额、挖掘节能管理措施、规范用能行为、优化内部成本核算，来提高医院能源使用效率。能耗监管系统的建设在推进医院精细化管理中发挥着不可或缺的作用。

1．医院能耗监管系统建设目标　应建立起全院联网的能耗监管系统，主要用于医院建筑设施能耗的计量、数据分析、数据统计、节能分析、重点用能设备能效分析及节能指标管理，还能通过能耗统计、能源审计、能效公示、用能定额等制度，促进医院节能运行管理水平提高，达到提高资源利用效率的目的。通过能耗监管系统项目建设，医院把建设节约型医院、形成节约的医院氛围、倡导节约的社会风尚做好做实。建设节约型医院不仅对建设节约型社会具有重要的现实意义，更具有深远的教育意义。

2．医院能耗监管系统建设原则

（1）标准性原则：建设能耗监管系统要严格遵循《技术导则》的要求，参照国家机关办公建筑和大型公共建筑能耗监管系统的相关技术导则要求，符合国家住房和城乡建设部的相关标准要求。

（2）实用性和可靠性原则：符合医院自身的能耗现状和管理模式。能耗监管系统监督与管理相结合，有效地实现节能降耗；基于互联网技术，采用《技术导则》推荐的主流技术；计量器具选择性能可靠的电表、水表等监测仪表。医院能耗监管系统界面在设计上尽量模拟人的工作习惯，使其易于操作；同时提供强大的操作功能，供系统维护人员使用。

（3）开放性和可扩展性原则：系统应采用开放性协议，兼容各种符合《技术导则》要求的计量器具。可与已建成的相关系统进行功能对接或数据交换、扩展挂接多种技术节能专项系统，不断吸收计算机硬件技术、电子监测技术、无线数据传输技术等先进技术的最新发展成果。系统具有良好的接口和方便的二次开发工具，以便系统不断地扩充、求精和完善，更方便医院将来各类数字化医院系统建设的无缝接入。系统在输入、输出方面应具有较强的兼容性，能进行各种不同数据格式的转换。

（4）整合利用已有资源的原则：整合利用已有资源来优化方案、降低成本、缩短施工工期、骨干传输网利用院内已经形成的医院网络资源，计量终端尽量利用已有的表具和设备。

（5）安全性原则：能耗监管系统的安全包括访问安全和数据安全。访问安全控制采用多级区域权限体系，可以在不增加复杂度的情况下，在系统中构建多级的权限区域，将用户的权限限制到每个建筑、每个部门、每组的能耗数据。数据安全控制包括数据保存采用三级数据保存机制，保证数据安全；数据传输采用数据包加密压缩方式，加密口令可由上下级数据中心约定，保证传输安全；以及具有系统数据定期备份和灾难恢复机制。

（6）先进性原则：硬件设备选用性价比高，具有很高的可靠性和较长的使用寿命。软件应采用目前国际上通用禀赋和发展趋势的软件，为以后的功能扩充打下基础。技术方法上采用先进的技术方法和理论，设计使用、可靠、具有先进水平的分析模型和应用模型。

（7）降低对医疗活动的影响：由于能耗监管系统的建设属于改造工程，涉及整个医院的停电、停气、停水和停冷，点多而且面广，情况异常的复杂。这就要求它的建设要建立在与使用科室充分沟通和协调的基础上，尽量避免对医疗活动的影响。

3．能耗监管系统架构组成 医院建筑能耗监管系统应由计量装置、数据网关、数据传输网络、数据中转站、数据服务器、管理软件等组成。此外医院应设置医院能耗监管中心，预留接口至省、部级数据中心。架构示意图详见图 9-1。系统应基于互联网技术，应具备能耗数据实时采集和通讯、远程传输、自动分类统计、数据分析、指标比对、图表显示、报表管理、数据储存、数据上传等功能，满足医院能耗监管内容及要求。

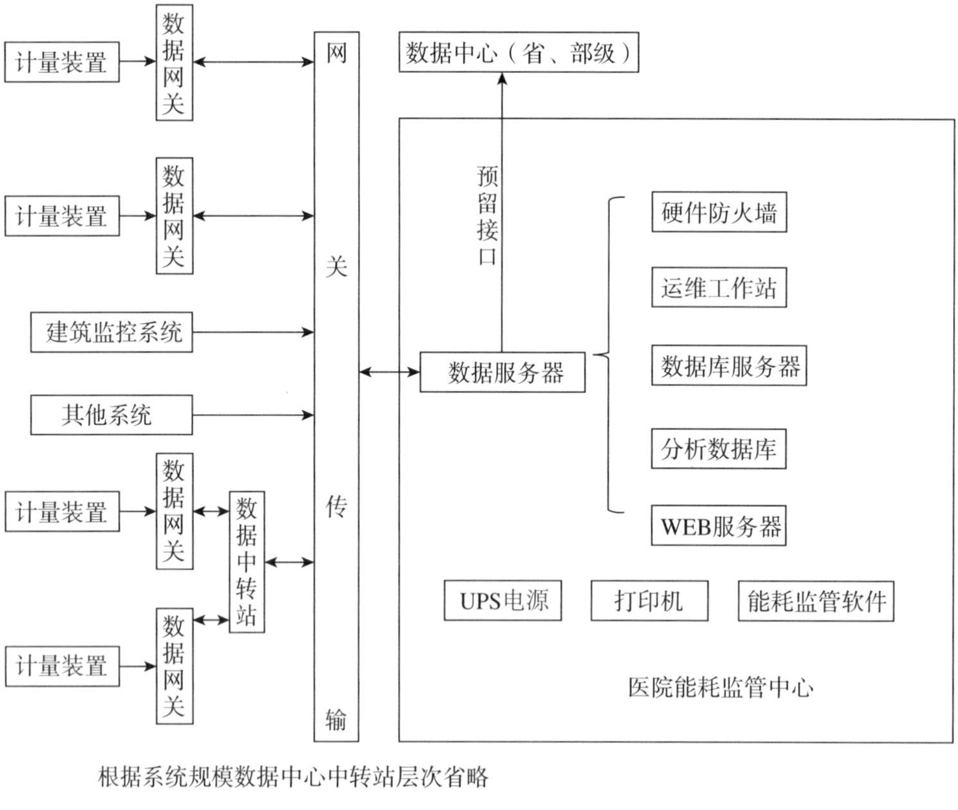

图 9-1 医院能耗监管系统架构示意图

4．医院能耗监管系统的建设内容

（1）能耗监管系统的建设概况：能耗监管系统应实现对医院建筑电、气、水、冷、暖、蒸汽等分类计量，通过实时查看各计量设备的实时、历史能耗分项数据情况，并辅助能耗报警等功能可以有效地发现能源浪费漏洞，对用能区域内的科室实行定额用能管理措施，从而进行有效的节能管理。医院能耗监管系统通过对医院的能耗数据进行采集，并经过后台的运算、处理和分析，得出不同功能属性楼宇间用能的横向对比状况、不同用能单元间同一时间的横向对比状况、同一用能单元不同时间（日、周、月、年）的纵向对比状况、用能单元子项占比分析、医院整体及分项用能趋势等。

(2) 常用的几项功能：系统应包含水、电、气、空调、蒸汽、采暖、环境以及氧气等监测点位，系统应可通过电脑、手机等任意智能终端分级授权登录，对数据进行在线监测、统计分析和管理。应通过水、电、气等分级报警机制，建立能源使用安全监测体系，实现重要报警信息通过短信等方式第一时间传达给相应工作人员，使得问题可以获得及时处理，保障医院用能安全。系统应实现与上级部门能耗平台对接。系统应具有丰富的数据传输、审核校验、建模、运算、同步等功能，例如电、水、气、蒸汽等的分级计量，医院各院区分类能耗能流图展示，用电分项计量，以及重点用电参数的监测等。系统应可以根据能耗数据，结合医院的实际情况，对医院各系统的能耗进行初步评估，从而辅助分析改进措施及其节能效果。例如针对分项用电进行楼宇间横向对比分析、分户纵向对比分析、昼夜用能分析、医院单位面积用能分析和排名等。此外系统可根据需求打印和导出多样化的数据报表，便于进行数据的进一步分析工作。

（二）医院能耗监管系统运行维护

对于能耗监管系统的运行维护，首先应建立监控中心，完善相应的配套制度建设，由专人负责能耗监管中心的运行维护。能耗监管系统积累了大量的能耗数据，导致数据不准确、发现不及时，这是目前能耗监管系统普遍存在的问题。各医院应制定基于计量表结构模型核查数据准确性的策略。在维护数据方面，还应设置组合报警条件识别可疑数据，根据计量表示数单调性及设定容量过滤异常数据，使用时间序列分析法补充、调整数据，确保能耗监管系统数据准确。同时应建立规范化的数据分析流程，利用能耗监管系统采集数据，各专业工程师定期组织例会分析能耗情况、挖掘节能潜力，并提出改进措施，从而为医院主管领导对能源管理和节能工作的决策提供依据和参考。

（三）医院能耗监管系统数据分析方法

医院能耗监管系统在实际运行过程中积累了大量数据，需要对这些数据进行充分分析，得到其中有价值的信息和关联性信息。系统基于数据分析实现节能运行，了解各分项能耗占比情况，识别出重点用能单元，对重点用能单元进行能耗及能效对标分析，发现节能潜力并预估节能效果，根据实际数据分析将医院节能任务按分项分解；同时对设备运行进行监控，保证医院舒适和稳定运行。

医院能源系统主要消耗的是电、气、水 3 种能源资源。图 9-2 是一个典型的北方三级综合医院的能源消费结构示意图，其中电力约占 48%，锅炉用气约占 49%（医院能源消耗最主要的两部分），食堂用气及油占比相对较小。针对电力能耗进行分析，空调用电约占 42%（耗电量中最大的分项），照明插座用电占比约为 27%，特殊区域用电占比约为 15%（主要包括医疗设备、信息中心机房、锅炉房、污水站等重点区域），动力用电占比约为 6%（主要包括电梯、污水泵、热力站等设备）。通过近一步对用电分项的子项分析，我们可以找到包括主要楼宇照明插座、冷机系统、净化空调系统、多联机系统、新风系统、大型医疗设备（耗电）、信息中心（耗电）及锅炉用气等重点用能单元。

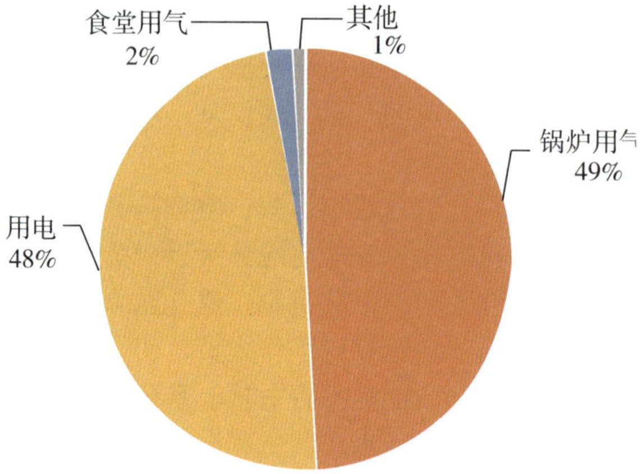

图 9-2　医院的能源消费结构示意图

1．用气分析　在用气分析上，医院能耗监管系统应采集每台锅炉天然气、蒸汽、热量、压力等表具数据，根据监测的历史数据，基于热力学锅炉热效率正平衡方法，分析出全年各月综合热效率、供暖季期间与非供暖季期间热效率变化的趋势、单台锅炉的效率，并应进一步分析导致效率低的原因；再通过加强调试、维护等方式提升其效率。《质检总局关于发布〈锅炉节能技术监督管理规程〉第 1 号修改单的公告（2016 年第 113 号）》中要求燃天然气锅炉限定值为 92%，目标值为 98%，医院应根据锅炉运行情况进行对标，实施锅炉节能更新工作。同时能耗监管系统中应包含室内温度监测，结合《综合医院建筑设计规范》（GB51039—2014）中对室内供暖计算温度的规定合理控制医院供能系统运行模式，实现供暖系统的经济、稳定运行（表 9-1）。依据 DB/T1231—2015《燃气工业锅炉节能监测》，蒸汽锅炉排烟温度应不大于 160℃，排烟处过量空气系数应不大于 1.2，排烟处一氧化碳含量应不大于 0.02%。医院应对指标参数进行对标管理。

表9-1　室内供暖计算温度

用房名称	计算温度（℃）
病房	20 ~ 24
诊室、检查、治疗室	18 ~ 24
患者浴室、盥洗室	22 ~ 26
一般手术室、产房	20 ~ 24
办公、活动用房	18 ~ 20
无人活动用房（如药品库）	≥ 10

2．用电分析

（1）空调用电分析：在空调系统的运行过程中，我们必须详尽了解系统的真实运行情况。能耗监管系统的数据监测分析和对标思维是供暖空调系统项目优化设计、优化运行、节能改造的依据，是今后空调系统发展的趋势。医院能耗监管系统应监视冷源系统各主要设备耗电量、制冷量，供回水温度、压力、流量，可采用《冷水机组能效限定值及能效等级》（GB19577—2015）、《空气调节系统经济运行》（GB/T17981—2007）作为系统运行能效对标的依据。其经济运行评价指标体系结构如图 9-3 所示。此外，国家标准还明确了不同类型冷水机组对应的限值及目标值，其中还对冷冻水泵传输系数及冷却水泵传输系数制定了全年累计工况及典型工况的限值。应根据对标值与监测值优化空调系统的能耗结构。

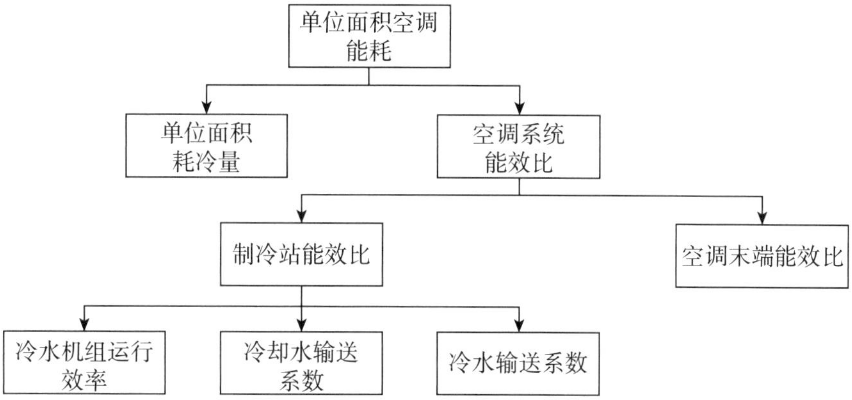

图 9-3　空调系统经济运行评价指标体系结构

（2）供配电系统分析：可靠优质供电是医院设备安全稳定运行、医疗仪器设备性能正常稳定发挥的重要保证措施。医院的能耗监管系统建设应从完善医院电能质量管理角度出发，实现对医院电能质量的在线实时监测和调控。它应能及时发现供配电系统中存在的安全隐患，有效降低和预防供电系统对医疗设备性能的影响，同时降低供配电系统的电耗损失。电能质量评估的重要特征指标主要包括三相不平衡度、电压闪变和谐波分量。应根据 DB11/T140—2015《三相配电变压器节能监测》对医院的变压器三相不平衡度、电压闪变和谐波分量监测对标，各参数合格指标如表 9-2 所示。此外，还应在运行中根据变压器性能特性曲线，调节变压器负荷率，使变压器尽量处于最佳经济运行负荷。

表9-2　变压器参数合格指标

参数名称	标准
日均负载率	≥ 30%
功率因数	≥ 0.93
电压总谐波畸变率	≤ 5%
负序电压不平衡度 95% 最大值	≤ 2%
负序电压不平衡度最大值	≤ 4%
日电能损耗率	≤ 1.1%

六、节能宣传

为了使医院内部医护人员以及医院服务人员等用能人员了解相关节能方面的信息和措施，医院应定期开展节能减排活动，提高医院人员的节能意识。主要的几方面措施如下：

1．定期开展节能宣传活动　通过编制、发放节能低碳生活、节能低碳工作、节能低碳出行宣传手册，在办公区域和公共区域的显著位置张贴编制的节能宣传资料，为用能人员提供相关专业资讯，提高工作人员的节能意识，倡导低碳工作、低碳生活。

2．响应国家号召，通过撰写优秀节能案例等文章，投稿至公共机构节能网上进行宣传报道。通过网络媒体的方式，宣传节能先进理念及管理经验，提高医院用能人员的节能意识。

3．推行节能绩效考核，通过组织各部门进行节能巡查，对浪费能源的行为在院会上进行通报。将绩效与巡查情况关联，提高用能人员节能意识，促进各科室对能源管理的重视，也可取得一定节能效果。

4．通过这些节能宣传活动的开展及绩效考核工作的落实，可以有效促进医生、护士、患者、保洁等医院服务人员节能意识的提高。节能宣传活动不再仅仅局限于生活节能的具体措施，而是通过绩效考核、多媒体宣传、荣誉授予等措施，使用能员工由被动节能到主动节能转变，达到更好的效果。

第三节　医院能源管理措施

医院在数据分析的基础上，应用科学的管理工具建立节能项目库，通过管理节能、行为节能与技术节能措施的合理化运用，进行节能项目的全过程管理，以实现节能项目的预期目标。能源管理措施主要包括建筑围护结构的节能措施、空调通风系统的节能措施、供暖系统的节能措施、供配电系统的节能措施、照明系统的节能措施、给排水系统的节能措施、公务车辆的节油措施等。

一、建筑围护结构节能措施

（一）外窗节能措施

一般来说，普通单层玻璃窗导致的能量损失会占到围护结构总能耗的 40% ～ 60%。因此，在进行建筑节能设计时，要根据朝向合理地设计窗口开口比例。在能耗比较高的墙面尽量不要开大窗，并做好遮阳措施。此外还要选择隔热性良好的玻璃品种，例如吸热玻璃、镀膜玻璃等，同时要提高窗户的气密性，降低能量损失。

（二）建筑墙体节能措施

可以选择空心砖、加气混凝土等新型墙体材料（隔热性更好）代替实心黏土砖等传统保温隔热性差的墙体材料，提高墙体的保温隔热性能；或在建筑外墙的外侧、外墙的内侧、建筑的内墙和外墙中间布置绝热材料，达到隔热保温的效果，降低建筑能耗。在制冷季及供暖季，通过建筑墙体的内外保温技术，降低通过墙体结构向外的能量损失。

（三）地面及屋顶节能措施

应采用高效保温材料铺设保温层，采用保温效果好和有助于延缓保温层老化的结构和施工工艺。为了避免保温层吸收过量的水而对屋顶的保温效果造成影响，保温层尽量不要使用吸水率大的保温材料。如果保温材料的吸水率比较高，需要在屋顶布设排气孔，将保温层中的水分排出，防止屋面的厚度和重量过大。

二、空调通风系统节能措施

暖通空调是医院等公共建筑的用能大户。据统计，医院集中空调系统能耗占医院建筑总能耗的 40% 左右。医院建筑的造价一般只占建筑寿命期总费用的 11% 左右，而包含能耗在内的运行费用占到 50% 以上。

医院集中空调节能有多种手段，涵盖各个方面，从空调管理的角度来说可以分为技术节能和管理节能。技术节能是指通过专业化的技术原理和手段达到节能目的，通常其节能效果具有可测量性；但有时会出现“局部节能”的现象，如风机、水泵的变频，虽然节能效果可观，但变频器对电网造成的污染也随之而来，尤其是在精密医疗设备密集的医院环境中。如果确有变频改造的必要，也应谨慎应用并做好变频的谐波保护和高频处理。管理节能的核心是提高医院集中空调的管理手段，在辅以一定技术手段的同时达到节能目的。管理节能的效果虽不像技术节能那样容易评估，但却是最为经济和有效的。很多医院集中空调节能手段已经融入了日常的运行管理工作中，而且大多数节能手段既依靠技术，也离不开管理。医院空调节能可划分为 4 类：降低建筑物的冷热负荷、冷热源的高效运行、降低输配系统电耗、空调末端及通风的合理运行。

（一）降低建筑物的冷热负荷

为避免大规模无组织新风进入，可对医院主要建筑进行风平衡分析，测试总新风量和排风量并对比两者关系。设计中为了保证一定的房间正压，一般新风量比排风量高 10% 左右。若总排风量大于新风量，则可说明有无组织新风渗入。另外，可以在医院门诊楼大门加装空气幕，在不影响人员正常进出的同时减少了新风的引入；对外窗加装密封条，并张贴节能标语提示患者和医务人员减少开窗等。

（二）冷热源的高效运行

1．减小冷热源容量 制冷机选型偏大是我国医院建筑中普遍存在的问题，实际运行时制冷机只有很少时间在额定峰值负荷运行。制冷机在低负荷运行时能效比（COP）较低，甚至可能引起喘振现象，造成不良影响。在医院运行管理中，如在冬季或过渡季节发现类似现象，可考虑增配小冷量制冷机。另外，冬季工况中，在有空气源热泵或多联机系统与散热器并存时，应考虑采用以锅炉或市政热力为热源的散热器制热，尽量减少空气源热泵甚至电加热等低效率的热源。

2．冷水机组的优化运行 合理提高现有冷水机组的 COP 值是冷水机组运行节能的关键。适当提高冷水温度、降低冷却水温度，可以改变主机冷凝器、蒸发器的压力和温度，提高制冷机效率；提高冷却水水质，可以提高机组换热效率；还可以合理利用小制冷机。

3．利用自然冷源 在过渡季夜间和冬季利用板式换热器和冷却塔冷却水换热供冷，可以大大降低制冷机的启动时间，降低电耗。

4．减少冷热损失 热回收式新风机组可以将室内排风与室外新风进行显热和潜热交换，预热新风或降低新风温度，达到室内冷热量回收利用的目的，从而降低新风负荷。定期对管道保温进行检查，确保管道保温完好有效，减少空调系统管路的冷热量损失。

（三）降低输配系统电耗

1．冷水系统 医院空调系统在设计时通常按满负荷选择设备容量，并用最不利环路进行水力计算，而实际运行中的机组绝大部分时间在部分负荷运转，尤其是冬季和过渡季节，导致流量远大于设计值、温差较小、水泵能耗增大。应通过调节各环路的平衡阀，保证水力平衡，达到大温差小流量节能运行。

2．冷却水系统 应关闭阀门，杜绝冷却水从不运行的冷却塔旁通；定期清洗和维护冷却塔填料；并且避免冷却塔风量偏小的情况发生。

（四）空调末端及通风的合理运行

做好医院空调末端的实际运行工作，首先是在有条件的情况下通过集中控制，根据各房间的实际需求合理设定温度。其次是通过在空调区张贴节能标语，配合开展培训，提高医患人员的节能意识。再次是末端回风过滤网要及时清洗。最后是供暖季期间，在保证室内舒适度的情况下适当降低送风温度等。

三、供暖系统节能措施

由于医院供暖季较普通公共建筑具有持续时间长、供应需求大、使用部门多等特点，如医院中心供应室高温清洗机、高温高压灭菌器、洗衣房洗衣、药剂科制药及院区空调加湿等工作均需热源蒸汽。因此，供暖系统成为医院等公共建筑的主要用能单元，约占医院建筑总能耗的 40%。在当前国家大力提倡节能减排、环境治理形势下，加强医院锅炉房的安全节能管理在医院后勤管理中是首要任务。医院需要精细化、标准化的管理才能让医院供暖系统实现安全节能的目标，对于如何在保障蒸汽锅炉的安全运行的同时降低运行成本是我们要去思考、探讨的问题。医院热源按照供应形式可分为热电厂供热系统、区域锅炉房供热系统、太阳能等可再生能源供热系统。针对供热系统组成，本部分将分别讨论热源、输配管网及供暖末端等方面的节能措施。

（一）热源节能措施

1．锅炉节能 应选用热效率值高、满足国家相应标准规定或技术要求的锅炉；通过对锅炉的运行参数、运行效率进行监测，以保证锅炉在最佳运行效率下运行；同时做好锅炉全生命周期管理，必须定期对锅炉进行洗炉、及时更换新型锅炉。

2．采用新型供暖热源 医院的供热系统应尽可能采用生物质能及其他余热废热等可再生能源、使用热泵等技术减少一次性能源消耗；或采用热电冷三联供系统，这种分布式能源作为一种独立式电源，在常规供电系统外，可以为医院多提供一路可靠的电源和冷热源，提高医院供电保障能力。保证运行时间是分布式联供系统经济、可行的重要因素。医院负荷规模较大，且同时具有冷、热和电负荷，平均热电比接近 2，比较适合发展分布式能源系统，并且适合常年运行分布式能源系统。但是医院负荷波动较大，因此在设计分布式能源系统时必须根据实际情况、综合考虑各方面因素来确定分布式能源系统的型号配置，分析其运行需求，保证系统全年高效运行。

3．安装余热回收装置 一方面安装烟气余热回收装置，可以降低氮氧化物的排放、减少燃气消耗、提高锅炉运行效率。锅炉烟气的排烟温度一般在 160 ~ 250℃，烟气余热回收利用是指采用热交换技术利用烟气中的热量，回收的烟气余热可用于加热生活用水。另一方面通过安装冷凝余热回收装置，利用空调冷凝热加热生活热水来替代医院用蒸汽或热水锅炉，可减少生活热水能耗，获得可观的经济效益。此外，蒸汽供热冷凝水回收也是医院节能、节水的重要措施。

（二）输配管网节能措施

1. 热力管网维护 为减少供暖输配热损失，医院应对热力管网进行良好的保温，特别是对管网中的阀门、法兰等部位更要注意保温。管网维修后，注意对管网保温层的维护。若使用蒸汽锅炉，应对蒸汽管网进行节能改造。蒸汽输送管网应安装疏水阀，注意疏水，提高蒸汽品质。直接使用蒸汽的设备应安装减压阀，减压用气。蒸汽管网运行要符合“高压送气、低压用气”的原则。

2. 气候补偿技术 由于医院供暖系统中的供热设备是按照该建筑的最大负荷来进行选型的，而在实际应用中，室外空气温度往往高于设计温度，整个供暖期间，建筑物使用最大热负荷的时间较短。气候补偿器正是针对这一问题，它根据室外空气温度的变化，随时改变电动调节阀开度改变供回水混合比例，调整换热站二次网的供水温度，实现换热站供热量的动态调节、降低能源消耗。

3. 分时、分区、控温供应 医院存在部分用热区域不是24小时用气，当用热区域停用后，不但要关闭设备的进气阀，还应关闭整条管路的总阀，使该管路与蒸汽系统隔断。关闭停运管路能防止热量的损失，并减少冷凝水的产生。同时应对于各楼宇、各楼层进行分时、分区、控温供应，按需进行热量供应。这样既能满足使用需求，又能有效节约能源。

4. 循环水泵变频控制 医院供暖系统在设计时通常按满负荷选择设备容量，并用最不利环路进行水力计算，而实际运行中的水泵绝大部分时间可以部分负荷运转，尤其是低负荷期间，导致流量远大于设计值，温差较小，水泵能耗增大。应通过调节各环路的平衡阀，保证水力平衡，实现节能运行。

（三）供暖末端节能措施

提升医院采暖末端设备能效，降低供暖负荷需求，从根源控制供暖能耗。首先，冬季供暖时，应严格控制室内温度，温度太高不仅浪费能源，而且不利于身体健康。同时，在暖气片处安装温度控制阀，可以根据需要调节散热量，实现管理节能。当同一层不同房间出现供热不均，或不同楼层室内温度相差较大时，说明系统水平衡存在问题，运行人员应及时进行调节。

四、供配电系统节能措施

（一）变压器节能

建筑供配电系统是建筑的最基本的、应用最广泛的系统。配电系统节能主要是变压器节能及供配电线路节能。由于介入电网的变压器数量大，运行时间长，所以变压器损耗占电网能耗的比重比较大。目前医院使用S11系列变压器节能效果已经很明显，但经比较最节能的非晶合金变压器明显效率更高、损耗更少。故医院应适时应用新型号、新类型的变压器，使配电网路既节能、又稳定。

（二）运行节能

根据DB11/T140—2015《三相配电变压器节能监测》，对供配电系统各参数设置了合格指标：变压器的效率随着负载的增加而提高，但是并不是负载率越高，效率越高；而是当效率达到一定值后，负载继续增加，效率反而会有所下降。主要由于负载电流较大时，铜损增加较快所致，变压器效率最高时的负载系数一般为 50% ~ 70%。所以运行中，应通过负荷调整，合理安排变压器的数量及容量，使供配电系统运行更高效。

（三）供配电线路节能

供配电线路是整个建筑用电系统的输送直接载体，其主要特点是型号多、长度长、路由复杂。供配电线路中通过电流时会产生电能损耗，损耗值与导体材料、横截面积和长度有关。降低线路损耗（线损）是输配电系统节能的重要课题。由于供电线路的损耗值与导体长度、横截面积、材料和线缆工作温度相关，因此应将供电变压器尽量靠近负荷中心布置，以减少供电线路长度。按经济电流选择导体截面积，不仅仅是计算电缆的购置等初期费用，而是也将电缆经济寿命期内的运行费用计算在内。由于电缆载流量随电缆温度变化而变化，因此应在设计中，考虑电缆本身的散热需求和互相之间的干扰，降低电缆运行中温度，实现节能。

五、照明系统节能措施

医院照明插座用电是医院用电系统中除了空调用电占比最大的部分。大型综合医院一般拥有灯具数万只，照明总功率达每小时数千千瓦，如不合理控制医院照明用电，将造成大量能源损失。

（一）合理确定各功能房间的照度

目前医院常用的照明设计标准为 GB 50034—2013《建筑照明设计标准》，它规定了工业与民用建筑的照度设计标准值和功率密度限值。由于在实际设计时房间尺寸和形状各不相同，并不能完全达到规定的照度值。因此，设计照度值与照度标准值允许有 ±10% 的偏差，房间内灯具数量小于 10 个时偏差可以超过 ±10%。在满足照度要求的前提下，必须严格执行照明功率密度限值。而且标准中的功率密度限值是最高限值，而非推荐值，实际设计中必须尽可能减小功率密度值以达到节能的目的。

（二）选择优质、高效的照明灯具

1. 光源选择 当前医院常用光源主要有三基色直管荧光灯、紧凑型荧光灯、金属卤化物灯、陶瓷金卤灯、高频无极灯、发光二极管（LED）等，根据其不同的特性可以应用在不同的场合。LED 照明灯具与目前大规模使用的三基色直管荧光灯、紧凑型荧光灯、金属卤化物等相比，具有寿命长、光效高等特点，但其色温偏高、光线不够柔和，使用领域受到一些限制。随着白光 LED 灯的研制成功，LED 照明的应用将会逐渐扩大。

2. 灯具选择 照明灯具主要可分为开敞式、护罩式、格栅式等，其灯具效率也不相同。按照相关国家规范和行业标准，各种荧光灯灯具效率限值为开敞式灯具≥ 75%，透明保护罩式灯具≥ 65%，棱镜保护罩式灯具≥ 55%，格栅式灯具≥ 65%。因此，对于无特殊要求的场所均应选择效率高的直接型灯具。

3. 智能照明控制系统的应用 照明控制主要分为手动控制和自动控制。手动控制一般是指人根据不同使用的需求，现场开启或关闭灯具，此种方法在走廊、楼梯间、大厅等公共区域不能及时根据现场情况的改变自动调节照明，不利于照明系统的节能。自动控制包括声光感应控制、红外线感应控制、时钟控制、智能照明控制等。声光控制、红外线控制主要应用于医院建筑的通道等公共区域，时钟控制主要应用于院区路灯、景观照明等。智能照明控制系统主要根据现场实际照度和使用要求建立节能模型，在现场安装照度感应器，在配电箱的每个回路中加装接触器、驱动器等，照度感应器和控制面板的数据经总线传输至中央控制计算机，中央控制计算机通过控制接触器、驱动器的通断来控制各回路灯具的开启和关闭，实现集中控制、定时控制、组合控制等多种模式。照明控制的主要目的就是通过自动化智能化的控制灯具，减少灯具使用时间，实现节约电能的效果。

六、给排水系统节能措施

随着中国缺水形势的日益严峻、水资源紧缺的不断加剧，节约用水是当前社会面临的重要而紧迫的任务。伴随着医院用水量的逐年增大，政府部门对医院节水工作要求越来越高，因此制定医院节水计划、开展医院节水工作已成为现阶段的重要任务。

（一）定期开展水平衡测试

水平衡测试是对用水单元和用水系统的水量进行系统的测试、统计、分析得出水量平衡关系的过程。各用水单元或系统的输入水量之和应等于输出水量之和。水平衡测试是加强用水科学管理，合理用水的一项基础性工作。通过水平衡测试可以摸清医院用水现状，用水水量之间的定量关系，进行合理化用水分析，找出节水潜力，制定节水改造计划，建立用水台账，积累基础数据。

（二）安装用水检测系统

通过对医院供水管网及各用水部门安装计量水表采集能耗数据，可对院区内所有建筑用水情况进行实时监测。发现用水异常情况，可实现自动报警功能；并可通过对各楼宇任意时段的用水曲线变化情况的分析，挖掘节水潜力、开展节能措施，达到降低用水量的目的。此外，还应加强对院区内主管网压力值的实时监测，及时发现水压突变等情况，配合水耗数据监测可有效地降低院区内水资源浪费的现象。

（三）普及节水型器具

医院常用的用水器具有水龙头、大便器、小便器、淋浴器等。用水器具的性能直接影响医院的节水效果，在医院中应优先选用节水型用水器具。节水型用水器具是指比同类常规产品能减少流量或用水量、提高用水效率、体现节水技术的器具。例如选用新型的节水马桶，节水率可超过 30%。技术节水，如采用改变出流方式、减小出流截面积、减少用水浪费、使用节能水嘴的方式，使每个节能水嘴分钟出水量较改造前可节水 60%。医院还应稳步推进智能刷卡淋浴系统，设置固定用水时间，超时自动断水，杜绝人走长流水、长时间洗浴，引导人们养成良好的用水习惯，达到节水目的。

（四）绿化灌溉节水技术

医院内部绿化灌溉用水尽量使用中水或收集的雨水，采用喷灌、微灌、滴灌等灌溉方式，严禁使用自来水涌灌。

七、车辆节油措施

（一）加强用车管理

医院应建立健全用车管理制度，实施用车日常规范化管理，建立用车油耗台账，实施公务用车改革，集中管理使用车辆，倡导员工乘坐公共交通工具。

（二）推广应用新能源汽车

医院应通过配备新能源汽车，或建设新能源汽车自助共享租赁服务网点、新能源汽车充电桩，合理推广新能源汽车。

第四节　医院能源管理案例

北京大学第三医院基于医院能源管理实际工作，通过建立健全医院能源管理体系、运用科学的管理工具、建设与应用能耗监管系统，实现能耗的多级分项计量，继而在数据积累的基础上开展能耗分析、摸索能耗规律，实现以数据为导向的能源管理精细化发展、促进管理和技术节能工作有效开展、取得明显的节能成效。“十三五”期间，医院业务量不断上升，但能耗强度稳步下降，表明这种以医院能耗数据为导向的能源管理取得了显著成效。

一、基本情况

北京大学第三医院建于 1958 年，为国家卫生健康委员会委管医院，是一所集医疗、教学、科研、预防、康复与保健为一体的综合性三甲医院。2018 年底，在岗职工 5 157 人。气候为典型的暖温带半湿润大陆性季风气候，夏季高温多雨，冬季寒冷干燥，春、秋季短促。医院的能源资源消耗包括水、电、天然气、汽油和柴油，2018 年医院总能耗为 9 636.22 吨标准煤，万元国内生产总值能耗为 0.0170 吨标准煤 / 万元。

二、推进措施

（一）能耗监管系统的建设

为推进能源管理精益发展、对实际用能数据全面掌握，2015 年，北京大学第三医院依据《医院建筑能耗监管系统建设技术导则》对能耗管理进行整体规划。由总务处处长及各专业骨干组建项目管理团队，通过统筹规划，在保障正常医疗秩序的前提下，建成了能耗监管系统（图 9-4）。系统共计 1 498 个监测点位，实现了医院全部建筑的电、水、气等能耗数据分类、分项、分户的实时监测与统计。

（二）能耗监管系统的应用

1. 能耗监管系统的运行　系统建成后，医院首先建立能耗监管中心，通过完善配套制度及运行规程，实现系统稳定运行。并创新性搭建了由水、电、气、统计等各专业工程师组成的能源管理平台（图 9-5），将能源管理作为重点专项工作开展研究。在数据分析方面，医院建立了标准化分析流程，由能源管理平台定期统计能耗情况，开展例会分析并形成能源资源消耗分析报告。

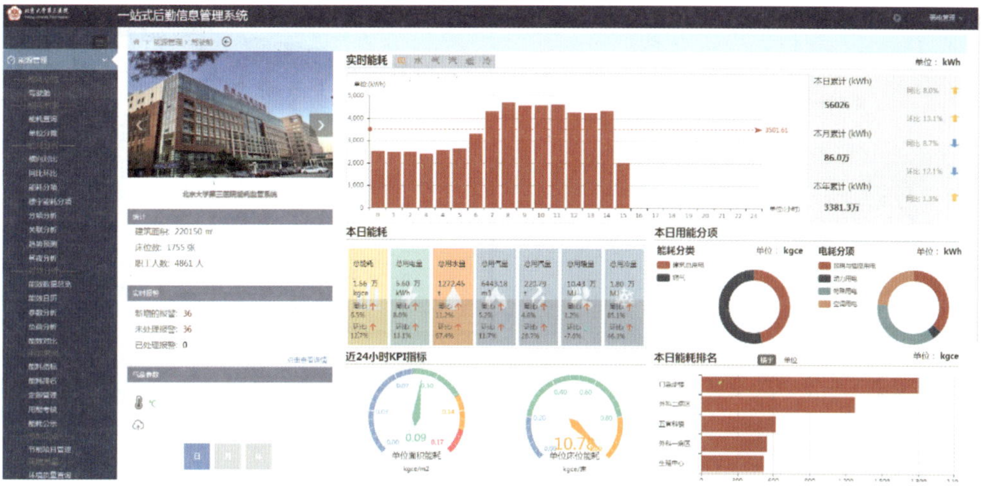

图 9-4　北京大学第三医院能耗监管系统首页

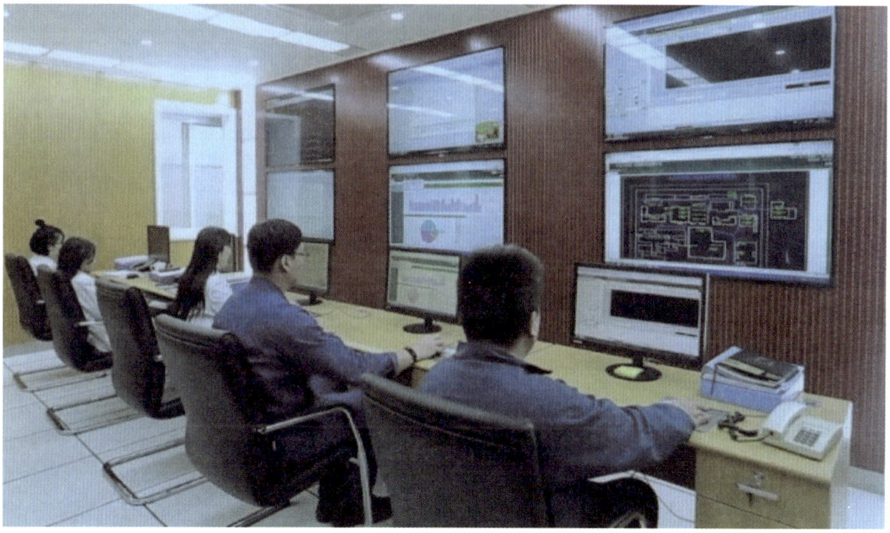

图 9-5　北京大学第三医院能耗监管中心工作状态

2．基于能耗监管系统的数据分析　基于数据的积累，一方面通过能耗数据分析识别重点用能单元，对重点用能设备进行能效对标分析，对重点系统控制策略进行合理性论证，挖掘医院节能潜力。另一方面联合第三方单位对医院开展能源审计等合作，进一步提高医院用能分析水平。北京大学第三医院能源审计报告及能源资源消耗分析报告见图 9-6、图 9-7。

（1）用电分析：以 2018 年北京大学第三医院用电数据为例分析（图 9-8），从分项上看空调占总用电量的 42%，照明插座占 27%。因此空调及照明节电是节电工作的重点。空调主要由冷机系统、净化空调系统、多联机系统以及新风系统构成，不同空调系统其用电规律各不相同（图 9-9）：冷机系统主要在 4 月至 9 月供冷季期间用电量明显增大；多联机系统则由于兼具供冷和供热功能，其电耗呈现出更为明显的随冷热波动趋势，二者电耗占空调总电耗 50% 以上。因此，针对冷机多联机设备进行性能对标，通过置换高效设备，控制策略合理性论证，开展专项节能项目，来实现节能目标。照明插座用电量仅低于空调用电，是影响医

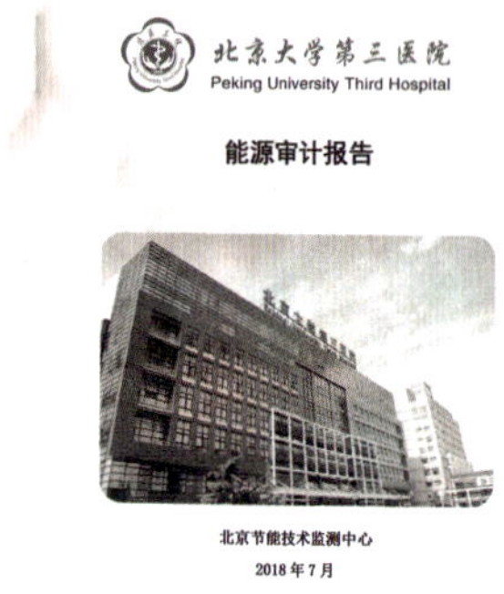

图 9-6　北京大学第三医院能源审计报告

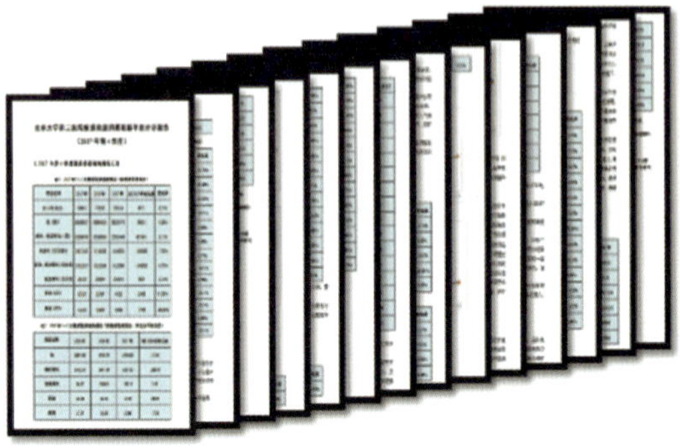

图 9-7　北京大学第三医院能源资源消耗分析报告

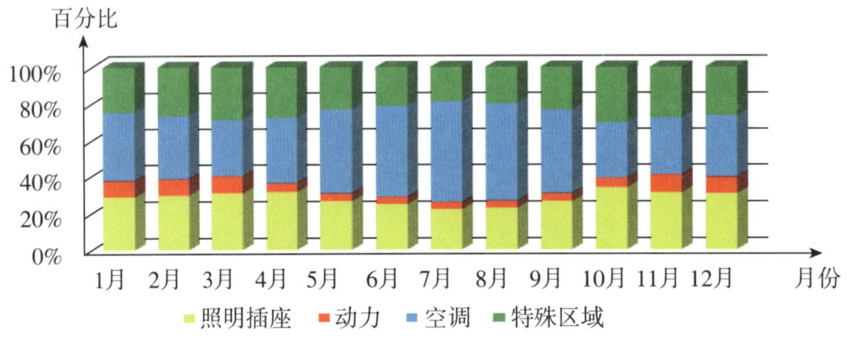

图 9-8　2018 年北京大学第三医院用电分项情况

院总用电量的第二大因素。在照明插座用电方面，根据医院情况，一方面，稳步推进节能型灯具改造；另一方面，照明控制方案也是影响照明系统效率的重要因素，能实现公共区域照明时间、照明灯具数量、照明控制方式（楼宇集中控制、时间控制、光控等）等的精细化控制。根据天气、季节以及用户需求等合理调整照明方案，可以有效地避免不必要的能耗，达到节电效果。

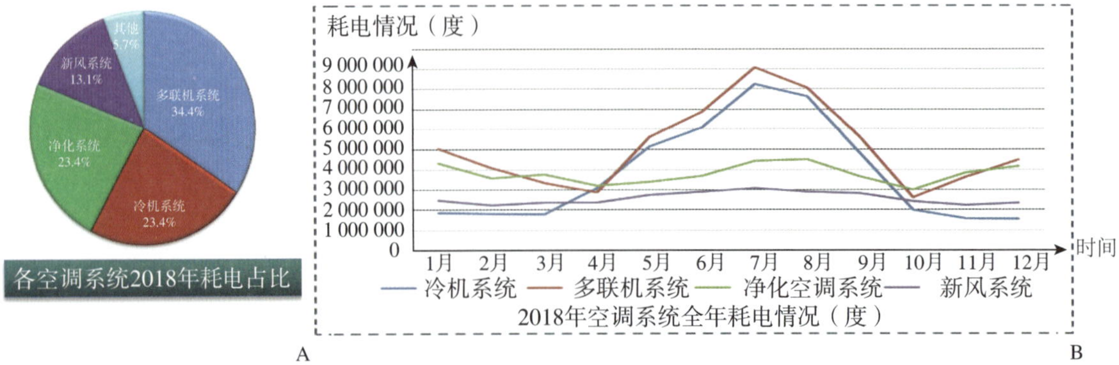

图 9-9　2018 年北京大学第三医院空调用电分项情况

A，各空调系统 2018 年耗电占比；B，各空调系统 2018 年全年耗电情况

（2）用气分析：医院的天然气消耗分为食堂和锅炉用气两部分，其中后者占总用气量的94%，因此是节气工作的重点。北京大学第三医院共设有 5 台 10 t/h 燃气蒸汽锅炉，供应医院全部的消毒灭菌、洗衣、制药、生活热水以及冬季供暖等需求。由图 9-10 可知，锅炉用气随季节变化明显，供暖季期间（1 月至 3 月、11 月至 12 月），随着医院热力需求的明显增加，蒸汽需求明显增加，天然气消耗量也明显增加。此阶段用气量约为全年总用气量的 73.39%，因此采取有效措施降低供暖期间用气量是节气工作重点。此外，非供暖季期间（4 月至 11 月），虽然热力需求降低，蒸汽用量大幅降低，但由于蒸汽损耗率的增加，单位蒸汽消耗的天然气量有所增加。因此非供暖季则需通过合理措施提升蒸汽利用效率，从而实现节能。

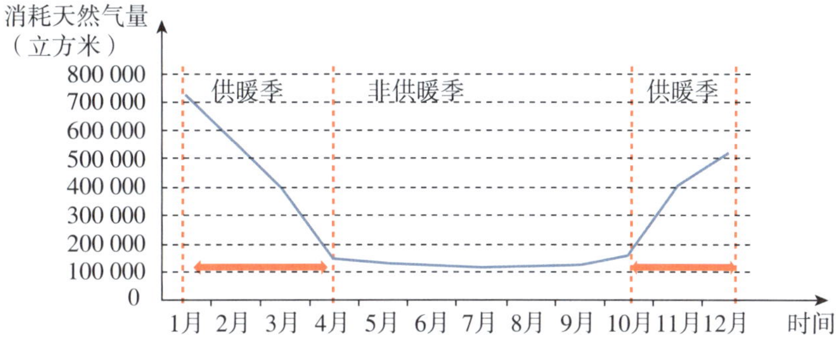

图 9-10　2016 年北京大学第三医院用气情况分析

（3）用水分析：北京大学第三医院基于能耗监管系统，定期开展水平衡分析，掌握各楼宇、各环节的用水规律；同时，通过综合监测分析各一级、二级水表用水量、水压情况（图 9-11），寻找水压不平稳或用水量突然变化原因，及时发现阀门或管线的问题点并加以解决。这样可使医院用水更加平稳，避免出现院区主管线漏水现象，能有效地节省水耗。

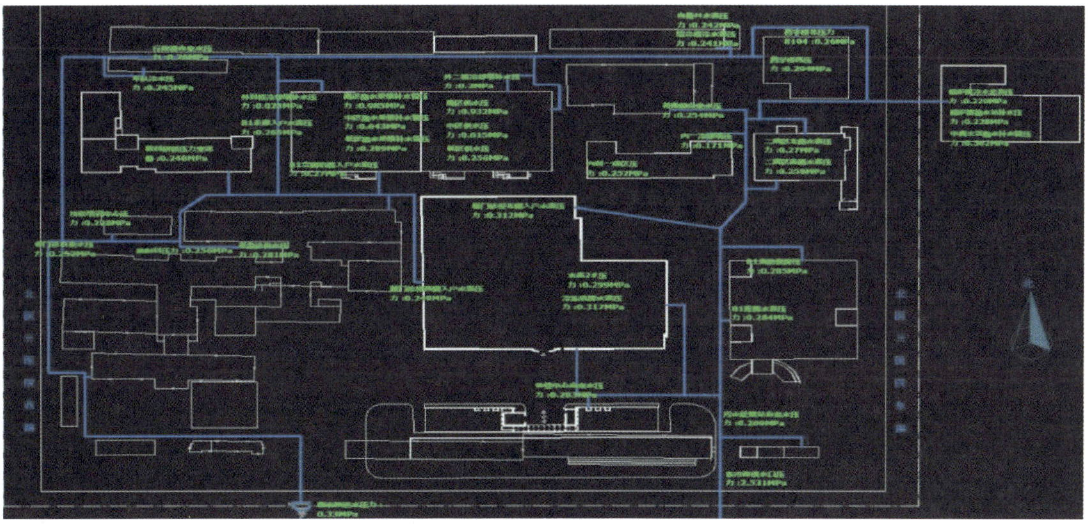

图 9-11　北京大学第三医院供水管网压力监测

3．基于能耗数据分析的节能项目全过程管理　在数据分析的基础上，能耗监管中心利用鱼骨图进行要因分析，并建立节能项目库，应用甘特图、PDCA 等管理工具实现节能项目的全过程管理。2015—2018 年，医院分别从空调节能、照明节能、节气、节水等方面开展节能项目 31 个，取得了明显的节能效果。几个典型的节能项目见图 9-12。

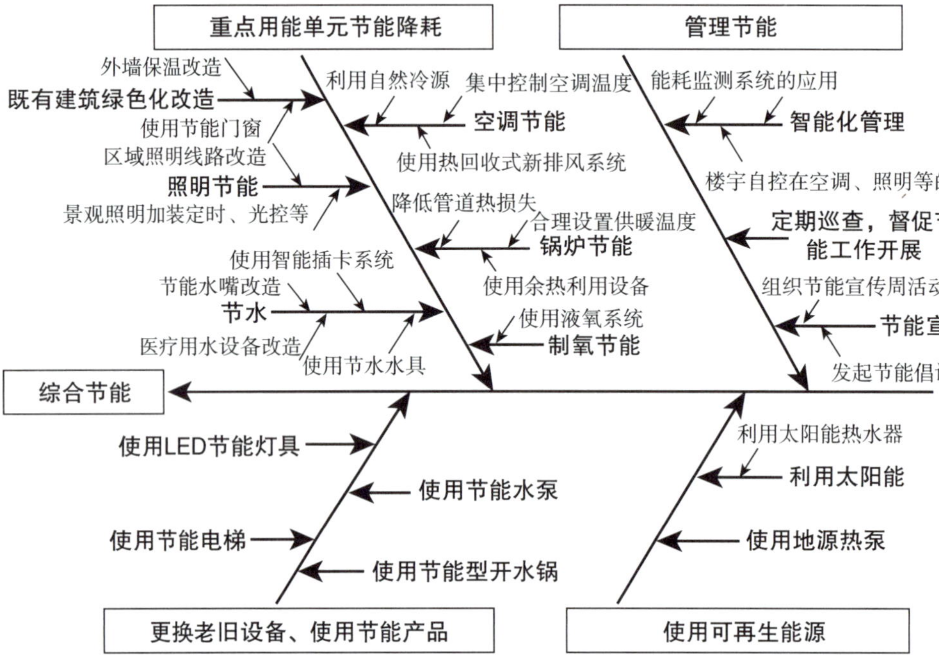

图 9-12　应用鱼骨图分析的节能项目

（1）空调自然冷源利用项目：在过渡季和冬季，医院 ICU、手术室等区域仍存在供冷需求，该阶段的供冷负荷与供冷季相比较小，因此冷机处于较低效率的运行状态。针对这种情况，北京大学第三医院在过渡季和冬季，通过加装板式换热器，利用户外冷空气作为自然冷源替代原制冷机组用电供冷的方式，满足制冷需求。项目采用合同能源管理的方式，首先在外科一病区施行，节能率为 52.9%。通过全过程数据的分析和经验总结，将该项目推广于门诊楼，节能率为 57.9%（图 9-13）。

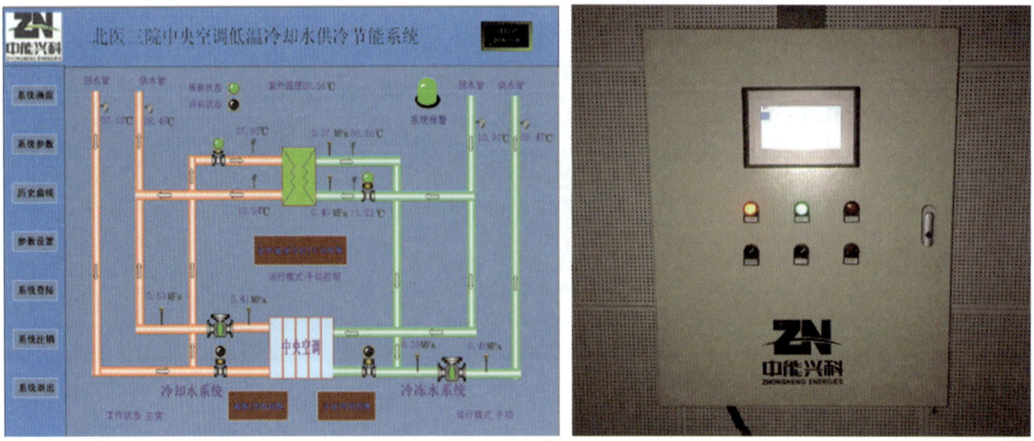

A　B

图 9-13　北京大学第三医院项目自控系统界面及控制柜

A，北京大学第三医院中央空调低温冷却水供冷节能系统界面；B，控制柜

（2）冷站高效制冷项目：通过分析北京大学第三医院内科一病区供冷需求与现有系统的设备情况，发现冷站设计存在余量，因此实施冷机优化控制及水泵变频调节改造项目，并采集运行参数。通过动负荷跟随控制，优化运行策略，项目节能率为 44.1%（图 9-14）。

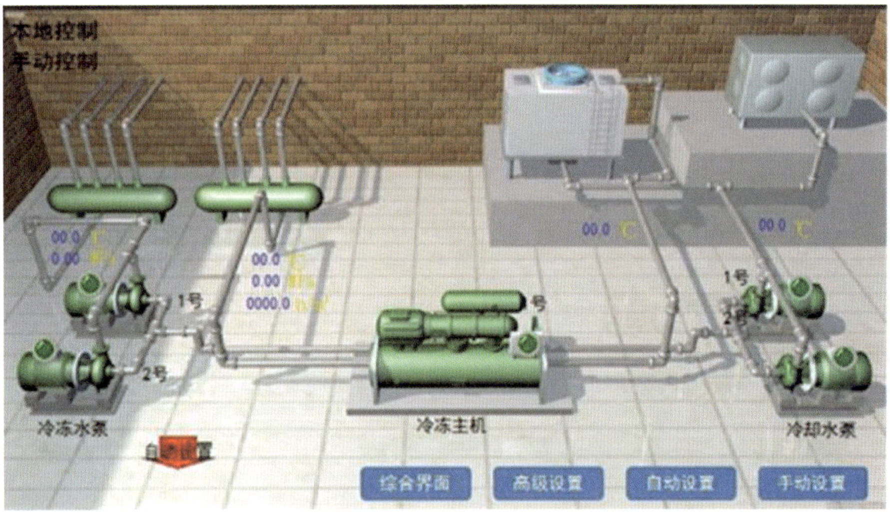

图 9-14　北京大学第三医院冷站智能控制组态界面

（3）照明节电项目：2015 年起北京大学第三医院稳步推进 LED 灯具改造项目，累积更换 6 695 支，节电 120 万度。同时，通过楼宇自控系统设定照明支路运行时间表，安装照度监测设备，根据照度判定灯具开闭时间和数量，实现智能化照明，节电率为 7%。

（4）节气项目：通过建设供暖节能优化系统（图 9-15），对锅炉房换热站实施优化控制与水泵变频调节。应用气候补偿和水泵变频调节技术，根据户外温度（图 9-16），在保证医

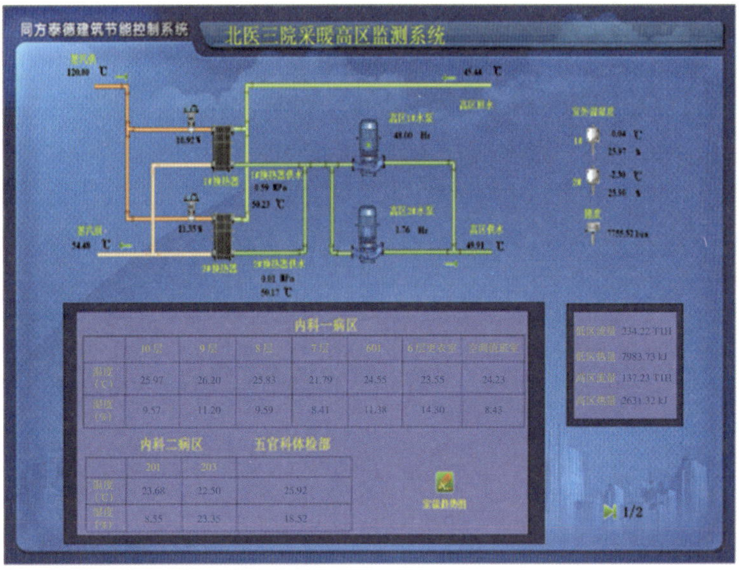

图 9-15　北京大学第三医院采暖高区监测系统图

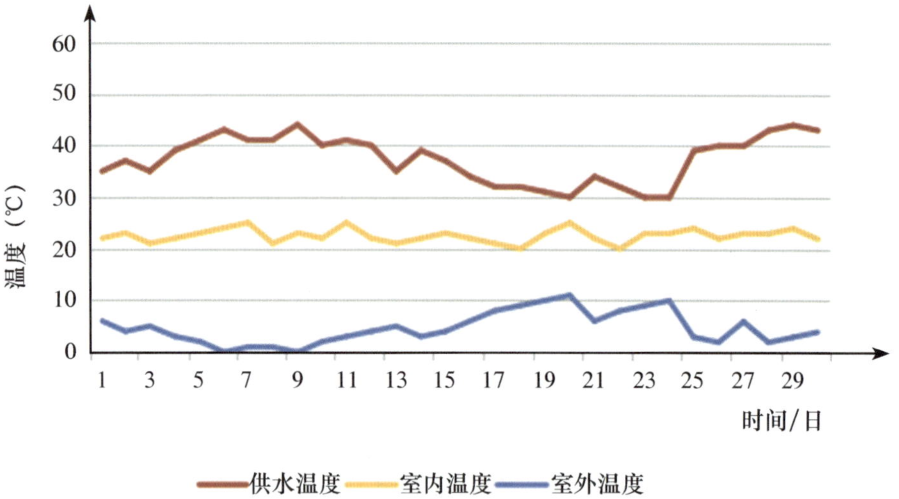

图 9-16　供暖机组供水温度、室内温度与室外温度日变化趋势图

院供暖需求的前提下，灵活调节供暖量，节能率为 8.25%。此外，医院通过能耗监管系统，分析蒸汽需求特点，配合医院供应室进行清洗、蒸汽消毒设备增容改造，优化供应室工作流程、提高工作效率、缩短供应室工作时间，使得供汽时间减少约 2 小时 / 天。年节气量为 14.57 万立方米，节能率为 12%。

（5）节水项目：北京大学第三医院持续推进智能刷卡淋浴系统，实现超时自动断水，缩短淋浴时间，提升员工节水意识，让员工养成节水的好习惯，以减少水源消耗。累积安装插卡洗澡控制设备 283 套，节水率为 50%。同时，由于医院建院时间长、面积大、管网系统复杂，难免存在一些管网及设施老化的情况和“跑冒滴漏”的风险。因此充分利用能耗监管系统，增强对各重点用水大户、大型用水设备巡查力度，加强对重点区域漏水报警的监控，避免出现跑水导致的水资源浪费。

（6）建筑维护结构节能项目：北京大学第三医院针对行政办公类建筑实施围护结构改造共计面积 744.6 平方米，采用 50 mm 厚聚氨酯保温板（A 级防火）对外立面进行改造，同时外窗更换为中空断桥铝外窗，有效达到保温节能效果。最终实现供暖季期间室内温度提升 2℃的效果。

4．节能宣传与培训　除了由于系统、设备异常而导致的不合理用能外，人们不良的用能习惯，如休息时间办公设备仍运行、空调房开窗、人走水长流等也是影响能耗的重要因素。因此，在提升节能意识方面，一方面应加强节约能源资源和生态文明建设宣传引导，广泛开展“节能宣传周”“全国低碳日”等主题宣传活动；另一方面应进行节能巡查，并对浪费能源的行为在院周会通报。这样可以逐渐提升员工的节约意识，使人为浪费的行为极大程度地减少，目前已取得了一定的节能效果。

三、成果效益

（一）经济效益

以 2015 年为基准年，2018 年医院能耗费用下降 278 万元，能耗强度下降 20.19%（图

9-17)，超前完成“十三五”政府节能降耗目标（目标为能耗强度下降 10%）。

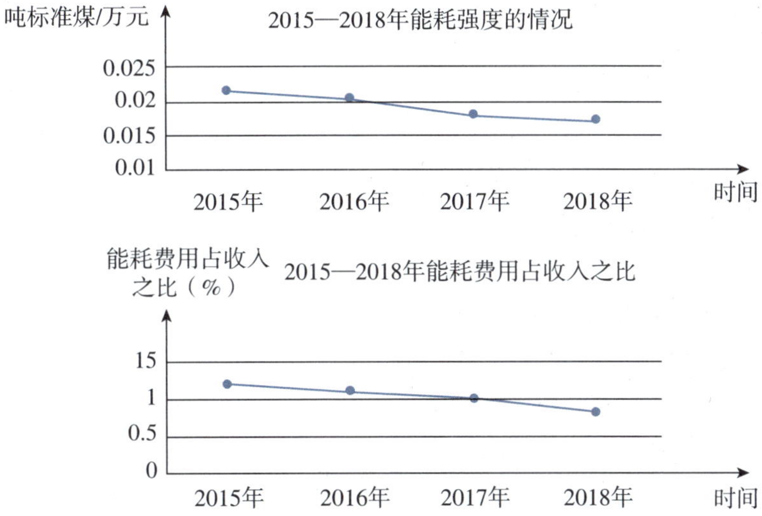

图 9-17　2015—2018 年北京大学第三医院各项能耗指标情况

（二）社会成效

北京大学第三医院多个节能项目获得政府节能奖励资金，并被推广为北京市优秀节能案例，获得“节约型公共机构示范单位”称号（图 9-18）；“医院综合能源管理的探索与研究”案例，在第二届中国医院管理案例评选中，荣获“十大人气案例”和“十大价值案例”（图 9-19）；“以用能数据为导向，推动能源管理精益发展”案例，在《中国医院院长》杂志社举办的全国医院管理案例评选中，荣膺“精典案例”（图 9-20）。发表了 8 篇能源管理相关主题论文；成为国家机关事务管理局能源管理体系建设试点单位，并完成体系建设；此外，接待近百家医院学习交流，在全国医院能源管理研究和发展中起到引领作用。

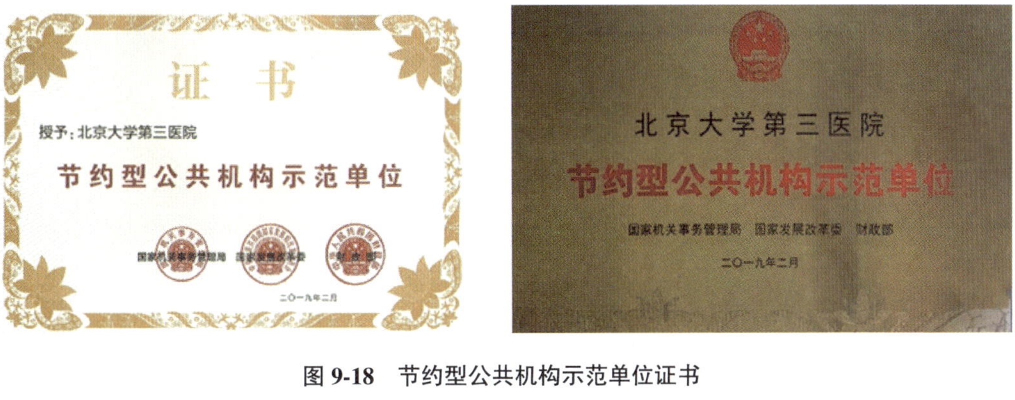

图 9-18　节约型公共机构示范单位证书

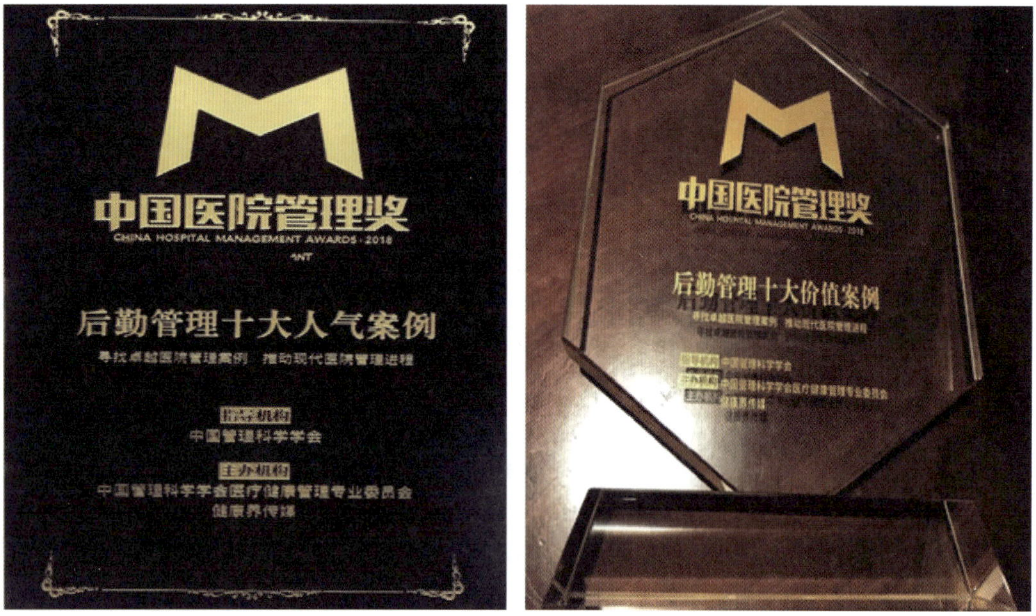
中国医院管理奖
CHINA HOSPITAL MANAGEMENT AWARDS · 2018
后勤管理十大人气案例
寻找卓越医院管理案例　推动现代医院管理进程
指导机构
中国管理科学学会
主办机构
中国管理科学学会医疗健康管理专业委员会
健康界传媒
中国医院管理奖
后勤管理十大价值案例

图 9-19　荣获“十大人气案例”和“十大价值案例”

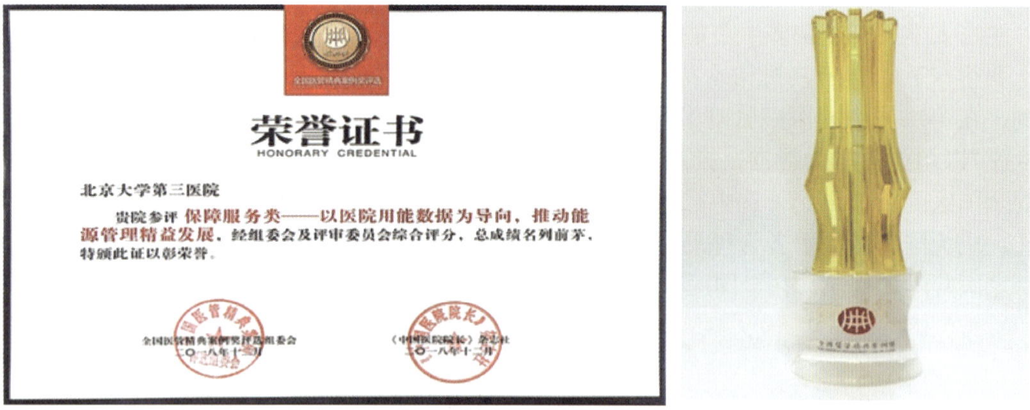
荣誉证书
HONORARY CREDENTIAL
北京大学第三医院
贵院参评 保障服务类——以医院用能数据为导向，推动能源管理精益发展，经组委会及评审委员会综合评分，总成绩名列前茅，特颁此证以彰荣誉。

图 9-20　荣膺全国医院管理案例评选的“精典案例”

第十章　医院后勤质控管理

第一节　医院后勤质控管理概述

一、质控的概念

质控，是质量控制的简写。顾名思义，就是对质量进行控制。但何为质量呢？“质量管理之父”朱兰曾在其著作 *Juran's quality handbook*（*Third Edition*）《朱兰质量手册（第三版）》，中为其下方定义，“质量”意味着“适用性”。在第六版中，作者又进一步解释，“质量”就是“适目的性”（fitness for purpose）。即无论你生产什么产品或者提供什么服务，它都必须适合其目的。

以上论断似乎还是有些模糊，颇有隔靴搔痒之感。商品，如一双鞋子，穿着舒适、美观漂亮、穿了七八年还没破损，我们就说这双鞋子质量好；一家餐厅，上菜很快，服务员彬彬有礼，我们就说这家餐厅的服务质量好。完成相同工作量，用时快的人，我们也可以说他的工作质量高。其实，精确定义质量很难，但我们也不必非用简短的语言描述清楚。我们只要明白，质控的目的就是让某种商品和服务变得更好，让某个进程变得更有效率，让某个方法变得更先进方便，这就足够了。

二、对医院后勤进行质控管理的意义

医院后勤工作具有很多显著的特点。首先，覆盖的专业领域十分广泛。运行类的专业和项目包括给排水、高低压配电、锅炉、空调、医用气体、综合维修、工程改造、电梯、楼宇自控、车辆、布草洗涤等；服务类的专业包括设计、餐饮、保洁、殡葬等。其次，后勤人员的各方面情况也比较复杂。由于历史原因，医院后勤部门目前确实还存在曾经的“铁饭碗”遗风，部分职工年龄偏大，作风慵懒散漫。社会化的变革又带来外地人员大量涌入和人员流动性较大的现象。尽管医院后勤已经开始大量招收本科和硕士研究生加入，但后勤人员素质相对于前勤医护人员来说，还是显得良莠不齐。最后，医院后勤的管理模式也差别各异，有全部外包社会化的，也有部分社会化的。

以上情况概括为一个字，就是“杂”。对医院后勤进行质控管理的意义，就是对这种“杂”的情况进行针对化管理，从运行和服务两大部分工作内容出发。如果后勤各部门都“各自为战”，则管理将会相对松散且不易抓住重点。利用质控的方法，识别出每个部门最重要的核心管理要求指标，统一提纲挈领地进行质控管理，将大大提升后勤管理的效率和效果。

三、质控管理遵循的一般方法

质量控制管理遵循的一般方法是 PDCA 循环法（图 10-1）。P（Plan）为计划：包括方针和目标的确定，以及活动规划的制定。D（Do）为执行：根据已知的信息，设计具体的方法、

方案和计划布局；再根据设计和布局，进行具体运作，实现计划中的内容。C(Check）为检查：总结执行计划的结果，分清哪些对了、哪些错了，以明确效果、找出问题。A（Act）为处理：对总结检查的结果进行处理，对成功的经验加以肯定，并予以标准化；对失败的教训也要总结，引起重视；对没有解决的问题，应提交至下一个 PDCA 循环中去解决。

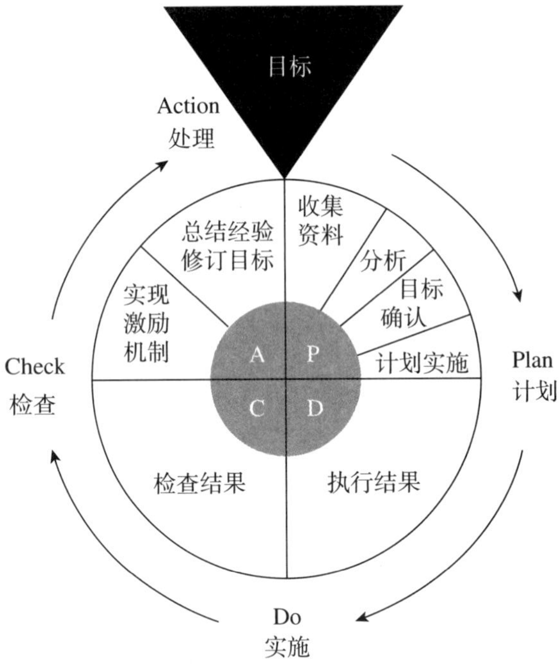

图 10-1 PDCA 循环

以上 4 个过程不是运行一次就结束，而是周而复始地进行。一个循环结束时解决了一些问题，而未解决的问题进入下一个循环，这样使质控管理效果阶梯式上升。PDCA 循环是全面质量管理所应遵循的科学程序。全面质量管理活动的全部过程就是质量计划的制定和组织实现的过程，这个过程就是按照 PDCA 循环，不停顿地、周而复始地运转的。需要注意的是，医院后勤质控管理的重点在计划和检查部分。计划部分的主要任务是收集各法律法规和标准规范，结合本院后勤实际情况，制定本院后勤各专业规章制度。执行部分由后勤各专业部门去落实执行。检查部分由质控人员进行检查，确认工作落实情况。对于没有落实的情况或者新发现的问题，各部门在处理环节继续整改。

以《紫外线消毒灯安装规范》的实行为例描述国家规范下达到各科室的过程。质控部门根据国家标准规范中的内容要求紫外线消毒灯距地面 1.8 ～ 2 m，制定医院《紫外线消毒灯安装规范》，下发给后勤电工部门，要求各科室按规范调整紫外线高度。一定周期之后质控组织检查，核实院区紫外线消毒灯高度，发现绝大多数紫外线消毒灯已经合规；但有一小部分确实因屋顶过高，无法吊过长的灯链。质控部门根据实际情况建议屋顶过高的房间用户使用移动式紫外线消毒灯车。这就是一个简单完整的 PDCA 循环。

第二节　医院后勤安全质控管理

安全重于泰山。服务于企业、学校、政府机关等所有一般意义上的后勤管理，无疑都应将安全管理置于最基础、也是最重要的地位。医院后勤当然也属于一般意义后勤的范畴，所以自然也首先应做好安全管理。与此同时，医院因其具有的众多特殊性，使其对于后勤安全管理的要求，要比一般意义的普通后勤高出许多。就拿配电安全来说，企业工厂停电，最多就是无法正常工作导致停工，严重的情况是造成生产线损坏报废，造成较大的经济损失。但是如果医院停电没有及时恢复，使用呼吸机等仪器的患者、正在接受手术的患者等人的生命安全都将受到严重的威胁。

同时，医院后勤安全质控管理作为医院综合运营管理的重要组成部分，已逐步成为医院安全管理的核心内容。后勤保障肩负着极其重要的运行与服务职能，后勤保障的安全影响并制约着医院的运行发展，是构建医院安全管理体系的重要组成部分。随着现代化设备和技术的引进以及人民生活水平的不断提高，医院后勤安全管理工作又有了新的内涵和外延。医院后勤的安全质控管理已经由传统意义上的维修、消防、人身财产安全和突发应急事件的处理扩展到医院设备、空间、物流、人流、膳食供应、耗材以及信息系统安全等方面。当然、以上内容也许并不是单一后勤处室负责，需要总务处、保卫处、医疗设备处、信息中心等多部门统筹协调。

未来医院后勤的安全质控管理在很大程度上将会发展为大后勤的模式。安全管理必须继续坚持“安全第一、预防为主、综合治理”的原则，发挥警示职能。一方面，要加强技术培训力度和安全教育，对院内职工和患者的安全意识进行引导和强化规范。同时，要充分利用云计算、大数据、物联网和移动互联网的技术优势，充分利用质控管理手段，提升医院后勤安全管理的质量和效率。

一、医院后勤安全质控管理制度建设

医院后勤工作复杂且多样，涵盖了特种设备、维修维护、能源供给、膳食供应、物资管理、保洁、绿化等各方面工作。无论哪一部分工作出现问题，都将直接或间接影响医院安全和医疗质量。建立医院后勤安全质控管理制度的目的是贯彻国家相关法律法规、方针政策；规范员工行为，明确安全责任，以书面文字形式明确岗位职责；控制后勤工作开展过程中的潜在安全风险，指导应对工作中可能出现的问题，将风险危害降低到最小；保证工作正常开展，保护院内人员安全；实现医院的正常运行，促进医院的长远发展。

（一）建立医院后勤安全质控管理制度的原因

第一，先建立后勤安全质控管理制度是法定的责任。近年来，我国对安全管理的重视程度与日俱增，众多法律、法规被修订后相继颁布实施。其中，《中华人民共和国安全生产法》第四条规定：“生产经营单位必须遵守和其他有关安全生产的法律、法规，加强安全生产管理，建立、健全安全生产责任制和安全生产规章制度，改善安全生产条件，推进安全生产标准化建设，提高安全生产水平，确保安全生产。”《中华人民共和国突发事件应对法》的第二十二条规定：“所有单位应当建立健全安全管理制度，定期检查本单位各项安全防范措施的落实情况，及时消除事故隐患；掌握并及时处理本单位存在的可能引发社会安全事件的问题，防止矛盾激化和事态扩大；对本单位可能发生的突发事件和采取安全防范措施的情况，应当按照规定及时间向所在地人民政府或者人民政府有关部门报告。”医院后勤管理部门应按相关法律法规，明确后勤工作者的责任，满足安全生产所需条件，保障医疗活动的有序开展，避免因安全事故对社会稳定造成影响。

第二，建立后勤安全质控管理制度是理念的转变。医院后勤系统专业性强、特种作业人员多、管理部位多、管理难度大。传统的医院后期管理受社会环境以及国家相关法律法规等条件影响，大多采用经验型管理，管理相对松散粗放。随着我国社会对安全生产的日益重视、国家法律法规的相继出台，医院更加重视安全管理，在安全管理制度建设方面有了标准。规章制度的建立要遵从科学发展规律，医院后期安全管理制度要通过对以往工作经验进行总结，结合各部门技术、设备设施、人员、环境的实际情况进行分析，理论联系实际，再与法律法规进行比照，协调好各方关系，构建完善的后勤安全管理机制、体制。

第三，建立后勤安全质控管理制度是安全生产的基础。安全生产的目标是避免和减少安全事故发生，保护人身和财产安全，保证正常生产运营。最开始要考虑如何减少和避免事故的发生。通过对事故的分析发现，任何事故的发生都是有征兆的。引起事故的主要因素有：物的不安全状态、人的不安全行为、环境的不安全条件、管理的缺陷等。其中，物的不安全状态、环境的不安全条件、管理的缺陷都与人行为息息相关，人的不安全行为占据主导地位。医院若希望加大力度约束人的不安全行为，建立安全管理制度是最直接的手段。医院后勤通过建立安全管理规章制度，明确后勤工作参与者的责任、规范后勤工作参与者的行为、树立“安全第一”的思想，能够有效地避免和减少事故的发生。作为职工的行为规范，安全管理制度能使职工个人的活动合理安全进行，明确前期预防措施、事故发生时控制手段、事后处理方法，制定应急预案，变被动处置为主动预防；带动后勤精细化、信息化发展，促进现场各类隐患排查治理，使设备设施保持良好工作状态，进一步减少和避免事故的发生。安全管理制度在规范职工行为的同时，也是维护职工利益的强制手段。通过安全管理制度的制约，防止安全管理的随意性，使员工进一步明确自己的权利与义务，有效地保障职工的合法权益和人身安全。医院后勤通过建立安全管理制度可以理顺各部门之间安全职责，避免因部门职责不明或者利益矛盾而相互推诿，造成管理的真空，有利于各司其职、各尽其责、有条不紊地开展工作。

（二）医院后勤安全质控管理制度的分类

医院后勤安全管理制度根据部门学科的不同差异，可分为设备设施安全管理制度、消防安全管理制度、治安安全管理制度、基建安全管理制度、危险品安全管理制度等。根据管理对象的不同，可分为面向综合安全管理的制度、面向人员安全管理的制度、面向设备设施安全管理的制度。

面向综合安全管理的制度包括安全总则、安全责任制度、安全例会制度、安全技术措施管理制度、档案管理制度、合同管理制度、事故隐患排查与治理制度、事故调查处理、安全奖惩制度、应急预案制度等。面向人员安全管理的制度包括安全教育培训制度、特种作业及特殊作业制度、劳动防护用品发放使用和管理制度、工具安全使用制度、职业健康制度、岗位安全操作规程、值班制度等。面向设备设施安全管理的制度包括故障安全处理流程、设备巡视巡检制度、设备检修、维保制度、机房管理制度、特种设备定期检验制度、安全操作规程等。

（三）医院后勤标准库建设

医院后勤安全管理制度的建立，除了要适应本院后勤实际情况外，其制度内容的核心最主要来自于国家法律法规以及国家标准、地方标准以及行业标准。医院后勤部门应当对相关法规原文和标准原文进行整理，按性质、学科专业、印发部门进行分类，最终形成标准库。医院后勤安全管理制度应参考标准库中内容（图 10-2）。标准库应定期进行内容更新。

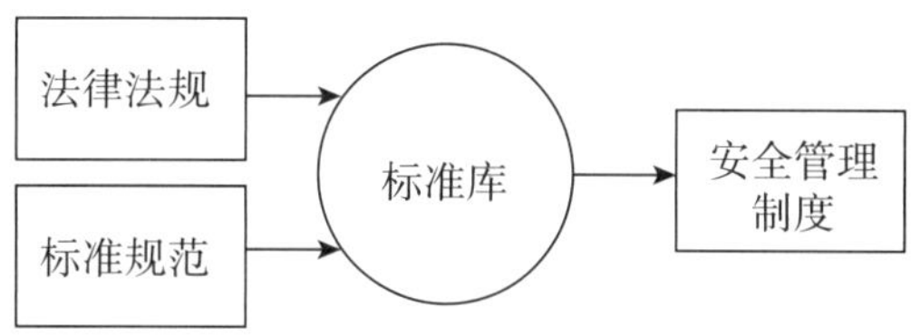

图 10-2　标准库建设

（四）医院后勤安全质控管理制度建立的原则

1. 合法性　医院后勤安全质控管理制度建立的前提是符合国家有关法规。它应该是国家有关法规、相关标准在生产经营单位安全生产中的具体落实，是统一全体职工从事安全生产的行为准则。医院后勤安全管理制度的建立必须符合国家安全生产法律法规和政策方针的要求，保证其合法性。

2. 科学性　医院后勤安全质控管理制度的建设需要遵循科学性原则，科学、规范、合理、合情的管理制度才具有激活效应和约束效力。科学性是提高制度权威性的重要保证。针对后勤安全管理的不同对象、内容、环境，要求运用科学管理工具，优化管理目标、内容、效果，精确控制管理过程和管理行为，准确把握各个环节下后勤安全管理工作的本质属性、运行规律、标准要求，确保管理制度的每个细节都能反映客观规律，从根本上提高医院后勤安全管理的科学性。

3. 标准化　安全生产标准主要指国家标准、行业标准和地方标准，是为改善劳动条件和设施、规范生产作业行为、保护劳动力在生产工作场所或领域内免受各种伤害、保障劳动者人身安全健康、实现安全生产的准则和依据。相对于法律法规，标准更加细致、周密。依据标准制定并实施医院后勤安全管理制度，安全生产工作才能落实到位。

4. 以人为本　医院后勤制定安全质控管理制度要坚持以人为本的原则。制度要以后勤职工、医护人员、患者的利益为根本出发点，突出医护人员的中心地位，突出为临床一线服务的功能。医院后勤要在安全管理制度中不断深化以人为本的观念，增强安全管理实效。如何最大限度地保护后勤职工、医护人员及患者的安全，为全体人员营造一个安全、和谐的医疗环境，是制定医院后勤安全管理制度的根本，也是医院安全工作的迫切要求，更是安全管理工作与时俱进的重要体现。医院安全的实践主体是人，“以人为本”是做好后勤安全管理的重中之重，后勤安全管理制度的建设需要充分考虑人的需要，体现人的本质，尊重人的本性，满足人的安全需求。医院后勤安全管理制度的建立要坚持“安全第一、预防为主、综合治理”的方针，引导后勤职工形成良好的安全行为习惯。充分尊重、依靠、培养和教育职工，发挥后勤职工在后勤管理中的主人翁作用，调动和激发职工主动支持、配合和参与后勤安全管理的积极性。这样才能使“以人为本”的科学理念真正贯穿于后勤安全管理全过程，提升后勤安全管理的水平和层次。

5. 因地制宜 医院后勤安全管理目标的制定必须坚持因地制宜和实事求是的原则，医院后勤安全管理目标的制定必须符合医院实际情况，既不夸张也不缩小，要正确认识所处的优势和劣势，要如实反映医院后勤的安全现状，体现出本院后勤安全管理工作的特点。另外，为实现其管理目标所采取的步骤、措施等，必须符合国家的法律、法规和相关要求。

6. 系统性 医院后勤制定安全质控管理制度要成体系，在医院总体规划和医院章程、医院整体制度体系中有所体现，分门别类、层层推进，使其具有全面性和整体性；并与医院的医疗核心制度、感控制度形成相互作用、相互依赖的有机整体，发挥整体效应，形成合力。

7. 可操作性 医院后勤安全质控管理制度要与医院管理体制协调一致，要根据本单位、部门、科室、班组、岗位的实际情况，在充分调查研究的基础上制定。它要实事求是、因地制宜，既明确、具体，又具有可操纵性，防止形式主义。制定制度前应先深入了解和分析，将医院后勤安全管理制度所要管理的具体事务或工作分环节、分步骤进行层层细分，抓住安全管理的主线，纲举目张、职责明确、分工到人、权限清晰；同时要有配套的安全管理监督、检查、考核、奖惩、评估等制度，以保证安全管理制度得到真正落实。

8. 持续改进 随着医院后勤现代化、信息化的飞速发展及设备设施的不断更新，医院后勤安全管理标准、管理要求也在不断变化，与之相应的安全管理制度不可避免地存在一定的滞后性。这就要求医院后勤在设立专门的质控机构落实安全管理制度的同时，根据实际情况适时修订。医院后勤安全管理制度需要遵循 PDCA 循环，采取策划、实施、检查、处置、改进的方法，对修订后的制度进行实际验证，并对不完善的制度重新改进。

（五）医院后勤安全质控管理制度建设的程序

1. 提出 由医院安全生产委员会根据安全管理的工作需要，提出制定制度的要求，经上级有关部门同意后，在认真调研部门实际情况，查阅国家相关法律法规、行业标准及要求的基础上，制定出制度草案。

2. 讨论和审查 制度草案提出后，要深入基层集体讨论，广泛征求相关各方的观点和意见、博采众议，以了解采纳领导干部的意见及后勤普通职工的心声。在充分讨论、研究的基础上，弥补疏漏，调整与其他制度不协调之处，使制度草案进一步完善，确保各项安全管理制度更加符合客观实际和职工的根本利益。制度草案首先在安全生产委员会上进行讨论，修改后的制度草案要通过院长办公室、党委办公室等审批。

3. 试行 制度草案审批后，可以试行。试行的目的是在实践中进一步检验和完善制度，使之合理化、成熟化。试行是建立制度必不可少的阶段。

4. 正式执行 制度在经过一段时间的试行、完善后即可稳定下来，形成正式的、具有约束力的制度文本。由上级管理部门以红头文件的方式正式印发，抄送相关部门，即可按照确定的范围和时间正式执行。最终印发的制度文件要报送上级管理部门进行备案。

5. 持续改进 医院要根据自身的实际情况，对医院后勤安全管理制度及时修订和完善，使之具有时效性、适用性和可行性。对已不符合当前医院后勤发展要求或与现行的法律法规及行业标准等相悖的安全管理制度，予以废止；对于部分内容不符合当前医院发展要求或与现行的法律法规及行业标准有较小出入的安全管理制度，予以修改；对于安全管理制度存在的“盲区”，予以建立。

二、安全质控管理的组织架构及人员职责

为了实现医院后勤安全质控的有效管理，建立和完善医院后勤安全管理机构和管理队伍十分必要。管理组织需按照院级负责人、部门负责人，各班组工作人员的层次，各司其职、各负其责，建立组织体系，以保障医院后勤的安全运行。

（一）组织架构

为全面贯彻落实《中华人民共和国安全生产法》，始终坚持生命至上、安全第一，牢固树立安全发展理念，适应安全生产新形势、新要求，依法落实各级安全生产责任制，医院应根据各单位规模，合理设置安全管理机构或配备安全生产管理人员。其中，从业人员超过100人的单位，应设置安全生产管理机构或配备专职安全生产管理人员；从业人员在100人以下的单位，应配备专职或兼职安全生产管理人员。

医院应设立安全生产委员会作为医院安全生产管理机构，建立安全生产管控三级构架，安全生产委员会办公室与安全生产专职机构合署办公（图10-3）。每年安全生产工作目标任务分解到部门和个人，形成人人参与的安全工作氛围。单位法定代表人为安全生产委员会的主要负责人，对本单位的安全生产工作全面负责，落实“党政同责，一岗双责，齐抓共管，失职追责”的安全生产责任体系。具体负责人为分管领导，相关业务部门负责人为成员，明确领导机构工作职责和监管范围。安全生产委员会定期召开安全生产例会或专题会，协调解决安全生产相关问题。会议应由单位主要负责人主持，特殊情况下可委托安全生产主管领导主持；会议应形成会议纪要；年底应总结年度安全生产工作并提出下一年度安全生产工作要求。

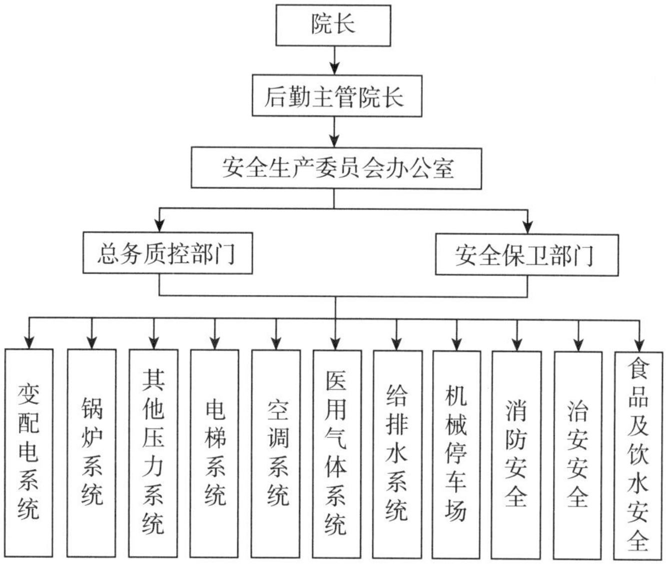

图10-3　医院安全生产管控三级网络图

后勤部门要严格执行领导干部在岗值班带班制度，及时掌握安全生产动态，确保信息通畅，及时处理各类事故隐患和突发事件，提前做好应急救援必要的物资储备，确保一旦发生事故能够及时处置、救援得当。医院后勤各部门负责人是本部门安全生产的第一责任人，应对本部门安全生产全面负责。对涉及现场风险控制的重点部门配备专（兼）职安全生产管理

人员，协助部门负责人做好后勤日常安全生产管理工作。

（二）人员职责

1．安全生产管理机构及安全管理人员职责

（1）组织或参与拟定本单位安全生产规章制度、操作规程和生产安全事故应急救援预案。

（2）组织或参与本单位安全生产教育和培训，如实记录安全生产教育和培训的情况。

（3）督促落实本单位重大危险源的安全管理措施。

（4）组织或参与本单位应急救援演练。

（5）检查本单位的安全生产状况，及时排查生产安全事故隐患，提出改进安全生产管理的建议。

（6）制止和纠正违章指挥、强令冒险作业、违反操作规程的行为。

（7）督促落实本单位安全生产整改措施。

2．主要负责人职责

（1）建立、健全本单位安全生产责任制。

（2）组织制定本单位安全生产规章制度和操作规程。

（3）组织制定并实施本单位安全生产教育和培训计划。

（4）保证本单位安全生产投入的有效实施。

（5）督促、检查本单位的安全生产工作，及时消除生产安全事故隐患。

（6）组织制定并实施本单位的生产安全事故应急救援预案。

（7）及时、如实报告安全生产事故。

（8）落实消防安全责任制，制定本单位的消防安全制度、消防安全操作规程，制定灭火和应急疏散预案。

（9）按照国家标准、行业标准配置消防设施、器材，设置消防安全标识，并定期组织检查、维修，确保完好有效。

（10）对建筑消防设施每年至少进行一次全面检测，确保完好有效，检测记录应当完整准确，存档备查。

（11）保障疏散通道、安全出口、消防车通道通畅，保证防火防烟分区、防火间距符合消防技术标准。

（12）组织防火检查，及时消除火灾隐患。

（13）组织进行有针对性的消防演练。

（14）法律、法规规定的其他消防安全职责。

3．从业人员职责

（1）从业人员在作业过程中，应严格遵守本单位的安全生产规章制度和操作规程，服从管理，正确佩戴和使用劳动防护用品。

（2）从业人员应当接受安全生产教育和培训，掌握本职工作所需要的安全生产知识，提高安全生产技能，增强事故预防和应急处理能力。

（3）从业人员发现事故隐患或者其他不安全因素，应当立即向部门负责人或本单位负责人报告。

（4）安全生产工作具有长期性、复杂性、艰巨性，医院后勤要实现安全生产管理长效机制，夯实安全生产管理基层工作的目标关键在于安全生产工作的执行落实。医院安全管理人员必须把安全生产精细化管理措施落到实处，并制定、监督、落实具体的管理细则和实施方案。医院应当按照 GB1165《劳动防护用品选用规则》及相关规定，为从业人员配备劳动防护用品。通过细化安全管理制度、强化宣传教育培训、落实岗位职责和严格监督考核等方法，实现医院安全生产形势的持续稳定发展。

三、安全评价

（一）概述

2007 年，国家安全生产监督管理总局批准颁布了《安全评价通则》（AQ8001）、《安全预评价导则》（AQ8002）、《安全验收评价导则》（AQ8003）。安全评价是根据上述标准以实现安全为目的，应用安全系统工程原理和方法，辨识与分析工程、系统、生产经营活动中的危险、有害因素，预测发生事故或造成职业危害的可能性极其严重程度，提出科学、合理、可行的安全对策措施建议，做出评价结论的活动。安全评价可针对一个特定的对象，也可针对一定区域范围。安全评价按照实施阶段不同分为 3 类：安全预评价、安全验收评价、安全现状评价。

安全评价是一种非常有效且实用的方法策略，非常适用于医院后勤工作。安全评价的方法可以将医院后勤系统的整体安全状态进行定性和定量的描述和评价，为医院后勤工作的改进提供具有针对性的指导和意见。

（二）安全评价的程序

安全评价的程序主要包括前期准备，辨识与分析危险、有害因素，划分评价单元，定性、定量评价，提出安全对策措施建议，做出安全评价结论，编制安全评价报告（图 10-4）。

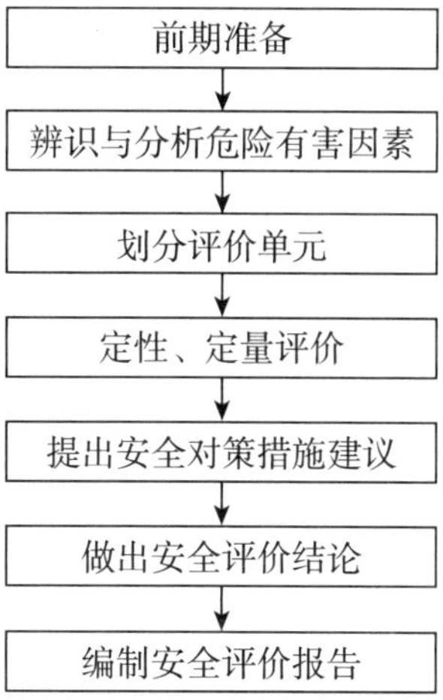

图 10-4　安全评价流程

1．前期准备　明确被评价对象，备齐有关安全评价所需的设备、工具，收集国内外相关法律法规、技术标准及工程、系统的技术资料。

2．辨识与分析危险、有害因素　根据被评价对象的具体情况，辨识与分析危险、有害因素，确定危险、有害因素存在的部位、存在的方式和事故发生的途径极其变化规律。

3．划分评价单元 在辨识与分析危险、有害因素的基础上，划分评价单元。评价单元的划分应科学、合理，便于实施评价，相对独立，且具有明显的特征界限。

4．定性、定量评价 根据评价单元的特征，选择合理的评价方法，对评价对象发生事故的可能性极其严重程度进行定性、定量评价。

5．提出安全对策措施建议 依据危险、有害因素辨识结果与定性、定量评价结果，遵循针对性、技术可行性、经济合理性的原则，提出消除或减弱危险、有害因素的技术和管理措施建议。

6．做出安全评价结论 根据客观、公正、真实的原则，严谨、明确地做出评价结论。

7．编制安全评价报告 依据安全评价的结果编制相应的安全评价报告。安全评价报告是安全评级过程的具体体现和概括性总结，是评价对象完善自我安全管理、应用安全技术等方面的重要参考资料；是由第三方出具的技术性咨询文件，可为政府安全生产监管部门和行业主管部门等相关单位对评价对象的安全行为进行法律法规、标准、行政规章、规范的符合性判别所用；是评价对象实现安全运行的技术性指导文件。

（三）常用安全评价方法

1．安全检查表法（safety checklist analysis，SCA） 为了查找工程、系统中各种设备设施、物料、工件、操作、管理和组织措施中的危险、有害因素，事先把检查对象加以分解，将大系统分割成若干小的子系统，以提问或打分的形式，将检查项目列表逐项检查、避免遗漏，这种表称为安全检查表。用安全检查表进行安全检查的方法称为安全检查表法。

安全检查项目依据相关标准、规范，以及工程、系统中已知的危险类别、设计缺陷、一般工艺设备、操作、管理有关的潜在危险性和有害性进行设置。安全检查表是系统安全工程的一种最基础、最简便、广泛应用的系统危险性评价方法。安全检查表在我国不仅用于查找系统中各种潜在的安全事故隐患，还对各检查项目给予量化，用于进行系统安全评价。

2．危险指数（risk rank，RR）法 危险指数法是通过对几种工艺现状及运行的固有属性（以作业现场危险度、事故概率和事故严重度为基础，对不同作业现场的危险性进行鉴别）进行比较计算，确定工艺危险特性、重要性，并根据评价结果，确定需要进一步评价的对象的安全评价方法。目前已有许多种危险指数方法得到广泛的应用，如危险度评价法、爆炸危险指数法、帝国化学工业公司（ICI）的蒙德法、日本化工企业六阶段评价法、化工厂危险等级指数法等。

3．预先危险分析法（preliminary hazard analysis，PHA） 预先危险分析又称初步危险分析，是一项实现系统安全危害分析的初步或初始工作，在设计、施工和生产前，首先对系统中存在的危险性类别、出现条件、导致事故的后果进行分析，目的是识别系统中的潜在危险，确定危险等级，防止危险发展成事故。

4．故障假设法（what……if，WI） 故障假设分析法是一种对系统工艺过程或操作过程的创造性分析方法。使用该方法时，要求人员应对工艺熟悉，通过提出一系列“如果……怎么办？”（故障假设）的问题，来发现可能和潜在的事故隐患，从而对系统进行彻底检查。故障假设分析通常对工艺过程进行审查，一般要求评价人员用“what……if”作为开头对有关问题进行考虑。故障假设分析结果将找出暗含在分析组所提出的问题和争论中的可能事故情况。这些问题和争论常常指出了故障发生的原因。通常要将所有问题记录下来，然后进行分类。该方法由经验丰富的人员完成，并根据存在的安全措施等条件提出降低危险性的建议。

5．危险和可操作性研究法（hazard and operability study，HAZOP） 危险和可操作性研究法是一种定性的安全评级方法。它的基本过程是以关键词为引导，找出过程中工艺状态的变化（即偏差），然后分析找出偏差的原因、后果及可采取的对策。其侧重点是工艺部分或操作步骤各种具体值。运用危险和可操作性研究方法，可以查出系统中存在的危险有害因素，并能以它们可能导致的事故后果确定设备装置中的主要危险有害因素。

6．故障类型和影响分析法（failure mode effects analysis，FMEA） 故障类型和影响分析法是安全工程中的一种方法。根据系统可以划分为子系统、设备和元件的特点，按实际需要将系统进行分割，然后分析各自可能发生的故障类型及其产生的影响，以便采取相应的对策，提高系统的安全可靠性。该方法步骤为明确系统本身的情况，确定分析程度和水平，绘制系统图和可靠性框图，列出所有的故障类型并选出对系统有影响的故障类型，理清造成事故的原因。在故障类型和影响分析中不直接确定人的影响因素，但如人为失误、误操作等影响通常作为一个设备故障模式表示出来。

7．故障树分析法（fault tree analysis，FTA） 故障树分析法是20世纪60年代以来迅速发展的系统系统可靠性分析方法，它采用逻辑方法，将事故因果关系形象地描述为一株有方向的“树”。把系统可能发生或已发生的事故（称为顶上事件）作为分析起点，将导致事故原因的事件按因果逻辑关系逐层列出，用树形图表示出来，构成一种逻辑模型，然后定性或定量地分析事件发生的各种可能途径及发生的概率，找出避免事故发生的各种方案并优选出最佳安全对策。故障树分析法形象、清晰、逻辑性强，它能对各种系统的危险性进行识别评价，既适用于定性分析，又能进行定量分析。

8．作业条件危险性评价法（job risk analysis，JRA） 美国的Keneth J. Graham和Gilbert F. Kinney研究了人们在具有潜在危险环境中作业的危险性，提出了以所评价的环境与某些作为参考环境的对比为基础，以作业条件的危险性作为因变量（D），事故或危险事件发生的可能性（L）、暴露于危险环境的频率（E）及危险严重程度（C）作为自变量，确定它们之间的函数式。根据实际经验，研究者给出了3个自变量的各种不同情况的分数值。采取对所评价的对象根据情况进行打分的办法，然后根据公式计算出危险性分数值，再在按经验将危险性分数值划分的危险程度等级表或图上，查出其危险程度。这是一种简单易行的评价作业条件危险性的方法。

第三节　医院后勤服务质控管理

一、医院后勤服务质控管理概述

医院后勤工作的整体分工，从某种角度来看，无非就是运行和服务两大类。运行工作的主要内容为后勤设备运行管理和设备运行人员的相关管理。总体来讲，运行工作还是紧紧围绕设备这一层面，以设备和各系统为中心；而服务工作的中心就是直接面向用户，包括前勤医护人员、其他行政及职能处室人员以及就医患者及家属。目前医院后勤典型的服务类工作包括餐饮、保洁、探视管理等。比较运行和服务两大工作内容：运行工作相对保留了传统性和专业性，各种质控指标和管理方法相对成熟稳定，如设备故障率，人员巡检周期等；而随着市场经济发展的稳步推进，医院后勤服务工作则愈加体现出其社会化和商业化的特点。这也给后勤服务工作质控管理带来了挑战。

二、后勤服务质控管理的意义

“有时在治愈，常常在帮助，总是在安慰”。这句名言阐述了医护人员对于患者进行以人为本的人文关怀的重要性。我们同时也应该意识到，这句话绝不仅仅是对医护人员的要求，更是对医院整体的服务环境和氛围提出的要求。医院后勤服务部门应该意识到医院服务对象的特殊性，并不断改善自身服务水平和服务质量。

伴随着社会的进步，医院后勤服务工作范围将越发广泛，涉及医疗、生活的各个方面。而随着后勤社会化的发展，服务人员流动性和人员构成复杂的问题也相继出现。后勤服务质控管理的目的就是把后勤整体中不同服务部门的服务水平和工作成效进行量化，制定制度并进行统一严格管理，提升服务水平。同时也必须承认，医院服务对象的特殊性又给管理增加了难度。医院后勤服务的对象除了医护人员外，主要是需要诊疗和康复患者，这是一批身体和心理处于特别需要关照时期的弱势群体，他们更多的是要求服务者富有“人性化关怀”和“救死扶伤”的道德情操。后勤服务质控管理，不仅要注重最终服务水平的“结果”，还要注重提高职工内在素质的“内因”。管理要做到标本兼管，让后勤服务成为医院整体服务的亮点和优势。

三、后勤服务质控管理的要点

（一）构建后勤服务质量管理体系

医院后勤服务质量管理体系的结构参照标准的 PDCA 模型，首先制定规章制度，各服务部门再培训落实。在检查确认阶段应更多地利用管理工具，如全方位绩效考评机制、服务满意度调查等。在制定规章制度环节应注意服务共性和个性内容，这一点要和运行管理工作的相对单一情况做区别。对于运行管理，即使在不同系统中，大块的工作内容结构也类似，例如设备巡检、维保等；对于服务工作，要注意对个性的专业工作内容的质控管理，如保洁消毒的消毒液配比、消毒区域；而对于餐饮，需要注意菜品留样、紫外线消毒、炊具摆放等问题。与此同时，共性的服务内容也要统一管理，如职工统一着装、服务的标准化礼仪等。

共性与个性服务规章制度的制定与满意度调查，构成了后勤服务质量管理体系的最主要主干环节。

（二）提升职工服务意识

现代医学的发展已由传统的生物学模式转为生理、心理、社会医学模式。医院后勤服务也从物质服务扩大到心理服务，从简单的劳动服务发展到复杂的技术性服务。后勤职工要适应时代的发展要求，改变传统观念，不断提升服务意识和服务理念，在工作中坚持“以病人为中心”的服务意识，以保证以病人和医疗的需要为出发点和立足点，勤勤恳恳地做好后勤保障工作；在服务理念上树立“以人为本”的服务理念，要因地制宜、因时制宜，努力为职工、患者及家属创建一个安全、舒适的工作环境和就医、生活环境，并根据医院的要求，提供更多的人性化服务项目和更好的服务内容。在后勤日常工作中，要通过坚持不懈的宣传、教育，弘扬爱岗敬业、无私奉献的精神。建立完善的制度约束，制定强有力的奖惩措施，调动后勤全体员工的积极性，培养员工的主人翁意识，有效地发挥员工的主观能动性和创造力。这是全面提高后勤服务水平的根本要求。

后勤员工应增强“一体化”服务意识。医院后勤工作的“一体化”服务应体现到每一个被服务者的身上，服务质量的评定是通过多次服务给出的，由各个不同内容的具体服务所构成。如果说我们对每一个服务对象提供服务的总和为一个产品，则每次服务的个体效益就是这个产品的组成部分。这种“整体效应”的特殊性，就要求每个职工必须增强“一体化”服务意识，以整体利益为重，顾全大局，服从全局。而后勤职工要增强“一体化”服务意识就必须不断树立信心，实现自我加压，在工作中做到八个字——“主动、热情、耐心、周到”。这是对他们的服务工作最基本的要求。

（三）提高职工文化素养

提高医院后勤职工文化素质可以归纳为 3 个方面：一是进行必要的思想教育，针对后勤职工的实际情况和心理特点，开展卓有成效的思想政治工作，采取“寓教于文，寓教于乐”等多种形式，提高他们的政治思想素质和品德修养。例如定期组织后期职工外出参观学习，利用报刊橱窗进行有关方面的宣传，举行有关法律、经济、生活等方面的讲座，既提高了职工的文化素质，又达到了教育目的。二是建立良好的职业道德规范，要在后勤职工特别是医院“窗口”部门后勤职工中建立良好的职业道德规范的基础，缩短他们与被服务者之间的心理距离，使患者及职工对后勤人员产生信任感和亲切感。三是医疗事业的发展态势告诉我们，仅仅看到医院后勤的服务性保障作用是不够的，还要看到后勤服务对促进医疗事业的推进作用。因此应当高度认识宣传、教育工作对后期员工的重要作用。

四、深化“客户满意”理念

伴随着社会的发展和进步，在服务领域内一些更加完善、科学的管理方法和管理理论不断涌现。其中很多行业开始引入客户满意战略，并取得了很好的效果。在当今人们对服务的需求不断提高的社会背景下，在医院后勤服务中导入客户满意战略，是有效提高医院后勤服务质量和客户满意度的重要途径和方法之一。

（一）“客户满意”理念的内涵

客户满意战略，是 20 世纪 90 年代欧美等西方发达国家兴起的一种全新经营战略，其基本指导思想是：企业的整个经营活动都以客户满意度为指针，要从客户的角度、用客户的观点，而不是从企业自身的利益和观点来分析考虑客户的需求，企业要尽可能全面尊重和维护客户的利益。“客户”不仅是指企业产品销售和服务的对象，而且包括企业整个经营活动中不可缺少的合作伙伴。

医院后勤服务实施“客户”满意战略，首先要弄清楚谁是服务的对象（客户）。实际上，在医院中能够与后勤工作发生关系的各类人员都可以称为后勤服务的“客户”。后勤服务的“客户”可分为外部客户和内部客户两大类。内部客户是指医院的全体职工，提供服务者应让被服务者满意；外部客户可以是患者、供应商、合作者、竞争者，而患者是医院后勤服务最终的服务主体。医院后勤服务实施“客户满意”战略不仅要满足内部客户的需求，而且也要满足外部客户的需求，并最终要以满足患者的需求为宗旨、以让患者满意为目的，不断推出新方式、新技术、创新服务。这是“客户满意”战略的核心所在。

医院后勤服务实施“客户满意”战略，就是一切工作都要以客户为关注的焦点，通过自己服务产品去满足客户的要求并努力超过客户的期望。客户的要求是客户需求的反映，包括明示的（明确表达的）、通常隐含的（虽然没有提出、但是可以理解，双方有默契的）和应履行的（例如法律法规规定的），客户的期望很大程度上是隐含的。例如，顾客到医院门诊就医，进行疾病的诊断，绝不希望门诊环境存在脏乱、噪声、异味等恶劣因素。这一点客户虽然没有提出、没有明示，却是医院和客户都能理解的。“客户的期望”往往需高于客户的要求：若达到“客户的要求”，客户可能就会认可；如果满足了“客户的期望”，可能就会大大提高客户满意度；如果超越了“客户的期望”，客户可能就喜出望外。医院后勤服务以客户为关注焦点最鲜明的表现，就是超越客户的期望。

（二）践行“客户满意”理念的要点

“客户满意”理念的要点包括：①领导层在意识上要真正明确“以客户为关注焦点”的重要意义，违背这一原则的错误认识应该得到切实的纠正；②后勤部门的工作方针和发展战略，特别是质量、环境、安全方针和质量目标，要充分体现“客户满意”的原则；③后勤全体职工对“客户满意”的原则已经理解，并已普遍接受；④后勤部门设有与客户沟通的机构，建有与客户沟通的渠道，并定期或不定期进行沟通；⑤后勤部门在调查、识别、分析、评价顾客的需求方面，建立行之有效的制度，并执行；⑥后勤管理能及时过的客户的意见，并能在内部相关部门之间沟通，包括领导层也能及时得到这方面的信息或报告；⑦将客户满意度纳入医院的管理评审中，定期进行评审，并加以改进；⑧后勤在满足客户需求方面经常有新的举措，推出新的服务项目。

“客户满意”战略的专业性较强，实施过程复杂。因此，在医院后勤管理工作中引入“客户满意”战略时，应注意审时度势，深入调查研究；最好在专业机构的协助下，精心设计，循序渐进，逐步推行。相信通过“客户满意”战略在后勤管理中的应用，医院后勤服务工作将再上新台阶。

第四节　医院后勤质控管理案例

一、北京大学第三医院总务处质控平台简介

北京大学第三医院总务处质控平台成立于2013年，成员大多为处内青年骨干，有一定的质量管理工作经验。平台成员的工作保证了总务处各科室安全管理措施到位，完善了安全生产管理规章制度并有效实施，保证了设备完好率达100%，确保了医院后勤整体工作安全、平稳、高效运行。

二、质控实践案例

（一）质控制度与标准库

质控平台编写北京大学第三医院总务处质控手册，系统阐述了北京大学第三医院后勤质控工作的原则、要求及方法，为各后勤科室质控工作的开展指明方向（图10-5）。同时，利用chm程序文件搭建后勤标准库，将所有与医院后勤相关的500余项各类法规标准汇总分类，大大提升本院后勤工作的专业性和精准性（图10-6）。

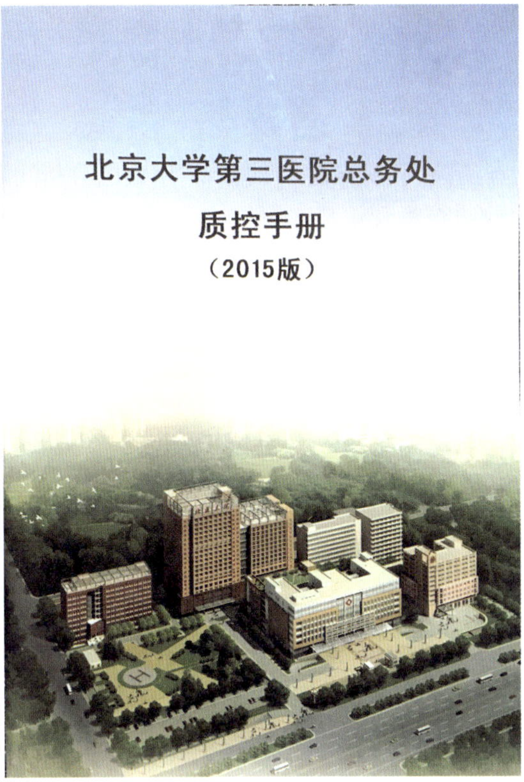

图 10-5　北京大学第三医院总务处质控手册

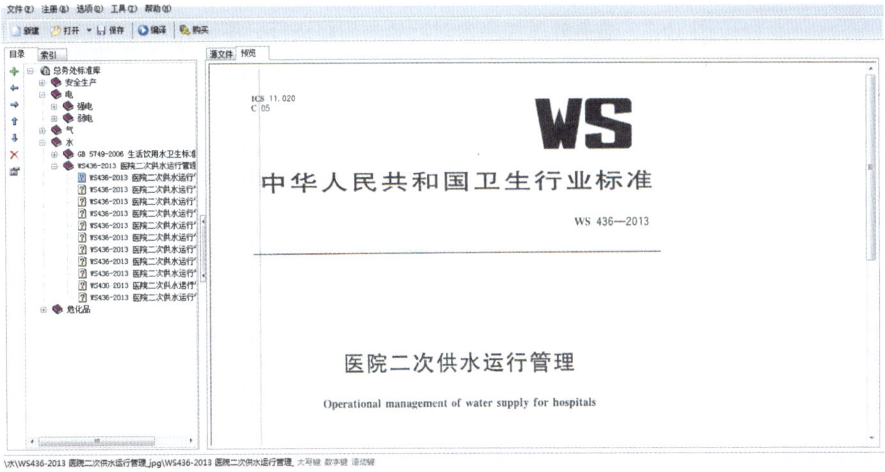

图 10-6　北京大学第三医院总务处标准库程序

（二）督查与闭环反馈

总务处质控平台自成立至今，已经在医院后勤范围内开展各类督查 40 轮次，涉及常规自查、节假日及重要事件前的重点巡查、疫情防控专项督查等各类检查类型。在检查中发现问题隐患，详细记录，并向各有关科室下发整改通知单，落实整改责任人，跟踪后续整改情况直至整改合格，形成 PDCA 循环闭环。真正落实医院后勤质控各项规章制度，实实在在提升医院后勤质控工作水平。

（三）分析与研究

总务处质控平台将检查反馈问题得到的数据，利用根因分析法、追踪方法学等管理方法进行挖掘，寻找更深层次的质控管理信息（图 10-7、图 10-8）。依据得到的信息，不断调整质控工作的方法与重心，极大提升医院后勤质控工作的效率，使分析研究工作成为质控实践工作的强力助推器。

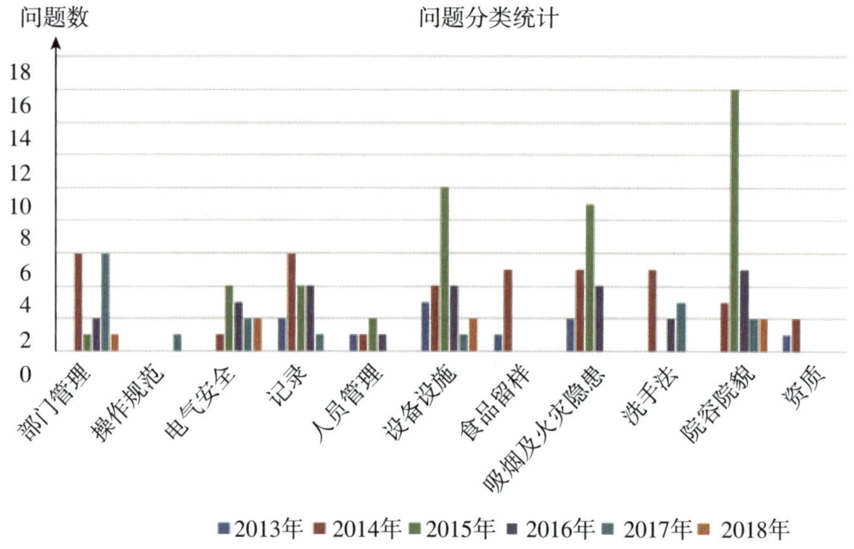

图 10-7　总务处质控平台对近年的问题进行分类统计

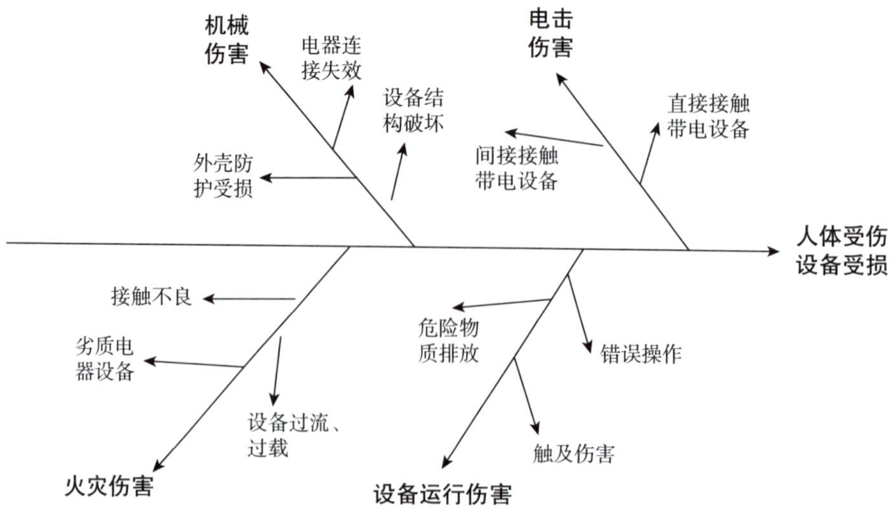

图 10-8　总务处质控平台对人体受伤和设备受损事件形成的鱼骨图

第十一章　医院后勤应急管理

第一节　医院后勤应急管理概述

近年来，各类突发性公共卫生事件的发生，使应急管理工作备受关注。医院是各类突发事件应急救援任务的承担者，医院也会受到各类事件的损害。医院如何提高自身的抗击打能力，在各类应急事件中既确保自身安全，又可以及时有效开展应急救援活动，是医院应急管理研究的重要内容。医院后勤在所有应急事件中扮演着支持保障的角色，应急救援前必须提供必要的场所、能源、物资、车辆、秩序等客观条件，所以医院后勤是应急救援的先行者。

一、医院后勤应急管理研究背景

应急管理是为更有效地降低突发公共卫生事件所产生的负面影响而采用的计划、组织、协调和控制的总和；是通过一系列有效管理行为预防和处理突发公共卫生事件，以便公共组织及其成员摆脱危机状态的行为过程。应急管理的界定中包含了两层含义：一是说明应急管理的目的，二是说明应急管理应该采取什么管理行为。20 世纪 70 年代以后，在灾害研究的基础上，应急管理成为一门独立的管理学科。我国的应急管理研究主要分为 3 个阶段：

第一阶段是 2003 年以前，研究方向主要集中在灾害管理研究方面。目前可以检索到的最早研究应急管理的学术文章是魏加宁发表于 1994 年第 6 期《管理世界》的《危机与危机管理》，文献对现代危机管理的核心内容进行了论述；还有中国行政管理学会课题组的《我国转型期群体突发性事件主要特点、原因及政府对策研究》、薛澜的《应尽快建立现代危机管理体系》等课题研究成果，都是我国较早进行应急管理研究的文献。

第二阶段和第三阶段以 2003 年抗击“非典”（严重急性呼吸综合征）和 2008 年“汶川地震”为标志，是应急管理进行成体系研究的时期。2003 年的“非典”暴露了我国应急管理工作中存在的诸多弊病，促使政府下定决心全面加强和推进应急管理工作。理论和实践的需要，使得 2003 年成为中国全面加强应急管理研究的元年。这一时期的应急管理实践和研究处于快速发展和繁荣时期，此时期的主要目的是更加清晰地看清应急管理研究的发展方向和规律。

第三阶段是应急管理研究质量提升时期。2008 年的“南方雪灾”和“汶川地震”为应急管理研究提出了严峻命题。政府和学界从不同角度深入总结我国应急管理的成就和经验，查找存在问题，我国应急管理体系建设再一次站到历史的新起点上。

在应急管理研究基础上，我国逐步实现了卫生应急工作的法制化，相继出台了《中华人民共和国突发事件应对法》《突发公共卫生事件应急条例》等相关文件，从法规及政策层面规范我国卫生应急工作，初步建成我国卫生应急管理体系。

2016 年 10 月，中共中央、国务院印发《“健康中国 2030”规划纲要》（下文简称《纲要》），它成为了新时期卫生工作的纲领性文件。《纲要》明确提出了提高防灾减灾和应急能力；完善突发事件卫生应急体系，提高早期预防、及时发现、快速反应和有效处置能力；建立包括军队医疗卫生机构在内的海陆空立体化的紧急医学救援体系，提升突发事件紧急医学救援能力。《纲要》提出到2030年，建立起覆盖全国、较为完善的紧急医学救援网络，突发事件卫生应急处置能力和紧急医学救援能力达到发达国家水平。

古话说“兵马未动，粮草先行”。医院后勤相当于古代战争中的战备物资管理部门。医院后勤应急更是卫生应急体系之中的“急中之急”。物资供给、临时改造工程、秩序维持等工作是突发事件处置的基础，还面临着涉及面广、动员人员数量多的挑战。对于突发紧急事件，既有小范围的与医疗没有直接紧密关系的事件，例如院区内停电，暴雨导致院区内涝；又有不涉及本院区的应急事件，如2008年“汶川地震”后各地派出医疗队远赴汶川灾区支援；还有大规模的公共传染性暴发疫情，如2020年初的新型冠状病毒肺炎疫情。每一种突发紧急事件相应都离不开医院后勤强有力的保障、支持作用。毫不夸张地说，医院后勤应急响应的效果好坏，将直接影响卫生应急体系的整体启动和运行效率。对于医院后勤应急管理的重视和研究，必须上升到前所未有的高度。

二、医院常见应急事件分类

每次发生灾难时，医院必然成为救治伤员的必须场所，成为整个医疗救援体系的最终提供者。但各类突发公共事件也可能在医院发生，医院本身也可能成为灾难的受害者。如果医院自身缺乏良好的应对灾难的策略，将可能使患者和医护人员陷入极大的危险之中，导致医护人员无法完成救治伤者的任务。应急突发事件一般可以分为以下4种。

（一）公共卫生事件

公共卫生事件主要指突然发生的重大传染病疫情、群体性不明原因疾病、重大食物和职业中毒以及其他严重影响公众健康的事件。这些事件往往在医院门诊、急诊等区域首先发现，继而使医院最先成为社会中受影响的“众矢之的”。

（二）社会安全事件

医院是为社会提供医疗服务的单位，是特殊的公众聚集场所，人员分布密集，贵重物资散布医院各处。在各行各业中，医疗行业是公认的高风险行业，因为其面对的客体是生命，所以医疗行业的标准和对医疗工作者的职业道德要求极其严格。但受诸多因素制约，医疗事故仍不可避免，可能会引发争议、纠纷甚至恶性伤医事件。同时，重大刑事案件、恐怖袭击事件以及大规模群体性事件也属于社会安全事件的范畴。

（三）事故灾害

医院储存使用的毒麻药品，放射源，化学制剂等，以及液氧罐、气体钢瓶、锅炉及压力消毒设施等高压特种设备，一旦操作不当或管理不严，极易引发重大安全事故。医院因工作的特殊需求，需使用大量的麻醉剂、医用酒精（乙醇）、氧气等，往往成为不法分子谋取暴利和违法犯罪的目标。常见的事故灾害包括火灾、科研实验室危险化学药品泄露事件、放射性药品泄露、后勤基建设备类事件（停电、停水等）、核事故、医院信息系统故障等。

（四）自然灾害

主要包括台风、暴雨、冰雹等气象灾害，火山、地震、山体崩塌等地质灾害，海啸等海洋灾害以及森林火灾等，也包括由此而产生的对居民的直接或间接伤害。

三、医院后勤应急保障的特点

（一）紧急性

后勤部门一定是医院整个应急响应过程中最先行动的部门之一。在发生重大传染疫情时，后勤部门需要将院区改造成符合医院感染管理科要求的布局，涉及隔离区、污染区、半污染区、清洁区、专用 CT 区域、转运通道等相应区域工程的改造。若不能改造完成，后续所有医疗工作将无法开展。在医院外派医疗队时，医疗队员的医疗防护用品和一段时间内的生活用品都将由后勤物资部门提供；若不能及时将物资备齐打包装箱，医疗队将无法按时出发。此类实例不胜枚举。但大多数情况下医院后勤做出及时响应的过程并没有引起公众视野的过多关注。但作为医院后勤部门自身一定要将后勤应急是“急中之急”的认识提高到战略层面，在医院应急的顶层设计中将后勤应急管理放到重要的位置上。

（二）预见性

对突发事件发生的原因、经过及产生的后果做出充分的事先评估和预见设想，是应急过程有条不紊进行的前提。“9·11”事件发生后，弗吉尼亚州的医院涌入大量伤员、家属、医务人员、非医务人员、媒体、志愿者等，导致人员拥堵，医院无法很好地完成工作。急诊通道和医院主要通道共用，造成应急时交通不畅。这说明医院建筑在规划时应有应急“预见性”，预留足够的空间。各类后勤保障系统面对各种原因导致的供应故障，迅速恢复能源供应是医院临床治疗的迫切要求。设置备用能源系统的关键不在于排除故障，而在于迅速提供第二能源供应。完整有效的应急备用系统需要管理者具备“预见性”，在日常管理中充分融入应急观念，提前做好备用系统，在关键时刻才能保证医院后勤应急保障体系正常运转。

（三）精准性

后勤工作人员存在着人员素质良莠不齐的客观情况，缺乏主动性的应急意识，在应急管理中特别应该重视应急指挥工作的准确性和任务的具体性。这样才能让后勤保障这样一个人员众多、专业繁杂的群体在关键时候充分调度，发挥应有的作用。

（四）专业性

医院后勤工作的涉及面广、专业性强。必须由专业的技术人员从事管理工作，才能在紧急事件发生时，及时应用专业知识和经验解决问题。

（五）具体性

同样的应急事件在不同地域、不同时间造成的伤害程度必然是不一样的。20 世纪 50 年代前基础设施尚不健全，医院停水停电不算是应急事件。而目前，随着医院各类先进设备和建筑成套系统的使用，发生任何问题都可能是重要的应急事件，而且影响的区域绝不仅仅是 ICU 和急诊等传统意义上的生命抢救区域。从地点上看，停水发生在普通病房区域不是非常紧急的应急事件，但是如果发生在血液透析病房就极可能造成非常严重的后果。

第二节　医院后勤应急管理体系建设

一、建立应急管理组织架构

《中华人民共和国突发事件应对法》明确规定，我国应急管理体制按照统一领导、综合协调、分类管理、分级负责、属地管理为主的原则建立。突发事件应对工作实行预防为主，预防与应急相结合的原则。国务院是我国突发公共事件应急管理工作的最高行政领导机构。除此之外，从中央到地方、从行业到部门均设置应急指挥机构。它们既承担相应职责范围内的应急管理工作，又对基层单位的应急管理发挥指挥作用。各级行政领导实行应急处置工作责任制，依法保障责任单位、责任人员按照有关法律法规以及相关预案的规定行使权力。在必须立即采取应急处置措施的紧急情况下，有关责任单位、责任人应视情况临机决断，控制事态发展，否则将依法追究相应责任。

医院是以保障和维护人民群众健康为己任的公益性事业单位和基层服务组织。其后勤部门下辖的无论是开展业务依托的房屋建筑和物资设备管理，还是日常运转一刻也不能中断的水、电、气、暖等支持保障系统，都是一个个关乎生命、聚集风险的地方。后勤部门必须在上级专业应急管理机构的指导下，建立起一个统一指挥、反应灵敏、结构完整、功能齐全、运转高效、保障有力、资源共享的应急管理组织。

（一）医院应急管理组织设立原则

1．指挥有效　当突发事件发生时，要有集中、统一的指挥，且他有足够的权威和能力调度各种应急资源。为此要求各医院应建立以院级主要领导为总负责的应急指挥体系，同时明确各级指挥者的职权，并以适当方式公告。由职能部门主管的突发事件应急管理原则上应由院级分管领导担任指挥；并且当任何一级指挥人员因工作关系发生变动时，都应及时调整并明确新的指挥。

2．协调顺畅　突发事件一般由多部门、多团队协同作战，必须做到随时随地协调配合。为此要求在应急管理团队中要有与突发事件处置援救相关的、多个部门的、共同的上一级领导参加，或者通过其他有效方式赋予团队中更多高级别的成员统一协调的权力。

3．保障有力　应对突发事件如行军打仗，离不开人力、物力、财力上高效有力的保障。为此要求应急管理团队中必须有战斗力较强的支持保障团队，能够在突发事件发生时迅速做好通信指挥、物资设备、秩序维护、专业事项处置、信息发布管控等多项保障工作。

4．反应快速　突发事件可能造成的损害是否能够降到最低，关键在于反应是否快速、应对是否正确。为此要求应急管理组织架构不仅要层次清晰，而且要尽可能层级简化，使应急指令能够快速有效地下达到团队的每个层级、每个人。

5．全年全天候　应急事件什么时候发生是无法确定的，因此必须全年 365 天、每天 24 小时严加防范与应对。为此要求应急管理在组织架构上特别要做好工作时间与非工作时间、工作日与节假日的无缝衔接。

6．专业人做专业事　不同应急事件的处置有不同的专业特点和要求。在设立应急管理组织时，越是底层的指挥者和行动者越是要具有相应的专业素质和专业经验。

（二）医院应急管理组织架构

突发事件应急管理是上至院长，下至各级职能部门、全体职工共同的职责，因此把应急管理职能整合到医院领导层和各级职能部门、临床科室体系之中，整合到医院各个层级的日常工作之中是非常重要的。可以说，一个良好的医院行政组织体系就包含了一个完善的应急管理组织体系。医院行政管理组织体系层次清晰、职责分明，通常均为常设机构，是医院日常运营管理的依托。并且为弥补在非工作时间和节假日期间管理的不足，各医院均设立了总值班制度，一些重要部门还相应建立了可以随时待命的专业应急处置小组（图 11-1）。可以说这套组织体系是相当完善的。

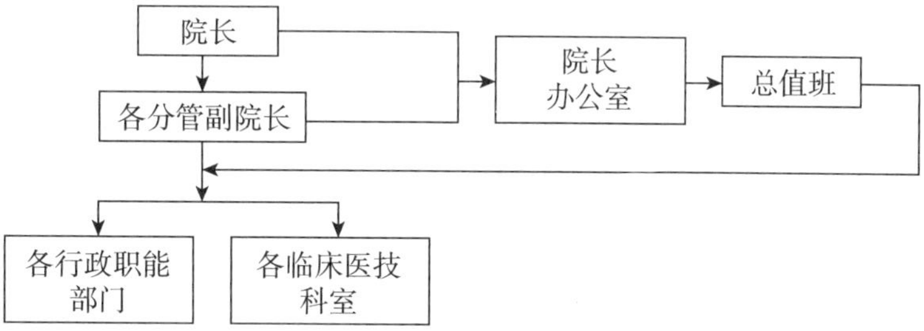

图 11-1　医院行政管理组织体系示意图

在医院管理中，我们容易一提到应急管理就认为是应急管理领导小组或者应急管理办公室的工作，而忽视行政管理组织系统与生俱来的应急管理作用，以致对其应急管理职能重视不够，导致其作用发挥不足。实际上，除了重大突发事件发生时的现场指挥、决策、处置、救援等职能外，日常的安全防范、隐患排查、信息收集、监测预警乃至各类应急预案的制定完善、培训演练等职能都依靠组织体系来完成。而且组织体系的应急管理职能发挥得越好，相应的应急管理机构的责任和任务越轻，工作开展越顺畅。

虽然医院行政管理体系具有应急管理中的职能，但是医院仍然有必要且必须要按照应急管理的特性和要求平行建立相应的应急管理体系。重大突发事件应对通常需要多部门甚至全院所有部门的协作配合，需要简洁高效的指挥管理体系；而随着医院规模的不断扩大和专业化分工越来越细，现代医院的行政管理职能部门设置通常也越来越专业，层级也越来越多。根据管理学原理，管理层次与管理幅度成反比。日益细化、专业的部门设置必然造成其应急救援处置管理幅度小，不利于跨部门、跨专业的顺畅协调和配合，容易造成在应对应急事件时因力量不足或分散而贻误战机。因此有必要专门建立一个全方位、立体化、多层次、综合性的应急管理网络，尤其是必须建立一个与应急管理体系原则要求相适应的应急指挥救援体系（应急管理组织体系）。这个体系通常是以医院应急管理领导小组为核心；小组之下设应急办公室作为日常应急办事机构，联系协调各项应急工作，代表领导小组对部门或专业的应急管理组织进行管理和指导（图 11-2）。其主要目的和职能是加强协调配合，在重大突发事件发生时能够及时靠前指挥，协调顺畅，科学、有效地组织应急处置和施救等工作。

医院行政管理组织体系和医院应急组织管理体系是在不同情况下各自发挥作用的，二者相辅相成。其根本不同可以用“平时”和“战时”来形容。在“平时”，行政管理体系发挥主要作用，应急管理体系发挥专业作用；在“战时”，应急管理体系立即行动，发挥主要作用，行政管理体系发挥支持协作作用。行政管理体系承担工作时间内的、局限于某一部门或

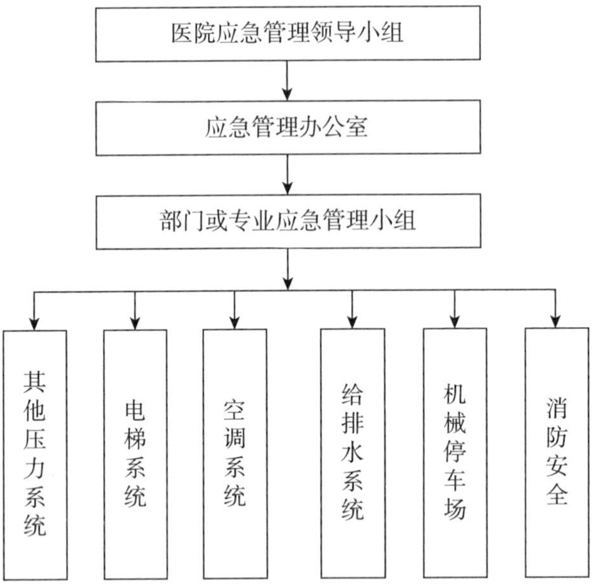

图 11-2　医院应急管理组织架构示意图

场所、预期影响有限的突发事件处置；而应急管理体系则可承担所有的突发事件处置，尤其是重大突发事件处置。

（三）医院应急管理机构职责及人员组成

医院应急管理领导小组是医院开展各项工作的领导机构，既负责医院日常各项应急工作的研究、规划、部署、检查、防范等，又承担应急事件发生时最高一级指挥、决策、组织处置等救援职责。领导小组组长多由医院党政主要领导担任，副组长由各相关分管院领导担任，成员为各职能部门和临床科室负责人，另外还可吸收部分专家成员。应急管理领导小组是医院应对突发事件时的中枢神经和大脑。

应急领导小组组长是医院应急管理的最高指挥官，其主要职责是领导应急管理小组开展工作，定期组织召开应急领导小组会议，组织对重要安全应急工作进行研究和部署。在应急事件发生时，通常会担任总指挥，根据事件信息和专家意见，科学指挥，果断决策，有效调度人、财、物资源。

1．应急管理办公室　应急管理办公室是医院应急管理领导小组的办事机构，承担领导小组授予的各项日常安全、应急管理职责，履行应急值守、信息汇报和综合协调工作，处理各项日常安全、应急事务。应急管理办公室成员通常包括院办、保卫处、人事处、财务处、医务处、护理部、总务处、物资供应部门等部门负责人或相关专业人员。由于应急管理工作责任重大，协调事项多，通常应急管理办公室主任多由领导小组副组长或分管行政的院长兼任。

2．总值班室　在应急组织机构中并没有总值班室这一特殊机构。说其特殊，是因为在形式上，它是日常行政管理职能的延伸；但在实践中，其实质是应急管理机构，经常是应对非工作时间段突发事件的第一处理人，承担应急事项的先期处理职责和报告职责。鉴于此，总值班人员一般需要有较强的管理经验的人员，其经过必要的应急管理培训合格后方可担任。

3．部门或专业应急处置小组　包括后勤应急处置小组、安保应急处置小组等，是具体承担某一部门专业应急职责的非常设组织。在医院应急管理领导小组极其办公室的指导下、部门负责人或组长的领导下，承担与本部门或本专业相关的突发事件的应急处置，参与应急预案编制、修订、演练以及日常安全防范和管理工作。

4．志愿救援队伍　主要指参与应急救援处置工作。志愿救援队伍既是重大突发事件全民动员的需要，也是当前社会发展和应急管理发展的一项重要趋势，将会成为应急救援工作中越来越重要的力量。组建专业的志愿救援队伍非常必要，各医院应对此予以重视，做好动员和培训、演练工作，并努力为其发挥更多、更大作用创造条件。

二、医院后勤应急管理体系建设理念

我国卫生应急管理体系以“一案三制”为基础。“一案”为突发公共事件应急预案体系，“三制”为法制、应急管理体制及运行机制。医院管理者应根据后期应急工作的特点，在医院层面以制度的方式固化应急责任、明确管理职责、管理应急预案，并逐步将应急工作规范化。同时，管理者必须树立应急保障的工作思想，注意加强宣传和培训教育工作，逐步建立医院后勤应急文化，从而真正让医院后勤保障、应急工作形成体系（图 11-3）。

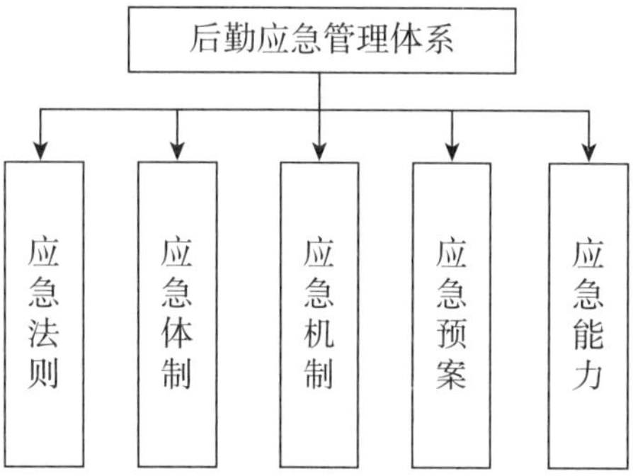

图 11-3　医院后勤应急管理体系框架图

（一）建立健全和完善应急法制

从国家和政府的角度讲，建立健全和完善应急法制包括加强应急管理的法制建设、把整个应急管理工作纳入法制和制度的轨道、把法制精神贯穿于应急管理工作的全过程；从医院层面讲，包括医院后勤的应急管理法制化，明确紧急状态下的特殊管理程序的制度和规范。2011 年新版的《三级综合医院评审标准》将后勤各类应急管理作为评审的重要项目之一，也是应急管理法制化、规范化的重要步骤。

（二）建立应急管理体制

主要建立健全统一、坚强有力的组织指挥机构，建立健全领导责任制，建立健全应急处置的专业队伍、专家队伍。

（三）建立健全和完善应急机制

主要建立健全监测预警机制、信息报告机制、应急决策和协调机制、分级负责和响应机制、人员动员召集机制、资源的配置与征用机制及奖惩机制。

（四）制定和管理应急预案

应急预案是根据发生和可能发生的突发事件，事先研究制定的应对计划和方案。应急预案是各类突发重大事故的应急基础，确定了应急救援的范围和体系，有利于做出及时的应急响应，减轻事故后果。另外，应急预案还建立了与上级单位和部门应急救援体系的链接。许多医院后勤对于书面的应急预案完成度较好，但缺乏应急预案的动态管理和演练。同时，许多应急预案缺乏操作性，也没有及时进行更新。后勤应急预案从横向来讲，应该根据医院应急事件的发生率制定全面的应急预案；从纵向来讲，应建立各级预案，预案层级越低，各项规定就要越明确、越具体。

（五）提升应急能力

在应急工作中，由于情况千变万化，预案永远不可能涵盖所有情况。在应急事件发生时，人员永远是应急体系中最重要的环节，所以应急体系建设中工作人员的培训不可忽视。尊重后勤工作的岗位价值、肯定后勤应急管理的技术含量，从而使后勤职工的主观能动性充分发挥，建立医院后勤应急管理文化。

三、医院后勤应急管理关键点

医院后勤应急体系建设是从体系层面对应急管理各方面进行梳理总结，再落实到医院后勤的各项管理工作中。管理者则应紧扣后勤应急管理的关键点，细化各项工作，才能确保在发生突发事件时应急工作有序进行。

（一）应急预案管理

由于医院内部发生的应急事件影响范围不同，需要启动应急预案的层面和动员资源差异也比较大。例如，单部电梯突然停运，只需要部分人或者一个部门就可以处理；而有的应急事件牵涉面广，如自然灾害救援事件、大型交通事故导致的群死群伤、大规模传染性疫情，就需要多部门参与其中。因此，需要设立一个完善的组织架构应对突发事件，并建立分层管理机制。医院的应急管理组织应以院领导为指挥部领导，党委办公室、院办为应急办公室，履行值守应急、信息汇总和综合协调职能，发挥运转枢纽作用。其余各职能部门分级负责，明确在突发事故发生之前、之中、之后的任务，规定相关人员的责任以及相应的对策和资源保障等，并针对可能发生的紧急事件的影响及严重程度，对应急响应的各个方面预先做出详细安排。

应急预案的目标是发生应急事件时让工作人员清楚知晓自身的职责和目标，这就决定了应急预案应该简明扼要、通俗易懂，而且应急期间的工作强调时间顺序性。为了便于所有工作人员迅速了解和掌握工作步骤，推荐采用应急预案流程化管理。应急预案流程化管理可将应急管理中的每个程序都加以明确，翔实规定后勤保障人员的操作程序和行为规范，可以使应急期间的各项工作简化和形象化，这样可确保人员在应急工作中做到职责明确、反应迅速。应急流程细化后可将这些流程张贴、悬挂在相关人员和班组的办公场所，并装订成册发放到相关后勤保障人员手中，真正做到有章可循、有规可依。

应急预案的制定只是高效应急的基础，要使其发挥应有的作用、使应急指挥系统通常有效，离不开培训与演练。培训不仅仅是对应急预案进行一定的宣传，而是提高之后职工对紧急事件的警惕性。可以根据之前细化的工作流程对职工进行培训和考核，实现后勤应急工作的质量控制。演练则是从根本上提高后勤内部应急反应的能力，增加职工对突发事件的应对技能，同时也可以检验应急预案的可行性和有效性。不管各种应急预案如何周详，如果不经常模拟实战演练，即使有再高的理论水平到实际应用的时候都等于纸上谈兵。定期进行模拟应急演练，可采取多种形式，包括指挥领导、紧急集合、现场处理等内容，演练可缩短应急团队的反应时间、提高整体的应急管理能力。应急演练后还需要对原有预案进行深入的评估和改进，对反映出的问题加以反馈和纠正。

（二）建立后勤应急备用系统

1．能源应急备用系统　面对各种原因导致的能源（包括水、电、气 / 汽、中央空调）供应故障，迅速恢复能源供应是医院临床治疗的迫切要求。所以设置备用能源系统的关键不在于排除故障，而在于提供第二能源供应。

2．医用应急物资库房　应急物资库房是紧急医疗救援时重要的备用保障系统。除了要做好医用应急物资（包括医疗防护物品、应急药品）的准备外，也要做好食物、水等应急物资的准备，以保证灾害或突发事件后医护人员、外派医疗队人员及受害者的正常生活使用。医院后勤对应急物资做到专组专管，并确定应急物资的种类、数量、所存放的地点等；还要定期管理和查看，注意应急物资的试用期，始终保持其处于良好的备用状态，以便在第一时间及时配送到需要的地方，增加医疗救援的快速性。在地方政府的统一安排下，应急物资库房可以与相关食品、药品企业达成应急工作的协同一致，在灾害或突发事件发生时，可以及时地补充应急物资，进一步保障应急物资储备的深度。

3．通信应急备用系统　突发公共事件往往造成手机通信中断，医院应该建立以对讲、卫星电话等为备用通信手段的指挥系统，形成医院信息网络立体结构。它一方面保证医院的应急小组和应急队伍之间的联络随时通畅，汇总应急救援的所有即时信息，并可采取相应对策联动合作。另一方面，领导小组人员也可通过该系统及时、准确、全面、真实地了解医院的情况，及时收集决策指挥指令与应急处置反馈情况，以便及时调配物资，保证应急保障资源在最短时间内得到最大程度的发挥。

4．备用信息系统　医院信息系统已经深入医疗、护理、药事、资产、病员服务等各个方面，信息系统一旦出现应急状况，将难以支撑医院的各项业务，会给医院带来灾难性的影响。信息系统应该加强其日常管理，包括电力、系统维护等；同时也应该建设信息系统的备用机房，在应及时充分发挥其作用。

5．应急人力　在应急工作中，最终发挥作用的终究还是人。对人力的管理需对其加强应急培训。在应急时如何紧急调配人力，让他们第一时间到达现场进行应急处置也是应急预案是否发挥作用的重要环节。医院应该针对后勤常见的应急状态储备应急人力，如维修人员、搬运人员、安保人员等。在应急状态下应第一时间启动应急人力动员流程。

（三）外派医疗队应急准备

随着我国医学应急救援的发展，紧急医学救援配套个人装备已经由过去医院分散准备转变为配套化装备，主要包括基本装备和防护装备，如应急服装、鞋靴、头盔等；野外生存装备，如帐篷、睡袋、防潮垫、指南针、口哨等；通信设备，如单兵视频装置，手持卫星电话等；搜救装备，在线生命探测仪、航拍无人机等。在生活保障方面，还应根据不同灾害及地区有所区别，如由于青海玉树地震的震区地处高原，应配备高压锅及大量抗高原反应的药物。

医疗应急物资集成化程度高，并应配置先进救援设备设施。根据特定功能定位，配备满足包扎、止血、固定、通气、清创、气管切开等现场急救需求的基本急救背囊、药械供应背囊、抗休克背囊、清创背囊等。医疗应急物资也应该根据灾害性质不同有所调整，如2020年初的新型冠状病毒肺炎抗疫期间，医疗队携带物资需要包括防护服、护目镜、鞋套、N95口罩等大量生化防护装备，还需要包括手消毒剂、卡瓦布、酒精（乙醇）等在内的消毒物品。

建设车载移动医院或野战医院。移动医院的概念来自战场，是指将综合医疗救护系统“完整地”搬运到救灾附近或现场，快速实现现场救助，最大限度抢救生命。移动医院的主要特点是展开时间短、机动性强，能够为突发事件现场伤病员提供专科救治和全面救治。随着中央财政专项补助资金和地方财政补助资金的投入不断加大，我国移动医院已经由军方专有转为民用军用共有。我国紧急医学救援体系已初步形成以紧急医学救援队伍为主体、区域紧急医学救援中心为依托的紧急医学救援网络体系。

（四）后勤应急信息化建设

随着医院互联网的迅猛发展，过去简单的人力集中模式已经落后。后勤的设备监控预警系统的建设、各项安全技术防范（技防）的投入运行、服务报修系统的使用以及智能手机的广泛应用，都为应急管理的精准指挥奠定了基础。现代化信息手段引入医院应急管理将有效提高应急指挥的精确度和信息互通的协同作战能力。加强医院后勤信息网络建设与应用，可以实现后勤应急信息的上传下达，有利于后勤应急管理系统收集、管理医院与应急医疗有关的信息，也有利于系统及时享有灾害或突发事件发生、救援、响应、灾后等过程的信息。同时，系统还可以将应急工作的情况和数据上传到信息共享平台，便于全院、全地区、全省甚至全国范围内的信息共享。

（五）应急事件总结与反思

医院的应急管理针对的目标是突如其来的紧急事件，紧急事件才是真正检验应急预案是否发挥作用的关键。同时，紧急事件发生后，系统建设是否合理、日常管理是否到位、应急流程是否具有可操作性等问题也会充分暴露，这些问题仍然值得后勤管理者认真总结与反思，并制定改进措施。对应急事件中各部门存在问题组织讨论、分析，并提出整改措施，督促其落实；对于重点科室、重点部门、重点环节追踪检查。最后，修订应急预案和工作流程。对存在的问题制定整改措施的同时，将应急流程做新一轮修订并固化，使医院的应急预案管理不断循环、持续改进，应急管理水平呈螺旋式上升。

总之，尽管突发事故的发生概率很低，但医院的后勤保障部门应该随时做好各项应急准备工作，以备随时维持秩序、协助运送、保障水电、调集人员和物资等，保障医院自身和派出医疗队的安全。医院管理者应根据后勤应急工作的特点，制定责任明确、流程清晰的应急预案，建立管理体制、运行机制，并逐步将应急工作规范化。同时，后勤管理者还应该重视应急能力的建设和培养、重视日常应急预案的管理、重视工作人员应急培训、提高后勤应急管理的技术含量、探索后勤应急信息化建设、逐步建立医院后勤应急文化，从而真正将医院后勤保障应急工作形成体系。只有这样才能有效提高医院保障公共安全和处置突发公共事件的能力，促进医院全面、协调、可持续发展。

第三节 应急前置工作

虽然突发事件发生的时间、地点、类型我们都无法预测，但是通过科学的分析方法和手段，可以从大范围内寻找出可能发生紧急事件的小范围环节，做好有针对性的提前部署预防，抓住主要矛盾，大大提高应急管理工作的效率和质量。

一、风险管理

最早提出风险定义的美国学者威特雷（Wetrek）认为风险有 3 层含义：风险是客观存在的现象，风险具有不确定性，风险事件是人们主观不愿发生的。风险的构成包括风险事件出现的概率和一旦风险事件出现，其后果的严重程度和损失的大小。风险因素是导致风险事件发生的前提，是可能产生潜在损失的征兆。综合而言，风险具有以下几个基本特征。

1．客观性 风险是一种客观性存在。风险发生有一定规律，这种规律为人类认识风险、评估风险、避免风险和管理风险提供了现实的可能性。

2．突发性 风险事故的发生都有一个从渐变到质变的过程，越早识别、越早控制，风险演变成事故的可能性就会越小，进而带来的损失也越小。

3．损失性 风险的发生往往会造成一定程度的损失。

4．潜在性 风险的损失往往是风险因素在潜伏期积蓄到一定程度才会爆发出来的。风险程度通常用损失大小来表示，风险程度预示着预期的风险事故损失的大小。

5．不确定性 包括空间、时间上的不确定性以及损失大小的不确定性。

6．发展性 同一主体的不同发展阶段，风险管理的内容也是不同的。

因此，风险因素引发风险事故，风险事故有可能导致损失。风险因素只是风险事故产生并造成损失的可能性，它的变化过程有时容易被人察觉，有时则不易被人察觉。风险因素增加到一定程度或者遇到某一特殊情况，才会引发风险事故，进而引起损失。因此，风险因素是产生损失的潜在原因，而风险事故是导致损失的直接原因。所以，通过分析、预测、评估、控制，加强对引起损失的潜在因素的管理十分重要。

风险管理是研究风险发生规律和风险控制技术的一门新兴管理科学，它通过风险识别、风险分析和风险评估，进而对风险实施有效控制和妥善处理，以期达到以最小的成本获得最大安全保障的目的。风险管理的核心是降低损失，即在风险事故发生前防患于未然：预见将来可能发生的损失而事先加以防止；或者预期事故发生后可能造成的损失，事先采取一些措施，将损失降到最低。在风险管理中，首先要进行风险查找和识别，然后开展风险评估，再进行风险控制。识别风险是为了减少风险事故的发生，评估风险是为了预测风险事故可能造成的损失，控制风险是为了降低风险事故可能造成的损失。

二、脆弱性分析

脆弱性分析是对一个组织易受风险袭击的方面进行查找和识别，判断属于何种灾难，分析评估灾害发生的可能性大小、发生后的影响程度。同时，考察分析人们对这种灾害的抵御能力和灾害可能会造成多大的损失。通过分析判断，找出组织运行的薄弱环节，制定和实施相应的预防和应对措施，以期减少和降低风险发生时组织造成的损失。

医院灾害脆弱性，是指医院受到某种潜在灾害影响的可能性以及它对灾害的承受能力，其特点是一种事前的预测而不能直接观察到。它与灾害的严重程度成正比，与医院的应对能力成反比；其构成涉及内部和外部的多种因素，对它的认识会受到主管和客观条件的制约。其外在的表现形式是医疗环境被严重破坏，医疗工作受到严重干扰，医疗需求急剧增加。

（一）灾害脆弱点／环节分析方法及依据

为识别风险，管理者通过文献分析或根据经验，事先制定风险清单来初步筛选医院风险环节或风险点。清单所列项目是人们已经识别的、最基本的各类损失风险。此方法是运用规范的方法，识别风险管理单位所面临的潜在损失。在风险识别时，人们可以参照此风险损失清单表核查本单位在运营过程中所面临的各种风险，并视情况采取各种措施。

采用头脑风暴法、调查问卷法，组织相关部门负责人和业务骨干反复讨论分析，结合运用鱼骨图、风险分类矩阵等定性分析及一些定性分析与半定量分析相结合的方式，对医院后勤面临的潜在风险及应对状况进行评估，从而确定并筛选医院后勤灾害脆弱点 / 环节。通过风险的发生频率、风险一旦发生所造成后果的严重程度，结合应对准备等方面进行评估，根据积分对脆弱点进行优选，并制作风险量化矩阵、风险应对脆弱度量化矩阵。

可采用美国研究机构开发的 Kaiser 模型、灾害风险矩阵评价表、医院灾害风险量化矩阵图、风险与应对脆弱度矩阵图等来采集医院风险发生的可能性、人力影响、资产影响、运营影响、准备工作、内部响应和外部响应等相关信息和分析评估灾害发生的可能性、后果严重性和医院应对准备程度。

（二）灾害脆弱点／环节分析结果及讨论

依据风险矩阵量化评估法，对医院后勤面临主要危害进行了风险评估，通过分析得出结果。对于该结果，医院风险管理人员再次组织召开专题会议讨论，根据医院实际情况及各部门应对的具体准备情况等因素，修正并确定前十位灾害脆弱点。其中主要考量的因素包括以往医院发生相关事件的实际情况、涉及群体范围大小、不良影响及医院准备程度等，根据这些因素重新形成医院前十位灾害脆弱点。

为有效应对前十位灾害脆弱点，应进一步完善应急预案，加强应对风险相关知识、技能的培训，进行应急演练，提高医院应急管理能力；提出加强医院应急管理的措施，及时修订应急预案并有针对性地开展演习与培训，为再培训与教育持续改进奠定基础。同时，为调整医院定期进行灾害脆弱性分析应对的重点做好准备。

灾害脆弱性分析、评估是医院应急管理的重要工具和内容，医院要充分认识到后勤脆弱性分析的重要意义，明确医院应对危险事件的重点，系统地定期开展医院后勤脆弱点查找、识别和分析评估工作，进一步完善应急准备体系和响应机制。这有利于进一步提高医院应急管理能力，从而从整体上提高医院管理水平，有力保障人民群众生命健康及财产安全。

第四节　应急预案编制

应急预案是后勤人员在平时接触最多的应急书面文件，是直接指导应急处置的第一手资料。应急预案的编制将对医院后勤整体应急水平起到决定性作用。编制应急预案应遵循“以人为本，减少危害”“居安思危，预防为主”“统一领导，分级负责”等基本原则，并进行充分的调研和准备。医院后勤重要预案的编制要点包括编制原则的合法性、编制内容的完整性、编制细节的可操作性。

编制应急预案的主要作用是适应医院后勤特点和未来发展需要，提高医院后勤部门应对突发事件的能力，最大限度地保障医院范围内医患和医护人员的生命财产安全。

一、应急预案分类

突发事件有多种，如火灾、水灾、风灾、地震、暴风雪、危险物质泄漏、放射性物质泄漏、长时间停电或停水等。因此，有必要对应急预案进行科学分类，以便合理组织、合理策划、合理管理应急预案、增强预案的系统性和协同性。目前，应急预案尚没有统一、固定的分类标准。根据不同的目的或不同的管理对象，应急预案可进行不同的分类，比较常用的有以下两种分类方法：

（一）按突发事件类型分类

目前《国家突发公共事件总体应急预案》所采用的分类方法，主要将突发事件分为 4 类。

1. 自然灾害　主要包括水旱灾害、气象灾害、地震灾害、地质灾害、海洋灾害、生物灾害和森林草原火灾等。

2. 事故灾难　主要包括工矿商贸等企业的各类安全事故，交通运输事故、公共设施和设备事故、环境污染和生态破坏事件等。

3. 公共卫生事件　主要包括传染病疫情、群体性不明原因疾病、食品安全和职业危害、动物疫情以及其他严重影响公众健康和生命安全的事件。

4. 社会安全事件　主要包括恐怖袭击事件、重大刑事案件、社会群体性事件等。

（二）按预案适用范围和功能分类

这是预案管理中比较常见的一种分类，分为总体（综合）应急预案、专项应急预案、现场处置方案、临时应急预案。

1. 总体（综合）应急预案　从总体上明确对突发事件的应急方针、政策和策略，应急组织结构及应急职责，应急行动、应急措施和应急保障等的基本要求和程序，是应对各类事故的综合性文件。

2. 专项应急预案　针对具体的事故类别、危险源而制定的计划或方案，是总体应急预案的组成部分，并作为其附件。专项应急预案应制定明确的救援程序和具体的应急救援措施。

3. 现场处置方案　针对具体的装置、场所或设施所制定的应急处置措施。现场处置方案应做到具体、简单、易操作、针对性强。

4. 临时应急预案　也称单项应急预案，主要针对大型公众聚集活动和高风险的建设施工活动而制定的临时性应急预案。

二、编制注意事项

（一）注重针对性，避免千篇一律

总体应急预案应体现在原则指导上，专项应急预案应体现在专业应对上，现场处置预案应体现在具体做法上，临时应急预案应体现在预防措施上。

（二）注重可操作性，避免空洞无物

要做到实用管用，具有明确性、针对性、科学性和适当的灵活性。文字上要力求少而精、表述准确、结构严密、言中有行。

（三）注重规范性，避免杂乱无章

对预案起草、评估、发布、备案、修订等程序做出明确规定，明确格式、框架、呈报手续和编制标准。

（四）注重完整性，避免支离破碎

预案内容应具备基本要求，充分体现对事件各环节的应对，涵盖事件预防、处置、善后全过程。

（五）注重持续性，避免束之高阁

实行动态管理，注重宣传解读，在定期开展培训学习的基础上持续完善和修订，不断增强科学性和实用性。

三、应急预案编制基本过程

（一）成立预案编制小组

小组成员应包括行政领导或其代表、预案涉及主要部门负责人或专业技术人员、有关专家以及有现场处置经验的人员等。小组组长由预案编制部门或单位有关负责人担任。小组成员确定后，须确定编制计划，明确任务分工，保证编制工作高效、有序进行。

（二）风险分析和应急能力评估

风险分析包括危险识别、脆弱性分析和风险评估，是应急预案编制的基础。针对突发事件特点，识别事件的危害因素，分析事件可能产生的直接后果及次生、衍生后果，提出控制风险、治理隐患的措施，全面调查、分析本单位、本部门第一时间可调用的应急队伍、装备、物资、场所等应急资源状况，为制定应急响应措施提供依据。

（三）编制预案

基于重大事件风险分析和应急能力评估的结果，充分收集和参阅已有的应急预案进行编制。

（四）评审与发布应急预案

应急预案必须经过评审，包括内部评审和专家评审，以确保其科学性、合理性以及与实际情况相符合。必要时可请求上级应急机构进行评审。评审通过的预案，须按照程序由本单位主要负责人签署后，再进行正式发布，并按规定报送上级政府有关部门和应急机构备案。

四、应急预案框架结构

应急预案作为应急体系建设的重要组成部分，应有完整的系统设计、标准化的文本文件、行之有效的操作程序和持续改进的运行机制。无论哪种应急预案，基本结构均可采用“1+4”结构模式，即由一个基本预案加上应急功能设置、特殊风险分预案、标准化操作程序

和支持附件构成。

（一）基本预案

基本预案也是总体预案，主要规定突发事件应对的基本原则、组织体系、运行机制，以及应急保障的总体安排等，明确相关各方的职责和任务。基本预案要包括以下几项内容。

1．术语和定义 对应急预案中需要明确含义的术语和定义给出精确的解释和说明，以便应急人员准确把握，避免产生歧义或理解错误而导致应急工作中出现错误或混乱。

2．依据和指南 列明制定应急预案所依据的法律法规、重大事故应急的文件、技术规范和指南性材料等，以使预案更具有权威性。

3．适用范围 列明预案所针对的事件类型、适用范围。

4．方针和原则 列明应急管理和处置遵循的方针和指导原则。

5．总体风险分析 列明应急工作所面临的重大风险及后果的预测，包括重大风险源的数量与分布，可能发生的事件类型及影响区域和后果、重要保护目标的分布等。对事件发生时的自然环境因素和可能的不利条件一并给予分析。

6．应急资源 包括应急队伍、应急能力以及各种重要的应急设备、设施和物资的准备情况，上级救援机构或协议支持单位的可用应急资源。

7．机构与职责 列明所有应急部门在应急事件响应处置时承担职责的责任人。需要注意的是，所有部门和人员的职责应覆盖所有的应急功能。

8．与其他预案的关系 列明本预案可能用到的其他应急预案，明确本预案与其他应急预案的关系。

9．互助协议 列明与政府主管部门、上级应急管理部门、专业应急救援机构以及相关企业正式签署的互助协议，明确可提供的互助资源和力量。

10．培训与学习 列明对该预案开展公共教育、应急人员培训和演习做出的相关规定。

11．应急机构署名页 为表明各应急部门和机构对应急预案编制的参与和认同及会履行其承担职责的承诺，由各有关机构、部门及其负责人签署。

12．预案管理 明确负责组织应急预案制定、修改及更新的部门，应急预案的审查和批准程序，预案的发放与动态管理。

经评审一致通过的应急预案由单位最高负责人签署发布令，宣布预案生效，以保证预案的权威性。

（二）应急功能设置

不同类型的突发事件、不同风险水平的突发事件所需要的应急功能是不同的。但从绝大部分突发事件来看，其核心功能包括接警与报告、指挥与控制、警报与紧急公告、通信联络、事态监测与评估、警戒与管制、人员疏散与转移、人员救治、抢险处置以及信息发布与管控等。在应急功能设置中，必须明确每一个应急功能所对应的责任部门和目标。所有的应急功能都要明确“做什么”“怎么做”和“谁来做”这三个基本问题。

1．接警与报告 作为应急响应的第一步，必须建立接警和突发事件的报告程序，列出接警后所有报告对象的电话清单，接警人应在第一时间向报告对象准确报告事件发生的时间、地点和强度。

2．指挥与控制 该功能须明确现场指挥部的设立、指挥的职责与权力、事态评估与应急决策的程序、各级各类应急指挥人员的协调等。

3．警报与紧急公告 当突发事件可能对周边或公众产生威胁时，应及时启动警报系统，向公众发出警报和紧急公告。决定实施疏散时，应通过紧急广播或公告系统确保公众了解疏散的有关信息。

4．通信联络 明确各应急机构和人员的通信方法，始终保持通信网络通畅，并随时准备在必要时启动备用通信系统。

5．事态监测与评估 一般由现场指挥或专业监测技术队伍负责，相关实验室要给予化验或检验的支持；同时，应将监测与评估结果及时传递给应急总指挥，为制定下一步应急方案提供决策依据。

6．警戒与管制 根据现场应急救援需要，一般由单位安保人员（或请求警务、公安人员）在突发事件现场设立警戒，实施必要的交通管制，维护好现场治安秩序。

7．人员疏散与转移 当事件发展确实需要对相关人群予以疏散转移时，一般应由应急总指挥或现场指挥及时发布疏散命令和相关的疏散转移路线和方法。

8．抢险处置 该功能明确由谁负责抢险和现场处置，以及针对事件的不同性质拟采取的抢险处置对策和方案，如有人受困或失踪，如何启动搜寻和营救行动。

9．信息发布与管控 在当今媒体不断涌现、自媒体比比皆是的情况下，信息发布管控十分重要，稍有不慎就会引起公众的恐慌、猜疑和不满。为此应明确专门队伍负责信息管控，建立信息发布的审核和标准程序，及时召开新闻发布会，提供准确信息、澄清不实传言。

（三）特殊风险预案

特殊风险是指根据某类突发事件的典型特征，需要对其功能做出针对性安排的风险。特殊风险预案应明确处置此类风险应该设置的专有应急功能或有关应急功能所需的特殊要求，明确这些应急功能的责任部门、支持部门、有关介入部门及其职责和任务，为科学有效应对此类风险提出特殊要求和指导。

特殊风险预案是在公共安全风险评价的基础上，按照自然灾害、安全事故、突出的公共安全事件以及社会安全事件，提出其中若干类不可接受风险。不同行业、不同单位的风险不同，突发事件类型也不同，应针对其不同的特殊风险水平来制定相应的特殊风险管理内容。

（四）标准化操作程序

应急标准化操作程序是针对每一个应急活动部门在进行某一项或某几项具体应急活动时所规定的操作标准，是编制应急预案中最重要、最具可操作性的文件，它明确了在应急活动中谁来做、做什么、如何做的一系列问题。该操作标准通常表现为一份操作指令检查表及其说明，其标准化的内容和格式可以保证在错综复杂的事件中不会造成混乱。有了标准操作程序，在突发事件发生后，即使在没有接到上级指令的条件下也可在第一时间启动应急活动，有利于提升应急响应能力和效率。

（五）支持附件

支持附件的内容比较广泛，一般包括组织机构附件、法律法规附件、通信联络附件、技术支持附件、通报方式附件、信息资料数据库、协议附件。

五、应急预案评审

国家安全生产监督管理总局办公厅 2009 年印发的《生产经营单位生产安全事故应急预案评审指南（试行）》规定，为提高应急预案的科学性、针对性和实效性，应急预案完成编制后应组织评审。

（一）评审方法

评审采取形式评审和要素评审两种方法。形式评审主要用于应急预案备案时的评审。要素评审用于生产经营单位组织的应急预案评审工作。应急预案评审采用符合、基本符合和不符合 3 种意见进行判定。对于基本符合和不符合的项目，应给出具体修改意见和建议。

1．形式评审　依据《生产经营单位生产安全事故应急预案编制导则》和有关行业规范，对应急预案的层次结构、内容格式、语言文字、附件项目以及编制程序等内容进行审查，重点审查应急预案编制的规范性和编制程序。

2．要素评审　依据国家有关法律法规、导则和有关行业规范，从合法性、完整性、针对性、实用性、科学性、操作性和衔接性等方面对应急预案进行评审。为细化评审，评审时采用列表方式分别对应急预案的要素进行评审。应急预案要素分为关键要素和一般要素。关键要素通常包括危险源辨识与风险分析、组织机构及职责、信息报告与处置、应急响应程序与处置技术等要素。一般要素具体包括应急预案的编制目的、编制依据、适用范畴、工作原则、单位概况等要素。

（二）评审要点

评审要点包括以下 7 个方面：

1．合法性　符合有关法律、法规、规章和标准，以及有关部门上级单位规范性文件要求。

2．完整性　符合《生产经营单位生产安全事故应急预案编制导则》所规定的各项要求。

3．针对性　紧密结合本单位危险源辨识与风险分析。

4．实用性　符合本院后勤部门实际情况，与其实际应急处置能力相适应。

5．科学性　组织体系、信息报送和处置方案等内容切实可行。

6．操作性　应急响应程序和保障措施等内容切实可行。

7．衔接性　综合、专项应急预案和现场处置方案形成体系，并与相关部门或单位应急预案相互衔接。

（三）评审程序

1．评审准备　成立应急预案评审工作组，落实参加评审的单位或人员，将应急预案及有关资料在评审前送达参加评审的单位和人员。

2．组织评审　在单位负责人或单位主管安全生产工作的负责人主持下，应急预案评审工作组展开讨论并提出会议评审意见。

3．修订完善　预案编制单位应认真分析研究评审意见，按评审意见对应急预案进行修订和完善。评审意见要求重新评审的，修订完善后组织有关部门对预案重新进行评审。

4．批准印发　应急预案经过评审或论证，符合要求的，由单位主要负责人签发。

第五节　医院应急演练

一、应急演练概要

（一）应急演练的含义

应急演练是指为检验应急预案的有效性、应急准备的完善性、应急响应能力的适应性以及应急人员的协同性而组织进行的一种模拟应急响应的实践活动。《突发事件应急预案管理办法》明确要求："应急预案编制单位应当建立应急演练制度，根据实际情况采取实战演练、桌面推演等方式，组织开展人员广泛参与、处置联动性强、形式多样、节约高效的应急演练。"

（二）应急演练的原则

1．结合实际，合理定位　根据单位应急管理需求和实际情况，明确演练的全部目的和主要目的，根据资源条件合理确定演练方式和规模。

2．统一领导，分工协作　建立演习总指挥负责制，在总指挥的统一领导和指挥下，各参与队伍和人员实行分工负责、密切配合、协调一致，严格按应急预案和演练方案确定的指挥体系、演练程序、演练进度进行。

3．着眼实战，讲求实效　以提高应急指挥人员的指挥协调能力、应急队伍的实战能力为着眼点，重视对演习效果及组织工作的评估、考核，总结经验教训，及时整改存在的问题。

4．精心组织，确保安全　精心策划演练内容，科学设计演练方案，周密组织演练活动，并严格执行有关安全措施，确保学习参与者和各演练装备、设施的安全。

5．统筹规划，厉行节约　统筹规划应急演习活动，安排好各级各类演习的顺序、方式，适当开展跨部门、跨专业的联合演练或综合性演练。充分利用现有资源，合理控制演练费用，努力提高应急演练的综合效益。

二、应急演练的准备

演练准备阶段的重点工作是按照应急预案和演练的目的，要求组建演练工作班子、编制演练计划和脚本、设计演练评估方案、落实演练过程中的应急保障所需、开展演练前培训等。

（一）制定演练计划

演练计划是有关演练的基本构想和对演练活动的详细安排。一般包括明确演练目的，确定演练范围、方式、时间、地点、内容，确定参与演练单位和人员及其职责分工、经费预算，制定演练日程安排、保障措施以及宣传方案等。通常按演练阶段进行倒计时的工作安排，包括召开演练动员部署会议、研讨编制演练脚本、制作场景、进行设备联动、组织分步演练和同步预演练。

（二）召开筹备会议

演练计划通过后，演练组织单位应及时召开由各相关部门有关人员参加的演练筹备会议，通过演练活动的基本构想和详细安排，进一步商讨演练内容和方案，明确各参与部门的职责和各自所承担的任务，公布演练领导小组以及策划组织、保障组等各个组织的人员组成，要求各参与部门按演练职责和分工分头进行准备。

（三）设计演练方案

设计演练方案是演练准备阶段的核心工作，通常由导调组承担具体设计任务。演练方案设计一般包括确定演练目标、设计演练情景和演练实施、设计评估标准和方法、编写演练方案等任务。演练情景包括演练情景概述和演练事件清单。演练情景概述主要用以说明突发事件的类型、发生的时间地点、事态状况及后续发展预测，受影响的范围及相应的环境条件。演练事件清单是明确演练过程中各场景的时间顺序列表和空间分布情况图。

三、应急演练实施

演练准备工作就绪后，即可按计划和演练脚本实施演练活动。演练实施分为演练动员、演练启动、演练执行和演练终止 4 个阶段。演练动员以召开导调人员、参演人员预备会为主要形式，讲解演练情景事件清单和相关手册、指南、方案等，确保所有参演人员了解现场规则、演练情景和各自在演练中的角色和任务。演练动员后，由演练总指挥宣布演练开始，然后由总导演启动演练活动。演练执行阶段是演练活动的核心任务所在，包括演练指挥与行动、过程控制、演练记录。所有演练人员要在这一阶段按导调的指挥完成相应的动作。演练总指挥负责演练全过程的监督和控制。演练正常实施完毕，由总导调发出演练结束信号，由演练总指挥宣布演练结束。

四、应急演练评估

演练评估是在全面分析演练过程、演练记录以及相关资料的基础上，对于演练目标要求和参演人员表现，演练活动及其组织过程做出客观评价、评估，总结经验教训，并编写评估报告的过程。演练评估报告的内容一般包括演练执行情况、预案的合理性和可操作性、应急指挥人员的指挥协调能力、参与部门的协调状况、参演人员的处置能力、演练装备、物资的适用性、演练目标的实现情况以及演练成本效益的评价等。

第六节　医院后勤应急管理案例

一、三级应急预案与风险管理

北京大学第三医院总务处搭建了三级应急预案体系：综合应急预案、各专项应急预案以及现场处置预案（图 11-4）。三级应急预案之间以及总务处综合预案和院级应急预案之间形成完善的联动机制。任何一级预案的启动都可以触发其他级预案的及时响应。同时，进行风险管理和脆弱性分析工作，将分析结论作为应急预案编制的基础，定期修订应急预案。风险管理工作作为应急管理工作的理论依据及指导，大大提升了应急管理工作的效率和水平。

二、开展专项应急演练

在特定季节时段到来前开展专项应急演练。例如在每年 6 月开展防汛及停电应急演练以

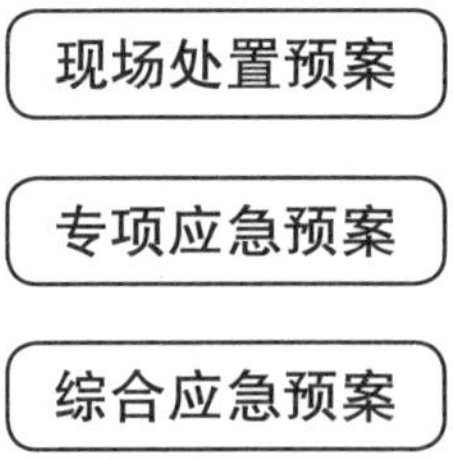

A

总务处专项应急预案

一、电气事故专项应急预案
1. 事故类型和危险程度分析
1.1 事故类型
北医三院是重点用能单位，现有受电容量 18660kVA，备用柴油发电机组容量 1900kW。依据《北京大学第三医院应急工作总预案》制定本专项预案。我院电气事故类型为外电源故障、配电室内部故障、电器线路故障等。
1.2 危险程度分析
两路外电源同时故障可能导致医院除应急发电机所带的特别重要负荷以外的其他负荷断电，严重影响医院的正常运行。某一路外电源故障有可能导致医院部分双路供电设备瞬间闪断一次，其他单路供电的区域、设备断电。

B

总务处综合应急预案

1. 总则
1.1 编制目的
为科学规范、高效有序地开展突发事件应急防治、救治工作，提高医院后勤应对各类安全生产事故的快速反应和应急处理能力，根据我院及总务处实际情况，特制订北医三院总务处应急管理体系。
1.2 编制依据
1.2.1 依据：下列文件中的条文通过在本预案中的引用而成为本预案条文，有指定日期的按原版本，未指定日期的按最新版本引用。
(1)《中华人民共和国安全生产法》（中华人民共和国主席令第 13 号，自 2014 年 12 月 1 日起施行）(2)《中华人民共和国突发事件应对法》（中华人民共和国主席令第 69 号，自 2007 年 11 月 1 日起施行）。

C

图 11-4　应急预案与风险管理体系

A，总务处三级应急预案体系；B，总务处专项应急预案；C，总务处综合应急预案

应对即将到来的汛期内涝风险和用电高峰过载停电风险。详细记录演练中存在的薄弱环节及时反馈改进。在应急事件发生后填写标准化事件管理表，反思梳理应急流程的合理性，及时将可提升、完善的环节补充进相应专项应急预案。

三、公共卫生事件后勤应急管理

2020 年初，新型冠状病毒肺炎（COVID-19）在武汉肆虐，后在全国迅速蔓延。新型冠状病毒肺炎具有发病迅速、传染性强等特点，因此卫健委经国务院批准将其纳入乙类传染病并实行甲类管理。在前期疫情暴发迅猛、感染者人数激增且缺乏医院后勤应对重大传染性疾病的应急管理经验的多重不利因素下，北京大学第三医院总务处针对新型冠状病毒感染途径，结合上级部门下发的各类指导文件，及时组织人员对从疫情开始至今医院后勤管理中出现的问题进行归纳整理。总务处秉承“抓重点，克难点”的原则，总结出影响医院防疫工作进行的三大主要问题，包括设备运行及工程改造问题、防疫物资储备与调配问题、后勤工作人员管理问题，为后续的医院后勤应急管理体系的建立与实施提供攻坚方向和突破口。

总务处针对三大攻坚方向，以 PDCA 循环方法管理工具作为理论指导进行应急管理。首先抽调人员构建医院后勤疫情防控组织，一方面以科室领导为第一责任人，严格按照要求落实疫情防控期间各项工作；同时，在原有三级组织架构基础上进行调整，集中科室和班组骨干力量，针对现有问题成立专项团队（下分设设备及工程管理组、防疫物资管理组、后勤人员管理组 3 个管理小组），依据各类文件精神、医院相关文件迅速实施标准化、专业化、规范化的作业流程。另一方面，采用矩阵式管理模式，专项团队与平台高效联动，形成协同管

理的良性机制，“以点带面”形成引领反馈和提升督导的作用（图 11-5）。“两手都要抓，两手都要硬”，这样既能集中专业优势迅速满足应急保障需求，又能全面提升应急管理水平和质量，最终确保防疫工作“无死角”。接着结合相关文件提出理论性的指导对策并付诸实践，持续跟进工作所取得的进展，尽最大努力防止因医院后勤设备运行造成交叉感染、保证医院后勤防疫物资合理调配，加强人员培训、全面提升后勤员工的应急能力和综合素质。最后建立思想统一、步调一致、高效配合、快速应对、适合综合医院后勤针对新型冠状病毒的应急管理体系。实践证明，应急管理体系的构建与实施有效地提升了医院后勤在新型冠状病毒肺炎防疫期间的应急管理能力。

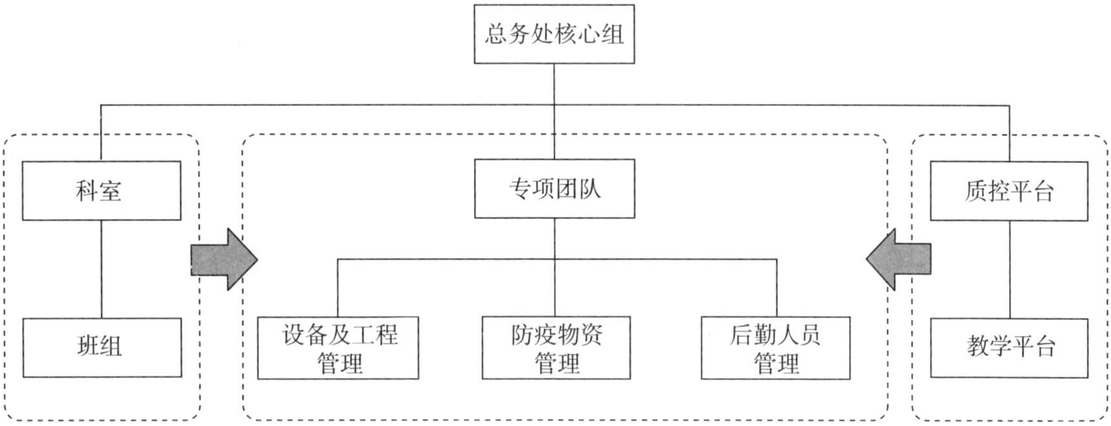

图 11-5　疫情期间医院后勤应急组织架构

第十二章　医院后勤信息化管理

第一节　医院后勤信息化管理概述

医院后勤管理一直是医院综合管理的重要组成部分之一，是医院正常运行的重要环节，也是提高临床满意度的基础和关键，在各个医院的运行管理中扮演着重要的角色。随着新的医改政策的推行、深化，医院住院人数及门诊人数大幅度提升，这为医院后勤管理工作增加了难度，并在一定程度上提高了后勤的运行成本。因此在医院改革、发展的过程中，后勤管理要化挑战为机遇，在确保医院日常运行保障不受影响的前提下，引入先进的技术和手段，实现后勤管理从传统的劳动密集型向技术密集型的完美转型，最终打破原有粗放型模式，形成集约型后勤管理体系。

信息化是新一次技术革命的成果，也是先进的科学生产力，信息化正在逐步地融入各行各业。随着我国医疗水平的不断提升和医疗卫生改革的不断深入，医院的发展对信息化的需求也与日俱增。《“十三五”深化医药卫生体制改革规划》及《“健康中国2030”规划纲要》中着重指出医院信息化建设已成为保障深化医药卫生改革、完善现代医院管理制度和提升医疗水平的重要措施之一。随着信息化与医院各项工作及医疗水平深度融合，作为医院运行“重要基石”的后勤部门进行信息化改革也迫在眉睫。近年来，全国多所医院后勤部门均在进行信息化改革，引进先进的技术、手段，搭建信息化平台。因此，如何将信息化与日常运行、服务、办公、制度、设备等从理论至实践全方位地融合，充分发挥后勤管理的功能和作用，适应医院快速平稳发展的需求，促进医院标准化和精细化的管理，降低医院运行成本，提高工作效率，为医院正常的运转提供坚实有力的后勤保障成为了一个重要课题。

一、信息化的定义

“信息化”的概念首先是由20世纪60年代日本学者Tadao Umesao（梅棹忠夫）提出来的，而后被译成英文传播到西方，于70年代后期西方社会才开始普遍使用“信息社会”和“信息化”的概念。

信息化是指培养、发展以计算机为主的智能化工具为代表的新生产力，并使之造福于社会的历史过程。信息化以现代通信、网络、数据库技术为基础，将研究对象各要素统一汇总至数据库，供特定人群生活、工作、学习、辅助决策等和人类息息相关的各种行为相结合的一种技术。使用该技术可以极大地提高各种行为的效率，为推动人类社会进步提供极大的技术支持。信息化是指一种信息技术被高度应用、信息资源被高度共享，从而使得人的智能潜力以及社会物质资源潜力被充分发挥，个人行为、组织决策和社会运行趋于合理化的理想状态。

二、后勤信息化的定义

后勤信息化是指信息化技术、手段与后勤相关服务、改造等工作进行有效的融合。通过网络、计算机等信息化工具将后勤工作中孤立的、不完整的信息或信息集成系统的整合为后勤信息链，使其完成后勤工作开始、运行、处理、反馈各阶段信息的整合。

因后勤工作覆盖面广、工作内容复杂，所以零碎的信息片段较多。由于传统的人工处理方式处理效率低、准确性低，导致众多信息片段会存在遗失或孤立的情况。后勤信息化则是将这些零碎、散落的信息片段以互联网的手段实现整合与再次利用，通过大数据的分析处理，结合各项管理工具，将所有数据信息汇总，总结出多维度的分析报告。报告作为管理者进行决策和管理措施的数据支持，可提高决策和管理措施的准确性。后勤信息化保证我们能够及时地发现问题，并采取正确的措施解决问题，使后勤管理工作百尺竿头，更进一步。

三、医院后勤信息化管理的意义

医院后勤信息化系统是医院后勤能否更好服务于医院的关键因素，是医院内涵建设和发展的重要组成部分，其意义可以概括为以下几点：

（一）提升后勤工作效率，强化医院后勤保障

“互联网+”技术和思维的运用，做到了后勤服务需求的实时可知、服务过程的实时可视可控，使后勤资源得到充分高效利用，提高了后勤服务效率。报修管理模块利用移动互联网实时推送电子工单，减少了后勤信息平台工作人员与维修人员的沟通频率，保证了临床维修的及时性和高质、高效。采用流程节点控制实现了维修服务全程可控，便于管理者对完成情况进行追踪查询以及后期费用结算、报表统计等工作。

（二）加快信息流动，实现后勤信息资源共享

随着医院不断发展，后勤的资产也在迅速的增加。透过医院后勤信息化管理，我们能够清晰地了解单位的资产情况和使用分布状态，帮助我们对资产的重组、周转及创收做出重要决策；并且我们可通过系统盘清后将剩余部分盘活，以达到创造其最大价值的目的。利用互联网大数据是解决后勤科学管理的有效途径，后勤管理利用信息化管理的主要目的就是要通过数据对比找到工作中的问题和不足，由原来的模糊式管理转变为现在的数字化管理，将问题用量化法找到，为下一步工作提供科学的目标和决策依据；同时信息化管理也堵住了管理制度上的漏洞，最终使管理简单化，为后勤保障工作的持续质量改进提供了基础数据和决策依据。

（三）与医院快速发展的管理水平相适应

由于受到传统管理理念的影响，医院对于后勤信息化管理缺乏足够重视，医院后勤缺乏专业化、制度化和标准化的管理。尤其是后勤在工作队伍建设上忽视人力资源质量、缺乏必要的信息管理技术、对信息化管理的重要性认识不足，这些影响了后勤信息化建设步伐的推进。尽管医院已经着手后勤信息化管理建设，但是因为后勤长期受到传统管理的限制，工作效率难有明显提高。陈旧的后勤服务模式越来越不能满足患者和临床业务部门日益增长的需求。

（四）减少后勤人工成本，提高医院经济效益

医院后勤工作的主要服务对象包括医院的医护人员和就医的患者，所以后勤服务内容相对广泛。传统的后勤管理方式弊端层出，信息化管理的应用优势越发明显，其在医院后勤管理工作中的应用对提升工作效率、加强人员与资产管理、管理制度的完善等方面发挥了重要

的作用。

1. 信息化管理对后勤工作效率的提升具有重要作用 医院后勤信息化管理工作的开展能够省去以往手工记录、层层审批、逐级签字的操作流程，利用信息化技术可以在互联网上完成工作流程，促进工作效率的提升。

2. 信息化管理对医院后勤管理制度的完善具有重要作用 信息化管理方式能够将传统的人工化管理方式转化为数字化管理方式，使管理工作更加精细化和全面化、完善后勤管理制度、促进后勤管理制度功能的发挥。

3. 信息化管理对医院人员与资产管理具有重要作用 通过信息化管理可以对医院后勤人员的信息和数据进行随时抽调，利用这些信息对后勤人员展开相应的培训与考核，提高他们的工作效率和水平，使医院后勤人员管理更加科学化。信息化管理能够使医院的资产管理更加清晰，有利于了解医院各部门的资产状况，为医院的资产盘活与重组提供更合理的依据及更有效的解决方案。

四、医院后勤信息化管理的目标

（一）降低整体采购成本

要实现后勤物资信息化管理，需要将以往传统物资管理运作方式全面改变，通过细化分工的方式，使专业化管理得以实现。通过建立完善的采购物资中心，全方位统一管理医院后勤物资发放、管理以及采购等工作，根据不相容职务分离的原则完成岗位设置工作，并根据相互制约、合理分工的基本原则，明确不同权责。在物资管理的工作中全面开展网络监督，促进物资管理透明性的全面体现，使物资流通秩序明显规范。

（二）有效规避运营风险

物资采购工作在全面开展后，可以在库存物资系统中录入合格供方的相关信息，并完成整齐到期、供应商资质到期、批号到期、有效期到期等预警提示的设置工作，确保监督工作能够实现全面监督。管理制度能促进传统物资管理的方法、模式全面改变，促进核算、发放、管理、采购等环节的不可控性得到明显纠正，有效避免损公肥私、弄虚作假的情况，确保能有序、科学地实现物资管理操作，从而促进经济效益明显提高。同时，网络监控系统实施严格审批、申领制度，并实现全程跟踪，对自我约束以及自我调控有一定的帮助。

（三）使资源得到优化配置

医院后勤物资信息化管理可以使物资管理效率明显提高，为科室物资供应的有效性提供保障。后勤物资管理工作中通过信息化技术，可以使日常工作流程明显优化，确保相关工作人员可以通过计算机对物资采购、发放、保养、验收以及入库等日常工作流程实施网络查询。若供方无法提供合格的物资、材料，则严禁纳入医院采购名单，为临床科室使用医用耗材的安全性提供保障。在录入招标价格之后，为防止价格出现随意变动的情况，若出现物资接近有效期仍未使用的情况，要立即和供应商、临床科室作沟通，使物资浪费的情况明显减少，从根本上降低医院损失、明显降低医院物资消耗成本。医院后勤物资在全面开通网络系统查询功能、统供、统管等功能后，相关科室积极性明显提高。临床科室在后勤物资采购仓库所申请的物资材料会在科室成本中计入，各科室的节约意识、成本意识明显增加。各科室对于物资实际使用情况、物资申领情况可以随时查询，防止出现浪费以及积压的情况，这可促进医院总体成本明显降低。

（四）实现效益最大化

信息化管理使经费管理增强，经济效益显著提高。物资管理工作涉及的环节较多，如人员、部门与流通等均包括在其中，可以说这一系统是非常复杂的。因此，为了避免浪费、有效降低管理成本，我们有必要将信息化管理模式运用其中，这样也可以有效提高卫生资源利用的合理性。具体来说，利用物资材料与药品管理的子系统也可以进一步提高入库量、出库量记录的准确性，实现对库存量的实时掌控，并且让物资在各个供应环节中均拥有可靠的管理措施，让物资与经费的使用效率最大化。最后，计算机技术的运用还可以实现对物资库存情况、使用情况的动态掌控，并通过计算分析得出物资正确有效地消耗规律，以此为基础确定出合理的库存情况（一定周期内）。一旦库存量低于限额，即要进行及时的购置；超过了限额时，则要进行及时的调控，避免长期积压。

第二节 医院后勤信息化系统的建设

医院后勤部门承担着与全院“水电气暖”、设施设备等相关的各类服务保障工作，是医院正常运行体系中不可或缺的一个重要环节。后勤工作分布在医院各个角落，涉及医院内的各项工作与生活，从而体现出服务范围广泛、种类繁杂的特性。同时其工作基础性强，应急性和安全性的要求高，大量的保障工作即是医院后勤部门的日常工作。医院后勤部门工作范畴主要包括物业管理（环境保洁、院内物流）、设备设施管理、设备运行维护保养、餐饮服务、房屋管理、工程改造项目管理、交通工具运行管理、通信工具运行管理、物资管理（医用物资、办公物资、被服和应急物资的采购、供应）、环境保护（环境绿化、污水污物和医疗废弃物的无害化处理）等。

医院后勤工作内容繁多，管理难度大。我国大部分医院信息化发展也尚处起步阶段，大都将信息化中心投入在财务、医疗流程等相关的内容上；同时全国各家医院后勤信息化的改革进程也正处于众说纷纭的阶段，并无统一的建设标准和管理标准，所以后勤信息化的发展速度明显落后于其他发达国家。其实，后勤管理和保障过程中的很多工作都可以与信息化进行深度的融合。应利用信息化技术来提升后勤保障的效率和质量，从而使医院后勤保障工作更上一层楼。

一、建设目标

医院后勤信息化的建设，要在了解医院各部门和科室需求的基础上进行，并能够和其他部门的管理系统进行匹配性对接，与医院其他部门或科室的管理系统形成统一整体。因此，医院后勤信息化建设要能实现以下目标：

1．后勤信息化系统能够作为医院信息管理系统的一部分，成为集成型医院信息管理系统的子系统。

2．医院后勤信息化平台能够实现后勤服务与管理的过程化管理，实现所管理的业务的精细化流程设计和量化评价。

3．医院后勤信息化平台能够实现对后勤资源的合理配置与调整，确保管理的高效性，避免资源的闲置和浪费。

4．医院后勤信息化平台要有助于提高后勤管理人员的工作效率，提升后勤管理的整体水平。

二、建设原则

医院后勤信息化平台是医院医疗服务和信息管理系统的组成部分，在建设过程中要遵循标准化、精细化、兼容性、可扩展性、易操作性 5 项基本原则。

（一）标准化

医院后勤信息化具有共性特征，因此，每家医院的后勤信息化平台的建立，要以标准化的后勤组织框架、标准化的业务流程为基础。医院在搭建医院后勤信息化平台前要完成后勤服务制度的制定、后勤服务与管理规范化的各项工作，从而使得医院后勤信息化的建设有标准化的制度依据。

（二）精细化

医院后勤信息化覆盖的范围杂、种类多。为保证建设实用性的信息化系统，避免出现建设完成后并不能完整地覆盖所有工作流程，导致信息化平台搁置的伪信息化，需对医院后勤工作涉及的方方面面进行无漏洞的数据化工作。它可以避免出现数据丢失、遗漏等问题，使医院后勤信息化能够精细至整个工作流的末端，实现精细化的管理。

（三）兼容性

医院信息化系统是其他各部门信息化系统的基础，医院后勤信息化系统与医院信息化系统处于同一架构中，两种互联且相互兼容。医院后勤信息化平台的兼容性还有利于节约系统建设和维护成本，实现医院各信息化平台的信息交互和同步维护、打破信息孤岛、实现信息共享。

（四）可扩展性

医院后勤信息化的建设是一个循序渐进的过程，不可能一蹴而就，在短期内就能够完全实现和改革成功的。因此要求医院后勤信息化的建设一定要保证可扩展性，能够随着时代和技术的发展一同前进、进步，为建设更好的医院后勤而努力。

（五）易操作性

医院后勤信息化平台建设的初衷是服务于人。因此，要充分体现操纵方便和快捷的特性。尤其在后勤管理人员少、专业性较弱的前提下，操纵的简便和快捷能够最大程度地提高管理效率和管理质量。此外，医院后勤信息化平台的操作越简便，投入的人力资源培训成本就越低，更有益于提高医院后勤管理的效益。

三、建设内容

（一）多维度信息化系统架构

因医院后勤工作覆盖面广，涉及的工作内容零碎且工作种类繁杂，导致每一项工作都成为一个独立存在的个体，相互之间的联系、沟通、协调存在困难；但实际每一项工作都是相互关联、相辅相成的。因此医院后勤的信息化管理首先需从不同工作的种类、门类、部门出发，将各项独立存在的工作通过信息化的手段在搭建各类专业化信息平台的基础上，连接成为不同目的纵向信息链。同时，一项工作可能是由不同的子工作通过组合完成的，一个项目也可能需要不同的部门、工种之间相互配合，因此独立的各条信息链也无法满足实际工作中信息流动的需要。这就还需打通各专业化信息平台的壁垒，进行信息格式的统一化，从而使医院后勤管理工作实行不同专业间的横向信息流动。最终实现医院后勤管理信息网，打破原有“各自为政”的信息孤岛，实现医院后勤整体的信息共享，形成后勤联动体系，并从多个维度出发真正地体现出信息共享的价值，提高后勤运行效率、加强服务质量、提升决策的准确性和可执行性。我们主要从以下 5 个维度出发，结合各类信息化平台及模块形成多维度信息化系统架构（图 12-1）。

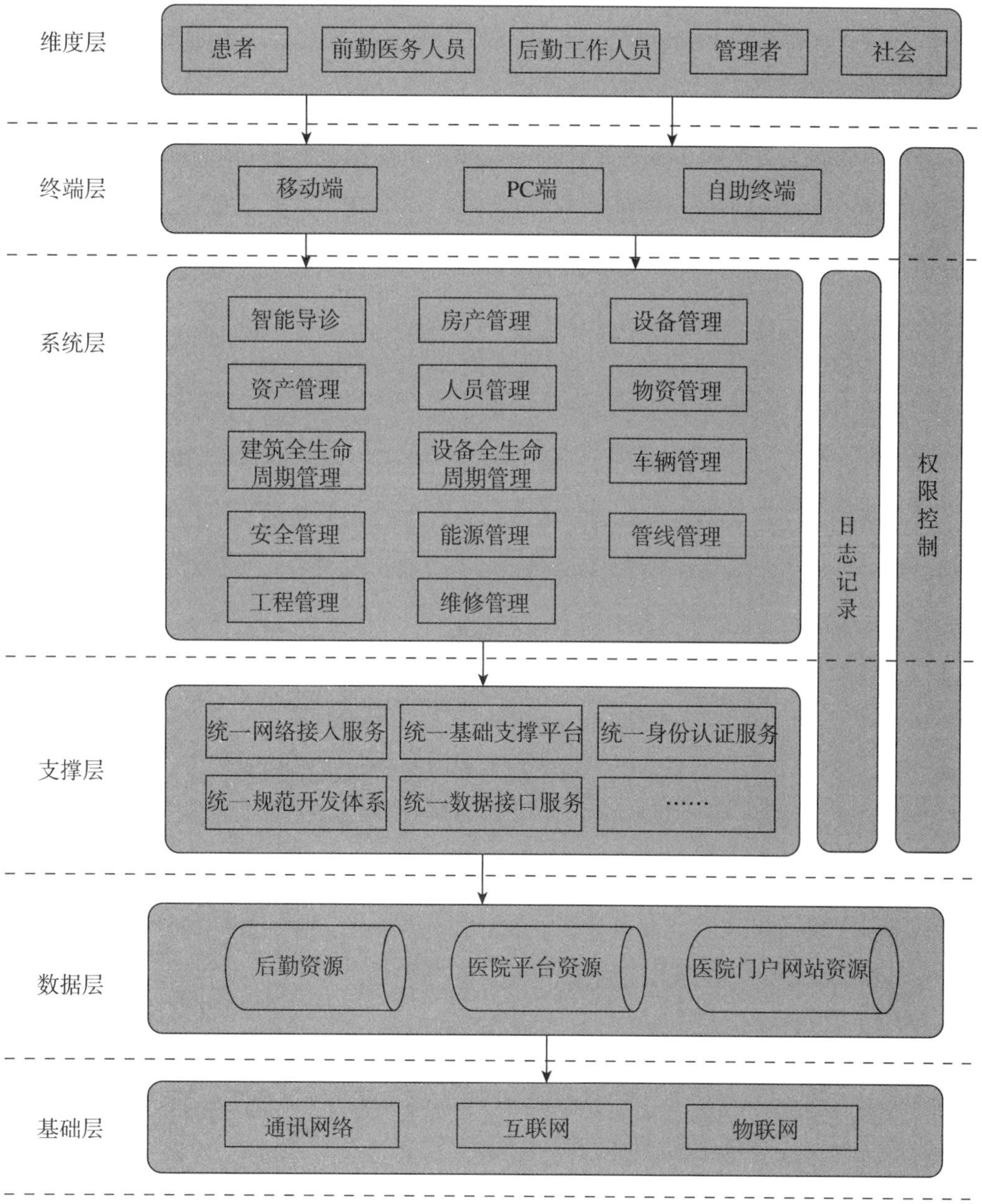

图 12-1 多维度信息化系统架构

1．患者的维度 从改善患者病房用餐环境及用餐条件，为患者提供快速、便捷的用餐服务出发，搭建病房餐饮信息系统。通过病房餐饮系统为院内所有住院患者提供订餐服务，解决患者住院就餐不便问题，以及为有些因病情原因出行不便的患者提供便捷就餐条件，实现从患者维度出发的后勤信息化管理系统。

2．前勤医务人员的维度 从为前勤医务工作人员提供便利、节省医务人员时间的角度出发，搭建物资管理信息系统。利用物资管理信息系统，开通物资网上请领功能，通过请领、审核、订单、配送实现办公物资、医疗物资一站式服务，从而改善原有人工申请的需在工作地点 - 物资领取处两处往返耗费时间、精力，且效率低下的问题，节省前勤医务人员的时间，从而间接提高前勤的工作效率，为医院、患者、社会贡献后勤的一份力量。从手术室等特殊地点工作人员用餐时间不确定、用餐需求的急迫性的角度出发，搭建特殊科室 24 小时餐饮服务模块，通过信息化手段实现线上提前预约，或根据手术室手术安排时间提供相应的供餐服务，为一线的医务人员做好后勤保障，成为其可靠的大后方。

3．后勤工作人员的维度 从提高后勤工作效率、降低后勤人员劳动力浪费的角度出发，搭建综合服务管理平台，采用浏览器 / 服务器（Browse/Server，简称 B/S）模式的三层体系架构，支持 PC 端、移动端多终端应用，从而实现维修工单实时派工。平台还附有详细的故障描述、图片及故障具体位置，从而改善传统维修过程中，因不清楚故障原因及位置导致少带维修配件、工具，将时间消耗在往返路途中，从而导致工作效率低，事倍功半的情况。最终实现各类工作的移动化管理，提高工作效率。同时搭建设备全生命周期系统，将设备设施所有相关文件、信息、检修记录等相关数据进行统一关联，改变传统人工抄数、记录的繁琐工作流程。采用移动设备进行简单的扫描即可完成设备巡检、维修记录、保养记录的操作，利用信息化技术手段可统一导出各项记录数据，并可以保证查有所据。

4．管理者的维度 后勤管理发展需要有效的管理与正确的决策，而管理和决策需要大量的信息支持，需要参考和把握既往与现行的状态和信息。从为管理者提供准确、客观、可靠性高的数据支持的角度出发，搭建房屋资源信息系统、地下管网信息系统、能耗监管系统等，采用统一的数据格式、进行统一的大数据分析，并提供相应的分析报告是有利的。利用信息化的手段保证数据的及时性、准确性，以此来间接的提高决策的准确性、可执行性，改变传统“凭经验、拍脑袋”的决策模式，从而提升医院的运营效果、整体的保障效果、能耗的节约效果，使医院资源得到合理利用，为医院的更好发展贡献力量。

5．社会的维度 依靠后勤信息化管理一系列的平台、模块，间接、直接提升医院的整体水平，为患者提供一个良好的就医环境，为医务人员提供一个舒适的工作环节，呈现给社会一个优质、综合实力过硬的医院，进一步提升医院所属地区的医疗水平、改善就医条件、造福社会。

（二）后勤信息化系统模块化实现

医院后勤信息化建设是一场持久战，是随着时代和技术的进步而不断革新、前进的，需要具有扩展性和不断更新的特性。因此，为满足医院后勤信息化建设的这一特性，医院后勤信息化系统的搭建将根据医院后勤所覆盖的工作内容以及特性划分业务模块，实现模块化建设。不同的医院可依据其实际情况及信息化程度有选择地、有规划地进行医院后勤信息化系统的搭建，以满足不同时期、不同环境、不同条件下的医院后勤信息化建设需要。实现合理的医院后勤信息化建设，而不是生搬硬套、照搬模板地建设。

医院后勤信息化系统的搭建具体涵盖以下 14 个模块：

1．房产管理模块　房产管理模块主要包括两个功能点：医院房屋的数据信息化、医院房屋的模型可视化。

首先，医院房产管理主要包括房屋信息管理、竣工验收和钥匙管理、已售公房管理、公寓房管理以及地下空间管理。针对医院实际情况，经过实地勘察和统计，相关后勤部门将原有纸质版的资料、文件进行数据化，以此建立较为完善的房产数据库，定期进行系统维护和更新，对医院房产数据实行科学化管理，合理化分配、调用，实现医院房产数据信息化。

其次，对所有房产几何信息利用 BIM、GIS 或其他 3D 可视化技术进行建模，形成医院房产可视化模型。建模手段主要以是否存有 CAD 图纸为依据，分为 CAD 图纸翻模及点云扫描建模，有 CAD 图纸留存可采用 CAD 图纸翻模，效率较高；无 CAD 图纸则采用点云扫描建模，模型几何信息保留度较高。将医院房产非几何信息（如验收单、房产用途、责任人等）按照一一对应的原则挂载在已完成的医院房产可视化模型上，实现完整医院房产信息化管理。

2．智能导诊模块　智能导诊模块功能主要为就诊患者提供直观、清晰的医院科室分布位置，并给出前往目标科室的路径规划及导航。在已建设完成医院房产信息模型的基础上增加自助展示终端，并采用最优路径算法提供精确的室内路径规划，从根本上解决就诊患者初次到院对环境及路线陌生的问题；而传统二维地图很难表示清楚具体位置和前往路线的问题。它可提升患者和家属的就医体验，减少就医难度。

3．资产管理模块　资产管理模块是指医院固定资产信息化管理，资产管理模块的实现主要采取“三步走”的建设思路。首先需建立健全相关制度，确保信息化管理到位，促使医院的信息化管理能够实现信息动态化。在制度上明确规定相关科室的职责分工，强化固定资产信息化的重要性，进而全面对固定资产实施信息化管理。其次，构建固定资产信息化管理流程，按照信息化要求与固定资产管理需要，制定明确的部门责任与岗位职责，进行流程化管理，加强固定资产信息化管理的内部控制。最后，配备专业的信息化管理软件，为固定资产管理信息化的开展提供技术支持，并定期进行跟踪维护，搭建适合自己医院固定资产管理的信息化平台。作为医院内部控制的主要模块，资产的内部控制的理念也要深入到每位医院管理层的意识中，要时刻重视固定资产管理的重要性，发挥信息化对固定资产管理的推动作用。

4．物资管理模块　物资管理模块包括物资管理、物资采购管理两大功能点，以此来构成贯穿采购、入库、申领、出库、配送整个物资管理工作流程的物资管理信息化建设。

物资管理应包括物资平台（生产厂商档案、供应商档案、物资档案、库房分类物资对照、待办事项和查询生成器等）、资质管理、库房管理、高值耗材管理和报表生成、导出等子功能点，以此来提升物资管理水平和物资管理自动化程度。

物资采购管理水平的高低，直接影响医院的社会效益和经济效益。物资采购管理信息化建设需要从以下 4 个方面出发：首先，明确提出规范的供应商服务标准；其次，建立客观公正的供应商考评机制；之后，建立供应商协同采购订单及供应商信息管理系统；最后，对供应商进行评价及评价后的改进追踪。采购管理信息化的建设为选择供应商、评价供应商提供了量化的考核依据，使医院后勤采购水平得到显著的提升。

5．车辆管理模块　车辆管理模块是指针对院内自有车辆的信息化管理。依靠互联网和计算机软硬件，并在相应车辆管理制度的监管下，将车辆使用管理、车辆保养管理、使用费用管理等细节功能点进一步纳入整个车辆管理模块。以实现医院车辆各类信息的共享、查询、分析等管理目标。车辆管理模块的子功能包括车辆相关资源管理、车辆信息管理、车辆调度管理、车辆保养管理、车辆查询管理。车辆管理模块依靠移动终端实现院内所有车辆合理调配，同时为院内员工提供高效、快捷的车辆预订服务，改变传统的电话预约、人工登记模式。

6．餐饮管理模块 餐饮管理模块主要分为病房餐饮、职工餐饮两大块，其中职工餐饮又细分为普通职工餐饮和手术室等特殊餐饮。

病房餐饮需从“以患者为中心”的宗旨出发，考虑病患及陪护不便外出的特点提供无线点餐功能，在加快配餐员的点餐效率、避免现金交易的同时也提高了服务质量、保证了病人入口食品的卫生安全。

职工餐饮除了为普通职工提供线上就餐卡充值，避免现金交易、减少充值流程、避免充值引起的排长队现象，为职工就餐增加便利性。还需为手术室等特殊科室职工提供餐饮线上预定、自助餐饮柜机存储功能。主要目的是以信息化的手段为职工提供更好的后勤支持。

同时餐饮管理还需完善原料出库、营养计算等方面信息化的深入。最终要形成完整的医院餐饮信息化模块。

7．设备管理模块 设备管理模块由设备相关资料数据信息化和楼宇自控系统两大部分组成。

医院后勤设备主要包括供电设备、供水设备、供热设备、供冷设备、洗涤设备、中心制氧、净化空气系统、消防系统、电梯等。针对以上设备将其从采购开始的全部合同、档案、参数等静态数据进行整合，并统一数据格式，搭建医院后勤设备数据库，从而打通不同专业间设备方面的信息孤岛，实现信息共享。

楼宇自控系统则是对医院后勤设备的动态数据进行监测和统计，并加以控制。医院楼宇自控模块包括空调系统、通风排风系统、热源系统、给排水系统、电梯、照明系统、医疗气体系统、电梯、消防、安全防范等子模块。其主要功能包括：①自动监控各种设备的运行状态、实现模拟量监测参数报警条件设定功能、发出分级报警信息功能、显示累积运行时间、累积启停次数、累积报警次数功能。②自动检测、显示、打印各种机电设备的运行参数及其变化趋势或历史数据。③根据外界条件、环境因素、负载变化情况自动调节各种设备，使之始终处于最佳运行状态；同时可按时间程序自动驱动设备定时运行。④实现对大楼内各种机电设备的远程启停、参数设定及统一管理、联动控制功能。⑤实现对医院建筑水、电、气等能源消耗计量，实现能源管理自动化。⑥实现包括设备运行报表和设备维修管理的设备运维管理功能。

8．管线管理模块 医院管线管理主要包含地上管线（主要为天花板上管线）和地下管网的管理，地上管线因平时维修改造等原因致使管线路由并不完全与设计、施工图纸相同，会有一定的差距。而地下管网纵横交织、错综复杂，担负着能源输送、信息传输等工作。随着医院发展，地下管网密度不断增加。因此采用传统人工方式管理效率低下、资料系统性和准确性较差；而在有变化的区域，管线维护困难，各部门也存在为了建设方便重复收集资料、标准不统一、管理混乱等情况。同时这会造成日常使用中的安全隐患，也会导致建设施工中时常发生因管线信息不对称而破坏管线，造成停水、停气、停暖、通信中断、污水四溢等严重事故。

因此，根据医院信息化建设需求和房屋及管线管理需要开发医院管线信息管理系统，为医院规划部门提供科学、准确、及时的地理空间信息服务，也为医院发展战略决策分析、制定规划、应急响应及实施一切重大战略举措提供所必需的基础信息平台和技术支撑。医院管线信息管理系统的主要功能点包括管线数据信息的勘测及管线的模型化，管线检修、保养、改造信息的实时更新，管线上相关专业信息采集装置的信息实时传输等。

9．维修管理模块　随着医院规模的不断扩大以及多院区的发展，医院设备数量越来越多，运行时间越来越长，故障率相应提高，维修成本也是一笔不可小觑的开支。可以在维修管理模块进行设备故障电子订单报修，由相关职能科室通知责任工程师进行故障诊断和维修。责任工程师需及时在系统中更新设备维修进度，记录设备维修过程中的相关信息，包括维修人员信息、工时、维修费用、更换配件信息等。该模块直观反映出何种设备以及哪些部件容易出现故障，为维护工作提供有效资料，也为日后新设备的购买提供参考；同时可清晰统计出设备总维修费用，避免超期服役设备的继续使用，尤其是当运行维护成本已高于购买一台新设备的成本时，应对设备进行报废处理。

10．设备全生命周期模块　设备全生命周期模块是指以设备管理数据信息、管线管理数据信息、维修管理数据信息作为数据支撑，配合 BIM、GIS、物联网（IOT）等技术以及 PDA 等设备终端实现医院后勤相关设备的计划、申请、购置论证、审批、谈判、审计、采购、验收、领用、固定资产管理、计量管理、维护维修、合同证件照管理、效益分析以及报废全流程内设备合同、档案、巡检等数据信息的流动、复用的自动化，在确保设备安全、经济、可靠运行的前提下，追求设备成本效益最优化。改善传统人工方式易出现丢失、遗漏、共享性差等问题，降低人力成本、提升工作效率，并提高设备运行数据信息采集、分析的准确性及客观性，为整体的医院后勤运行及相应决策提供数据支持。

11．安全管理模块　安全管理模块主要应用 BIM 技术来进行医院综合安全管理，是一个集监控系统、消防报警、门禁、巡更、停车管理、应急报警功能的综合的集成型可视化安全管理模块。技术核心主要为可视化、集成化、智能化 3 个方面。最终实现监控系统可视化、消防系统可视化、安保及巡更可视化、门禁管理可视化、应急报警可视化，以此构成整个安全管理可视化模块。

12．能源管理模块　医院作为一个特殊的社会公共场所，集医疗、教学、科研和预防保健等功能于一体，且全年不间断提供服务，其建筑是结构最复杂、能耗密度最大的公共建筑之一。此外，随着近些年来医疗科技的发展（大型医疗设备的引进）和就诊环境的改善（大型中央空调系统的运行），医院的能源消耗在不断地上涨。因此，在保障好医疗质量和安全的前提下加强能源管理工作、避免能源的无故浪费、提高能源的利用效率，就成了医院亟待解决的问题。能源管理模块主要分为三大功能块：能耗监测、能耗分析、节能方案的标准化输出。

目前绝大多数医院很难准确地得到电、气、水等能耗的分项、分类监测和计量数据，致使各专业主管部分在制定节能降耗目标、编制相关工作计划时缺乏有效的建筑能耗数据作为理论支撑。建立一套覆盖齐全、功能完善的能耗监管系统可以有效地实现医院能耗数据的可视化、管理的动态化和节能的指标化。系统需实现对电表、水表、热量表、燃气表等计量表具数据的实时在线监测、数据采集、数据传输、数据报警、数据建模、数据运算等。

根据对院内能源使用情况的监测，对分类、分项、分楼层、分部门、分科室等能耗使用情况进行分析；对各个回路用电情况进行详细的记录与分析，并以图表的形式进行输出，并提供报表打印功能；同时图表可以切换成以柱形图、折线图以及饼形图等更为直观的形式进行横向和纵向比较。

在完成能耗分析的基础上可以利用大数据分析技术实现标准化节能方案的输出，为各医院针对实际情况指定个性化节能方案提供数据的支持，提高工作效率。

13．工程管理模块 工程管理模块主要分为工程工作流和项目工作流两大部分，通过信息化的技术手段实现对工程和项目全程的信息化数据链的搭建，打通工程管理各个环节以及各参与方之间的信息壁垒。利用BIM技术和云技术以实现工程管理各环节参与方的信息共享和复用，并通过角色权限保证信息与参与者的对应共享。工程管理模块通过工程项目资料、档案数据库的建立，工程、项目进展工作流程的自动化实现，参与方用户画像及权限设置，智能推荐功能4个步骤进行具体的开发实现，最终形成不同参与方可在同一平台下依据各自用户权限调用相关工程、项目信息，同时可以实现相关信息的更新。它可以解决工程、项目管理各参与方信息孤岛问题和工作自动化问题。

14．建筑全生命周期模块 医院建筑全生命周期模块是指以医院整体建筑信息模型为载体，利用空间位置关系和时间轴关联的方式搭载上述各个模块中的静态数据和动态数据的功能模块。真正意义上打通全院后勤范围内数据信息壁垒，消除信息孤岛，实现从医院建立至结束全生命周期内各项数据信息的调用和共享。针对不同信息使用者的需求设定相应角色画像和权限，并利用智能推荐算法以三维可视化的直观展示形式将对应信息呈现给所需人员。真正实现医院后勤管理的智慧化。其技术难点存在于静态数据和实时动态数据的关联、非几何数据与几何数据通过空间和时间关系的关联、大量繁杂数据信息的统一和标准化以及智能推荐算法的优化。医院建筑全生命周期模块是医院后勤信息化发展的趋势，同时也需要各医院因地制宜，选择最适合自身的方式和技术去实现这一目标。

第三节 医院后勤信息化系统的发展

后勤信息化系统的建设完成并不等于后勤信息化的真正完成，真正的信息化需要利用所建成的系统加强医院后勤管理，提高运行效率，降低人力成本。所以在系统建立完成之后，如何高效地利用信息化系统就成为后勤管理者需要思考的问题。北京大学第三医院通过人才引进和培养，制度保障以及对信息化设备设施的维护保养真正把信息化系统与后勤管理有机地结合起来，切实可行地提高了医院后勤标准化、精细化的管理水平。医院是人员密集型场所，医院后勤工作是整个医院管理工作的基础，也是医院正常运转的重要支撑和保障。医院后勤体系涉及医院后勤保障、医疗设备、医患服务、物资流通、财务管理、医院资产与环境等多个方面与环节，需要覆盖人的管理、财的监控和物的运作，从而具有明显的经营管理特征，也是一个复杂而细致的综合服务系统。医院后勤管理的信息化建设不是单纯计算机网络和硬件的堆积，也不只是一套硬软件的安装运作，而是与新型医院后勤管理制度优化、管理体系优化、管理方法确立等密不可分。医院后勤管理系统是根据以上基本理念建立。为医院后勤管理人员提供的应用软件，使医院后勤管理以信息技术产品为工具、以信息化建设契机，水平有了新的飞跃，为医院后勤管理实现优质、低耗、高效的管理目标服务。

一、先进理念的输入

目前，随着我国对各方面管理模式的改革与创新，各个领域都出现了改变与成效，尤其是医院的后勤方面。为保证其服务质量的高标准，医院后勤必须适应创新要求，将全面质量管理的理念运用在医院后勤的创新管理模式中，来达到其管理的目的。通过对医院后勤创新管理理念中全面质量管理的措施以及管理的应用效果进行分析总结，医院开始加强相关人员的管理意识，以贯彻全面质量管理的标准化以及规范化的执行，从而保证实现医院后勤创新管理的应用效果。

全面质量管理最初是指在社会全面的推动下，企业中所有部门、所有组织、所有人员都以产品质量为核心，把专业技术、管理技术、数理统计技术集合在一起，建立起一套科学、严密、高效的质量保证体系，来控制生产过程中影响质量的因素，以优质的工作、最经济的办法提供满足用户需要的产品的全部活动。那么，随着医院经营管理模式不断创新，医院依据此概念进行后勤管理、建立有效的质量管理体系是加强后勤质量管理的唯一途径。

“永远不变的是变化”，技术开发人员不可能要求医院后勤管理停留在一个水平或者一个模式上。目前一些医院后勤管理软件系统由于缺乏适变性，当医院后勤业务或管理发生改变时，软件的部分功能甚至全部报废，大量的数据流失，珍贵的投资付诸流水。所以建立一套具有适变性的管理软件系统，也是支持医院后勤管理持续发展的关键。

二、人才的支撑

随着医院现代化建设的发展和后勤改革的逐步深入，后勤的核心竞争力越来越表现为对人才的引进、培育和驾驭能力；且随着后勤分工越来越细，医院后勤的专业性越来越强，提高后勤的人才质量和素质成为亟待解决的问题，而信息科技人才和具有计算机知识的复合型人才是后勤人才队伍里不可或缺的一部分。医院后勤可通过招聘引进在信息化方面具有较强能力的人才，也可通过内部培养的方式挖掘这方面的人才。这样才能在后勤信息化软件的操作、编写、改造和维护方面发挥主导作用，不断地推进后勤信息化的发展。

三、制度的保障

随着医院信息化的高速发展，医院后勤对信息化的要求也在不断提高。完善后勤信息化的体系，需要建立相配套的规章制度。完善的监督管理条例、统一的运行规章制度是实现信息化管理的重要保证。规章制度要以信息化标准和信息化工作流程为依据，科学规范地将工作进行细分；同时，信息化制度要随着信息化系统的不断完善进行定期修订和更新，切实可行地做到规章制度规范管理、指导管理，最终提高管理效率。

第四节　医院后勤信息化管理案例

后勤运行管理、能源管理和服务管理是医院后勤部门最核心的 3 部分，北京大学第三医院经过统筹规划，稳步推进信息化建设，建立了科学的信息化管理体系，从而提高了医院后勤整体的运行效率。

一、后勤运行管理信息化建设

利用信息化系统可以高效、快捷地实现对医院设备设施的监控，观察其是否处于良好的运行工况范围之内，针对不同的天气、不同的诊疗环境进行设备、设施工况的调整，并对出现的故障进行维修和处理。北京大学第三医院在运行管理信息化方面进行了楼宇自控系统、房屋资源信息系统和院区地下管网信息系统的建设。

在楼宇自控系统的建设方面，北京大学第三医院自 2000 年起陆续将 4C 技术（现代计算机技术、现代控制技术、现代通信技术、现代图形显示技术）综合应用于院区建筑物之中，并于 2012 年初步完成对各楼宇内所有后勤机电类的设备设施进行自动控制和综合管理。信息化系统的应用使院区建筑设备达到了智能化水平，而医院后勤的管理也进入到了信息化时代。

在院区房屋资源管理信息系统的建设方面，北京大学第三医院利用现代信息技术，于 2016 年建立了与房屋管理工作现代化要求相适应的管理信息系统。它不仅可以便捷、准确、及时地实现房屋管理的数字化，有效提高房屋管理水平，满足房屋管理现代化的要求；而且可以使管理进一步得到加强，强化管理的行政力度，增加房屋管理工作的透明度，提高管理工作的效率。房屋资源信息系统建设效果如图 12-2 所示。

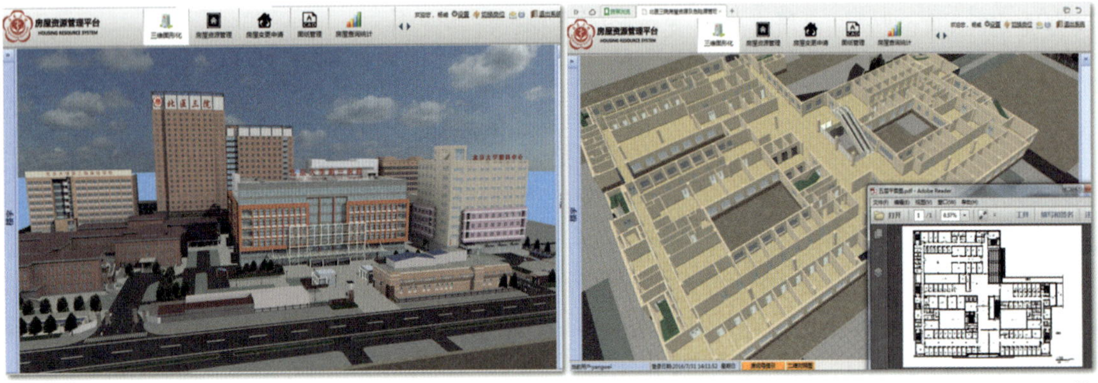

A　　B

图 12-2　北京大学第三医院房屋资源管理系统效果图

在院区地下管网信息系统的建设方面，北京大学第三医院着力推进数字医院地理信息公共平台和行业典型示范应用、示范系统建设，根据医院信息化建设需求和房屋及管线管理需要提出开发医院地下管网信息管理系统。此系统于 2016 年建设完成，从智能性与实用性相结合的原则、稳定性与便捷性相结合的原则、前瞻性与经济性相结合的原则、普遍性与创新性相结合的原则、标准性与规范性相结合的原则、整体性与发展性相结合的原则、高效性和稳健性相结合的原则、保密性和安全性相结合的原则等出发，通过地形及地下管线探测、信息管理系统搭建两个步骤完成整个系统的搭建。它为医院规划部门提供了科学、准确、及时的地理空间信息服务，也为医院发展战略决策分析、制定规划、应急响应及实施一切重大战略举措提供了所必需的基础信息平台和技术支撑。地下管网信息管理系统建设效果如图 12-3 所示。

在院区设备设施信息系统的建设方面，医院开始在设备全生命周期研究方向上进行探索与实践，建立以设备运行管理为主线，以设备巡视、保洁、润滑、检修为抓手的一体化管理体系。通过搭建后勤数字化管理平台整体框架，结合信息管理系统这一有效的工具和手段，实现后勤动力设备全方位管理，确保其能够更加安全、稳定、健康、持续的运行。此系统于 2019 年投入建设，从可行性、适应性、前瞻性、实用性、先进性、成熟性、开放性、标准

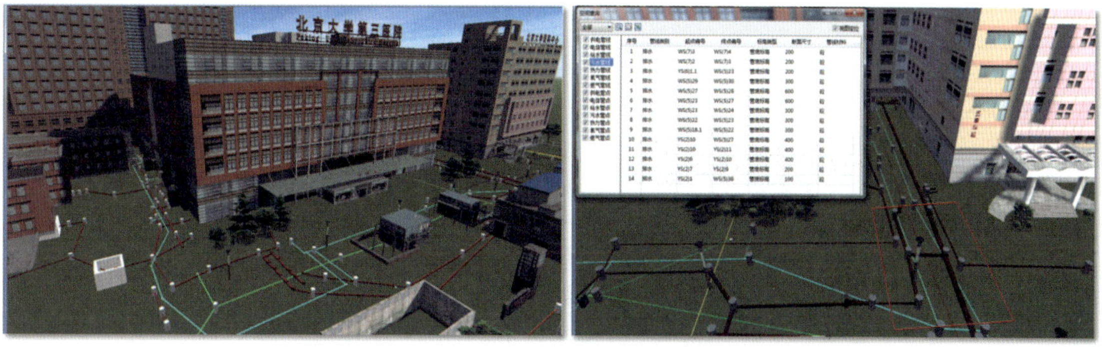

A　　B

图 12-3　北京大学第三医院地下管网信息系统效果图

性、可靠性、稳定性、安全性和保密性出发，搭建以设备台账管理、设备巡视管理、设备保洁管理、设备润滑管理、设备检修管理和设备评估考核等模块为基础功能支撑的设备全生命周期系统。依据系统的数据，对后勤动力设备展开 360° 全方位的分析和梳理，确保运行信息可视可控，并为后勤精细化管理提供有效的数据支撑。

二、能源管理信息化建设

目前绝大多数医院很难准确地得到电、气、水等能耗的分项、分类监测和计量，致使在制定节能降耗目标、编制相关工作计划时缺乏有效的建筑能耗数据作为理论支撑。建立一套覆盖齐全、功能完善、具有联网功能的能耗监管系统可以有效地实现医院能耗数据的可视化、管理的动态化和节能的指标化。

北京大学第三医院按照国家卫生和计划生育委员会、国家住房和城乡建设部 2014 年联合启动的《医院建筑能耗监管系统建设技术导则》（以下简称《技术导则》），基于“集中管理，分布采集”的建设原则，2015 年在 44 家委属医院中成为率先建设完成能耗监管系统的三甲医院之一。后期通过不断地调试以及运用，能耗监管系统通过制定设备用能定额、挖掘节能管理措施、规范用能行为，优化内部成本核算，提高医院能源使用效率，在推进医院精细化管理中发挥着不可或缺的作用。

三、后勤服务管理信息化建设

医院后勤秉承“服务医院，使命必达”的精神，把数字化网络服务的应用延伸了管理触角，提升了服务水平，架起了与被服务人员的高速桥梁，提高了工作效率。信息化系统在服务中的应用规范了管理流程、提高了管理效率。

在后勤综合服务管理系统的建设方面，北京大学第三医院于 2017 年建设完成了后勤综合服务管理系统并投入使用。相关后勤部门利用先进的信息化手段，做到集报修、派工、任务中转、耗材统计、外包管理、任务提醒等功能于一体，为医院提供不间断 24 小时“人性化”服务。此外，系统还融合 PDCA 管理理念，对服务数据进行统计分析，并根据结果做出反馈与评价，以便整改后更好地服务于医院。此系统的应用使医院后勤由粗放式的管理模式转变到精细化的管理模式，逐步实现了医院后勤管理的低消耗、高品质和高效益目标。后勤综合服务管理系统建设效果如图 12-4 所示。

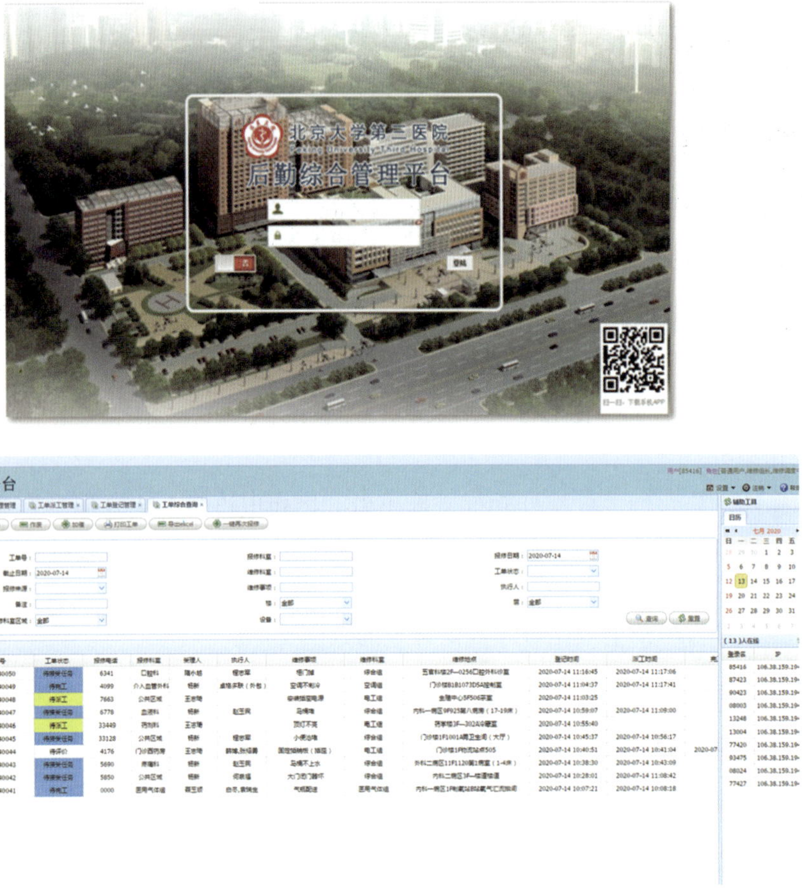

图 12-4　北京大学第三医院后勤综合服务管理系统效果图

在后勤物资管理信息系统的建设方面，自 2007 年起，有了医院信息系统的支持，医院引入了驻店供应商管理模式，开通了物资网上请领功能，通过请领、审核、订单、配送、签收反馈等流程逐步实现了零库存管理，在为临床科室节省了大量宝贵时间的同时，节约了大量的库房仓储成本、降低了库存管理风险、提升了后勤服务保障水平。此外通过定期统计物资耗用情况，并在网上进行公示，强化科室的成本控制意识，避免不必要的领用浪费。

在病房点餐信息系统的建设方面，医院按照安全、稳定、以“病人为中心”的思想，于 2015 年建立了满足病房患者点餐需求的医院无线点餐信息系统，极大地加快了配餐员的点餐效率，高效便捷、省时省力，在避免现金交易的同时也提高了服务质量、保证了患者食品入口的卫生安全。无线点餐信息系统运用高科技移动终端技术，使食堂内部也走向多层次、全方位、规范化的管理模式，使管理的透明度进一步提高，也使患者得到了更加方便快捷的服务。

在后勤采购管理信息系统的建设方面，医院分 4 步开展实施：首先明确提出规范的供应商服务标准，其次建立客观公正的供应商考评机制，接着建立供应商协同采购订单及供应商信息管理系统，最后对供应商进行评价及评价后的改进追踪，于 2015 年完成了整个系统的建设。后勤采购管理信息系统为选择供应商、评价供应商提供了量化的考核依据，使医院后勤采购水平得到了显著的提升。

参考文献

[1] 肖伟清．改进大型三甲医院后勤管理的几点思考 [J]．长沙铁道学院学报（社会科学版），2012，13（03）：192-193.

[2] 郝瑞生，赵喆，魏伟，等．建立现代公立医院管理制度综述 [J]．中国研究型医院，2016，3（3）：44-51.

[3] 吴琴琴，向驰，杨茂林，等．公立医院后勤管理现代化改革趋势研究 [J]．管理观察，2018（30）：191-192.

[4] 关斌．辽宁省公立医院后勤管理研究 [D]．大连：大连海事大学，2016.

[5] 董云萍，夏冕，张文斌．国外公立医院管理体制及公益性制度安排对我国的借鉴意义 [J]．医学与社会，2010，23（2）：1-3.

[6] 诸葛立荣．国内外医院后勤管理对比评述 [J]．中国医院建筑与装备，2017，18（04）：37-41.

[7] 何超，朱君亚，罗启莱．美国医院质量管理概况与借鉴 [J]．中华医院管理杂志，2005，21（01）：15-16.

[8] 路振宇，郭传骥，郭启勇．德国医院质量管理的新思维 [J]．中国医院管理，2013，7（11）：66-68.

[9] 陈毅波．H 医院后勤服务质量管理研究 [D]．广州：华南理工大学，2018.

[10] 毛建军．甘肃省妇幼保健院后勤服务管理提升策略研究 [D]．兰州：兰州大学，2018.

[11] 王云．医院集团垂直管理模式问题分析及对策探讨 [J]．中国卫生质量管理，2016，23（02）：107-109.

[12] 朱淑梅，赵丹惠．我国大型医院后勤信息化管理的现状和发展趋势 [J]．中国医院管理，2018，38（09）：71-73.

[13] 徐明珍．公立医院集团化发展的问题与对策 [J]．中医药管理杂志，2017，25（22）：27-28.

[14] 朱淑萍，周崇臣，王俊杰．医院集团化发展过程中后勤保障存在的问题及对策 [J]．中国医院，2017，21（12）：69-71.

[15] 张成辉．医院建筑设计总体规划实施探讨 [J]．建材与装饰，2019，9（19）：85-86.

[16] 中华人民共和国住房和城乡建设部．绿色医院建筑评价标准（GB/T 51153—2015）[S]．北京：中国计划出版社，2016.

[17] 程希，顾勋万．绿色医院创建的探讨 [J]．现代物业（中旬刊），2019，2（06）：23.

[18] 何莉．公立医院绩效考核体系的落实与障碍分析 [J]．环球市场，2019，13（29）：249.

[19] 丁敏．浅谈构建综合医院员工培训体系 [J]．人力资源管理，2017，5（12）：285-286.

[20] 闫石，王金良，倪学勇，等．北京大学第三医院后勤人才培养模式的探索与研究 [J]．中国卫生事业管理，2017，34（12）：943-945.

[21] 张韶国，刘畅，赵越．公立三甲医院文化建设的战略思考 [J]．管理观察，2019，19（33）：188-190.
[22] 郭莹．医院文化建设与科室人才管理 [J]．现代企业文化，2019，20（26）：177-178.
[23] 黄贵芬．建立和完善干部教育培训效果评估机制问题的研究 [J]．中文信息，2015，4（5）：358-359.
[24] 任顶会．医改背景下公立医院文化建设的问题及对策 [J]．中国卫生标准管理，2020，11（02）：16-18.
[25] 杨星洲．试述医院文化建设对提升凝聚力有效利用 [J]．中国继续医学教育，2019，11（29）：96-98.
[26] 刘静．医院人才招聘与管理存在的问题及对策 [J]．管理观察，2018，17（27）：188-190.
[27] 钟政． 深圳市医疗人才引进制度优化策略研究 [D]．深圳：深圳大学，2018.
[28] 史超，蔺敬媛，丁洁宁，等．搭建综合化人才平台助力医院转化医学发展 [J]．人力资源管理，2016，3（05）：222-224.
[29] 陶炜． 高校基建工程施工质量控制研究 [D]．西安：西安建筑科技大学，2009.
[30] 李佳瑞． 基于 PDCA 一体化污水处理设备质量管理应用研究 [D]．乌鲁木齐：新疆大学，2019.
[31] 周靖． 建筑施工项目质量管理研究 [D]．重庆：重庆大学，2004.
[32] 刘晓勤，王树峰．医院管理学：后勤管理分册 [M]．2 版．北京：人民卫生出版社，2003.
[33] 巴质强，郭锡斌，郭启勇．谈医院后勤保障中的安全管理 [J]．中华医院管理杂志，2006，22（9）：641-643.
[34] 曹和勋．医院后勤设备管理工作探讨 [J]．中国管理信息化，2018，21（6）：88-89.
[35] 赵东方．医院后勤安全管理指南 [M]．北京：研究出版社，2019：10.
[36] 中国安全生产科学研究院．安全生产管理 [M]． 北京：应急管理出版社，2009.
[37] 陈锦治，王旭辉，畅敬，等．突发公共卫生事件预防与应急处理 [M]．南京：东南大学出版社，2005.
[38] 陈昌贵，谢磊，辛衍涛，等．医院后勤应急管理指南 [M]．北京：研究出版社，2018.
[39] Kimberly A. Disaster preparedness in virginia hospital center-arlington after sept11. 2001. Disaster Management & Response/Cyganik，2003，1（3）：80-86.
[40] 钟开斌．回顾与前瞻：中国应急管理体系建设 [J]．政治学研究，2009，10（1）：79-88.
[41] 谢磊，杨扬，邓刚，等．以指挥中心为核心的医院后勤服务模式建设 [J]．华西医学，2012，27（9）：44-46.
[42] 谢磊，黄世清，张栋梁，等．医院后勤保障应急体系建设 [J]．中国医院，2013，27（11）：12-14.
[43] 李雯．浅谈医院后勤的信息化建设 [J]．通讯世界，2019，26（11）：78-79.
[44] 吴胜辉．医院动力能源综合管理平台的探索和实践 [J]．中国医院建筑与装备，2019，20（11）：98-100.
[45] 尹科科．探析医院后勤信息化工程管理的应用与提升 [J]．中外企业家，2019，5（31）：51.

[46] 居君，袁春．医院后勤设备和空间统一编码标识标准体系模型研究 [J]．中国医院建筑与装备，2019，20（08）：81-83.
[47] 钱彤．深化高校后勤信息化建设的思路及研究 [J]．智库时代，2019，3（34）：6-7.
[48] 王泽川，曹新志．医院后勤信息化管理的意义 [J]．信息与电脑（理论版），2019，14（11）：229-230.
[49] 刘勇，温利军，赵卫康，等．医院后勤保障信息化通用管理平台的设计与实现 [J]．医疗装备，2019，32（09）：13-14.
[50] 黄镪．医院后勤信息化管理的现状与发展策略 [J]．中国卫生产业，2019，16（12）：148-150.
[51] 崔建义，马书岭，李秀兰．基于 BIM 技术的医院后勤管理研究与创新应用 [J]．中国研究型医院，2019，6（02）：10-14.
[52] 马中文，柴建军，王文婷，等．医院后勤信息化应用现状分析 [J]．中国医院，2019，23（04）：35-37.
[53] 开永霞．医院后勤信息化服务平台的设计与研究 [J]．医学信息，2019，32（05）：23-24.
[54] 李永哲，贺德富，苏喜生．基于 SaaS 模式的后勤数据管理设计与研究 [J]．重庆理工大学学报（自然科学），2019，33（01）：130-135，182.
[55] 李兴．探究信息化管理在提高医院后勤管理质量中的作用 [J]．世界最新医学信息文摘，2018，18（A1）：222.
[56] 周一晶．公立医院后勤管理信息化研究 [J]．中国卫生事业管理，2018，35（10）：734-736.
[57] 闫石，王金良，倪学勇，等．北京大学第三医院后勤信息化系统的建设与发展 [J]．中国卫生事业管理，2018，35（09）：657-659.
[58] 郑磊．智能化医院后勤管理平台应用实践 [J]．信息与电脑（理论版），2018，23（10）：61-63.
[59] 麦育锋．广州某三甲医院后勤智慧运维平台解决方案分享 [J]．智能建筑，2018，1（01）：45-48.
[60] 张屹．云南师范大学房产管理信息系统设计与实现 [D]．济南：山东大学，2017.
[61] 马龙，简锐．医院后勤固定资产管理信息化建设问题与实施对策 [J]．中国管理信息化，2017，20（19）：53-55.
[62] 强莉萍，王红军．浅议医院数字化后勤保障管理系统的实现 [J]．江苏卫生事业管理，2017，28（04）：123-125.
[63] 张林华．智慧医院与一体化后勤服务 [J]．城市开发，2016，20（21）：53.
[64] 蔡贺丽．医院固定资产信息化管理对策研究 [J]．中国市场，2016，11（43）：65-66.
[65] 闫石，王金良，倪学勇，等．北京大学第三医院能耗监管系统的构建与运用 [J]．中国医院管理，2016，36（10）：73-75.
[66] 赵鑫．新医疗形势下对医院安保管理工作的思考 [J]．中国管理信息化，2016，19（16）：107.
[67] 冯回宝．医院自有车辆信息化管理浅析 [J]．江苏卫生事业管理，2015，26（03）：139-140.

[68] 冯慧，尹世学，袁汝海. 信息系统在高校住房管理中的应用与实践 [J]. 实验技术与管理，2014，31（11）：252-254.
[69] 拱玉华. 医院饮食管理信息系统软件的设计与应用研究 [D]. 长春：吉林大学，2006.
[70] 尹辉增. 土地房屋一体化管理信息系统研究 [D]. 武汉：武汉大学，2005.
[71] 郭嘉羽，吴化平. 基于医院电梯系统故障率的风险评价研究 [J]. 科教文汇（下旬刊），2019，23（02）：150-154.
[72] 吴化平. 基于垂直交通配置性能理论的医院直梯优化调度 [J]. 中国新技术新产品，2017，16（18）：127-129.
[73] 李鹏. XB 医院工程项目管理体系优化研究 [D]. 西安：西安科技大学，2019.
[74] 王炳智，杨星林. 浅谈新医院建设竣工前的各项验收工作 [J]. 中国卫生产业，2017，14（29）：193-194.
[75] 陈海燕. 建设项目竣工验收的难点及对策 [J]. 现代工业经济和信息化，2015，5（16）：38-41.
[76] 令狐洪，张媛，张静. 医院洁净手术部的消防安全探讨 [J]. 中国医药指南，2014，12（19）：388-389.
[77] 杨扬，谢磊，邓刚，等. 新建医院建筑接管验收规范化的探讨 [J]. 中国医院建筑与装备，2013，14（06）：86-88.
[78] 陶炜. 高校基建工程施工质量控制研究 [D]. 西安：西安建筑科技大学，2009.
[79] 陈明新. 建筑工程项目质量管理与控制研究 [D]. 青岛：中国海洋大学，2009.
[80] 吴学武. 建设工程项目实施阶段后评价体系与方法探讨 [J]. 基建优化，2007，1（02）：9-10.
[81] 伍小亭，王砚，周建涛. 手术室洁净空调系统设计探讨 [J]. 暖通空调，2002，12（06）：64-66.
[82] 杨志伟. 现代医院洁净手术部设计 [D]. 重庆：重庆大学，2001.
[83] 崔俊奎，秦颖颖，李维，等. 北京某医院暖通空调系统节能改造与运行评价 [J]. 建筑技术，2017，48（07）：745-747.
[84] 李莹，孙乐成，鹿澎. 浅谈精细化管理在医院后勤设备管理中的应用 [J]. 中国医院建筑与装备，2017，18（05）：80-82.
[85] 闫石，王金良，倪学勇，等. 医院集中空调的运行与管理 [J]. 暖通空调，2017，47（01）：144-148.
[86] 王彩风. 医院洁净手术部净化空调系统节能管理措施探讨 [J]. 中国医院建筑与装备，2016，5（02）：94-96.
[87] 张红兰. 浅谈医院改造工程建筑节能实施管理——以某医院住院病房楼改造工程为例 [J]. 建筑节能，2015，43（12）：124-126.
[88] 窦逸峰，杨洪海，朱学锦，等. 上海大型医院能耗评估及节能分析 [J]. 节能技术，2015，33（04）：362-365.
[89] 李景格，张楠，王金珠. 节能浅析——以医院节能为例 [J]. 石家庄职业技术学院学报，2007，5（02）：54-57.
[90] 邓金鹏，石忠军. 某大型医院建筑能耗分析与节能改造措施 [J]. 中国科技信息，2014，32（10）：31-33.

[91] 董磊，王萌，夏建军，等. 严寒地区集中供热小区现状测试研究 [J]. 暖通空调，2014，44 (02)：77-83，122.

[92] 盛虎宜，鲁若愚，陈俊军. 医院建筑节能改造现状与创新 [J]. 中国医院建筑与装备，2013，14 (04)：25-29.

[93] 李强. 医院用能特点与暖通空调系统节能 [J]. 建设科技，2013，7 (07)：64-66.

[94] 刘岩. 大型综合医院节能技术探讨 [J]. 医疗装备，2012，25 (11)：49-51.

[95] 罗伟涛，沈晋明. 医院节能与冷热源新技术 [J]. 中国医院建筑与装备，2007，30 (07)：26-29.

[96] 常晟，魏庆芃，姜子炎，等. 空调系统节能优化运行与改造案例研究 (3)：空调机组 [J]. 暖通空调，2010，40 (08)：41-44.

[97] 任腾飞，张志刚，张丽璐. 医院类建筑能耗检测及节能分析 [J]. 节能技术，2008，24 (03)：222-225，275.

[98] 张辉，魏庆芃，李一力，等. 大型公共建筑用电分项计量系统研究与进展 (1)：系统构架 [J]. 暖通空调，2010，40 (08)：10-13，50.

[99] 王鑫，魏庆芃，沈启，等. 大型公共建筑用电分项计量系统研究与进展 (2)：统一的能耗分类模型与方法 [J]. 暖通空调，2010，40 (08)：14-17.

[100] 王鑫，魏庆芃，江亿. 基于能耗数据和指标的空调系统节能诊断方法及应用 [J]. 暖通空调，2010，40 (08)：22-24，4.

[101] 吕晋栋. 现代绿色医院的节能措施 [J]. 中国医院建筑与装备，2010，11 (08)：75-76.

[102] 肖贺，魏庆芃. 公共建筑能耗调查统计中几个问题的探讨 [J]. 暖通空调，2010，40 (03)：12-18.

[103] 李阳. 综合医院空调系统的节能设计 [J]. 中国医院建筑与装备，2009，10 (11)：52-53.

[104] 韩东. 浅析医院建筑的选材与应用 [J]. 中国医院建筑与装备，2009，10 (08)：65-66.

[105] 罗蒙. 绿色医院节能实用手册. 上海：上海交通大学出版社，2018.

[106] 国家机关事务管理局公共机构节能管理司. 公共机构节能管理与技术：上下册 [M]. 北京：清华大学出版社，2019.

[107] 闫华，郝梅，刘帆，等. 基于 HRP 构建医院固定资产全生命周期管理体系 [J]. 中国医院管理，2015，10 (04)：53-55.

[108] 黄永辉. 基于 HRP 系统的医院固定资产的全生命周期管理 [J] 中国市场. 2018,5(19)：97，99.

[109] 韩斌斌 . 基于 HRP 建立医院固定资产管理精细化管理系统 [J]. 中国数字医院，2017，21 (03)：5-6，93.

[110] 李春，田新雨. 公立医院集中采购管理模式探析 [J]. 新理财 (政府理财)，2018，6 (5)：64-65.

[111] 闫石，朱立力，侯旭红. 我院后勤物资供应商评价体系的构建 [J]. 中华医院管理，2014，30 (1)：60-64.

[112] 卫文菲，陈仲强，闫石，等. 医院后勤物资供应商绩效管理探讨 [J]. 中国医院管理，

2015，35（1）：65-66.
[113] 徐月林，朱建国. 医院药品供应商分级管理模式的建立与应用［J］. 抗感染药学，2015，13（1）：84-87.
[114] 龚卫锋. 应急供应链管理研究［J］. 中国流通经济，2014，17（4）：50-55.
[115] 陆一涵，徐凌云. 上海市闵行区公立医院供应链一体化应用探索［J］. 中国医院管理，2020，40（1）：73-74.
[116] 夏训嘉，廖馨. 应急供应链信息流管理问题研究［J］. 生产力研究，2012，30（12）：126-127.
[117] 康杏庄. XK 电器公司内部供应链管理改进方案研究［D］. 吉林：吉林大学，2015.